看護実践能力習熟段階に沿った

急性期病院での
ステップアップ認知症看護

著者……… 鈴木みずえ
編集アドバイス… 吉村浩美・加藤滋代

日本看護協会出版会

はじめに

　超高齢社会のわが国では、病院に入院する高齢者の数はますます増大し、認知症の人あるいは認知機能が低下した人が多くみられるようになりました。認知症の人は入院によるストレスなどから起こる行動・心理やせん妄を発症する可能性が高く、さらに症状が悪化し、入院を長期化させるなどの悪循環を起こしています。

　これらの状況を踏まえて、2013年に認知症看護認定看護師の皆様にご協力いただき、『パーソン・センタードな視点で進める 急性期病院で治療を受ける認知症高齢者のケア―入院時から退院後の地域連携まで』を出版することができました。本書の姉妹本ともいえる同書は、13の事例の看護実践が展開されており、現場で活用しやすいなど、様々な反響をいただきました。その後、認知症看護のエキスパート看護師の取り組みによって、認知症のある人が安心して入院・退院できる急性期病院も多くなっています。しかし、看護師の個人の努力だけでは補いきれない、以下のような課題が明らかになってきました。

①入院前は認知症と診断されていなかったけれども、入院後に認知症だけでなく、せん妄を発症する高齢者が多くいることから、急性期病院では、認知機能と身体機能を合わせた専門性の高いアセスメント能力が必要。

②認知症のある高齢者の治療や看護についての院内研修を年1～2回行うだけでは十分ではなく、卒後教育体制と看護師自身の看護の成熟度に合わせた体系的な認知症看護に関する研修を組み入れる必要がある。

③認知症の人が入院しても安心して看護が受けられ、また、看護師が安心して看護ができる看護管理システムの構築が必要。

　以上の状況から、認知症看護の実践能力においても、クリニカルラダーのような看護実践能力開発プログラムが必要であると実感しました。特に認知症のある高齢者の看護は、その人の人生に対する深い尊厳と、保健医療福祉の専門知識、地域包括ケアシステムにおける急性期病院の役割、認知症の人の認知機能障害の特徴を踏まえた対人援助を基本とした技術・知識をもち合わせる必要があり、専門性が高い領域です。そこで本書では、上記3点の課題を解決するために、看護実践能力習熟段階に沿った急性期病院の認知症看護について、基礎、初級、中級、上級に分けて、認知症に関する専門知識、アセスメント、コミュニケーションの方法、せん妄や痛みに対するアセスメントと対応、地域包括ケアシステムなどを体系的に学べるように整理しました。

　本書は前書と同様、イギリスの老年心理学者トム・キットウッドが提唱した認知症の人の立場に立った視点を重視した認知症ケアの理念であるパーソン・

センタード・ケアを基盤としています。パーソン・センタード・ケアでは、ケアを提供する人と受ける人の枠を超えて、人々に寄り添い、信頼しあう相互関係の中からその人を尊敬し、ニーズに注意深く対応して、その人の能力を発揮できるように支援することに着目しています。つまり、パーソン・センタード・ケアは、認知症のある高齢者の個人の価値(尊厳)や生きる意味の価値を知ることによって得られた寄り添い合う人間関係が、認知症の人の抱える多くの課題やニーズを解決するという立場をとっています。超高齢社会のわが国の急性期医療における認知症のある高齢者に関する様々な課題は、看護師がパーソン・センタード・ケアの視点で認知症の人の求めるニーズに真摯に向き合うことで、多くが改善される可能性があるといえます。認知症の人が医療従事者に求めているのは、治療よりも、温かな人と人とのかかわりやふれあいなど人間性そのものであり、だからこそ、看護実践は看護師としてやりがいがあるのです。

　本書では、平成28(2016)年度の診療報酬改定で新設された認知症ケア加算への対応として、認知症ケア加算1の多職種チームの介入や看護実践の際に参考にできるように、また認知症ケア加算2に対応する認知症看護対応力向上研修に参加した看護師が実践で活用しやすいように、診療報酬関連の最新の資料を掲載しました。急性期病院の看護師が本書を読んで、認知症看護に興味をもち、認知症の人にかかわる実践の意義や楽しさを実感していただければ、何よりの喜びです。

　本書は多くの方々のご指導・ご協力により完成させることができました。いまいせ心療センター認知症疾患医療センター長　水野　裕先生には、ていねいなご指導・ご協力を頂き、深く感謝いたします。また、急性期病院における認知症看護の具体的な課題に関して、ていねいにお教えいただきました聖隷三方原病院総看護部長　吉村浩美様、藤田保健衛生大学病院認知症看護認定看護師　加藤滋代様、浜松医科大学医学部附属病院看護部長　鈴木美恵子様、同副部長　須永訓子様、認知症看護認定看護師の皆様、聖隷三方原病院高齢者プロジェクトおよび認知症ケアを考える会の皆様をはじめ、関係者の皆様にこの場をお借りして深くお礼申し上げます。本書の企画と編集に多大なご協力をいただきました日本看護協会出版会の金子あゆみ様に心から感謝申し上げます。

2016年6月　鈴木みずえ

看護実践能力習熟段階に沿った 急性期病院でのステップアップ認知症看護　● 目次

はじめに ………………………………………………………………………………………… ii

第1章
〔基礎編〕 急性期病院における認知症看護の現状と課題

1. 認知症ケアの歴史 …………………………………………………………………… 2
2. 認知症の看護実践に必要な基礎知識 ……………………………………………… 6
3. 急増する認知症の人と、加齢に伴う高齢者の身体徴候の新しい概念 ………… 11
4. 急性期病院における認知症のある高齢者の状況 ………………………………… 18

理解度確認クイズ ……………………………………………………………………… 21

第2章
急性期病院における
認知症看護実践能力習熟段階に沿った認知症看護の実践

Step 1 〔初級〕

1. 認知症の基礎知識と代表的な認知症（アルツハイマー型、血管性）について理解できる …… 26
2. 認知症の中核症状（認知機能障害）と看護について理解できる ……………… 35
3. 認知症の人の行動・心理とパーソン・センタード・ケアを目指した看護について理解できる 43
4. 認知症のある高齢者に関する情報の収集とアセスメントができる …………… 54

事例で考えてみよう …………………………………………………………………… 64
演習問題 ………………………………………………………………………………… 68
理解度確認クイズ ……………………………………………………………………… 71

Step 2 〔中級〕

1. 4つのタイプの認知症のそれぞれの特徴について理解できる ………………… 74
2. 認知症の人の看護実践に活用できるパーソン・センタード・ケアについて理解できる …… 79
3. 認知症のある高齢者に起こりやすい行動に対する看護について理解できる … 86
4. 認知症のある高齢者がよい状態を維持するための看護について理解できる … 102
5. 認知症のある高齢者に起こりやすいせん妄について理解できる ……………… 109
6. 認知症のある高齢者の転倒・転落に対する援助について理解できる ………… 116
7. 身体疾患の治療に関連して起こりやすい症状と看護の方法について理解できる … 123

事例で考えてみよう	137
演習問題	140
理解度確認クイズ	141

Step 3 【上級】

1. 認知症のある高齢者と家族の視点に立った家族への援助ができる ・・・・・・・・・・・・・・・・・ 144
2. 地域包括ケアシステムにおける保健・医療・福祉の連携および多職種の連携ができる ・・ 152
3. 看護困難な認知症のある高齢者への対応について初級・中級者を指導できる ・・・・・・・・ 163
4. パーソン・センタード・ケアを認知症看護に導入するための研修を企画・実施する ・・・・ 168
5. 認知症のある高齢者にパーソン・センタード・ケアを目指した看護実践を導入する ・・・・・ 178
6. 急性期病院の看護実践に活用したい
   診療報酬に関して理解できる（認知症ケア加算など）・・・・・・・・・・・・・・・・・・・・・・・・・・・・・・・ 185
7. 認知症のある高齢者への看護実践に関する倫理について考えることができる ・・・・・・・・・・・ 192

| 事例で考えてみよう | 199 |
| 理解度確認クイズ | 201 |

Column

「なぜ」という視点からケアを考える	鈴木美佳	99
認知症をもつ人が最初に訪れる急性期病院で課題となるものを克服するための認知症ケア	加藤滋代	100
当院での院内デイケアの取り組み	加藤滋代	101
術後疼痛に対する鎮痛薬の積極的な使用と早期離床によりせん妄の悪化を防いだ事例	佐藤晶子	115
身体状況に応じた転倒リスクのアセスメントとADL支援—患者の「できること」「できないこと」を見極め生活リハビリとして支援することの重要性	阿部ゆみ子	122
せん妄のある認知症高齢者のカテーテル管理	大久保和実	133
地域包括ケアシステムにおける連携	大久保和実	162
認知症の人とのしなやかなコミュニケーション	梅原里実	167
参加型研修から認知症看護につなげる取り組み	大石映美	176
「自己の学び」で終わらず、他者に伝えられる人を育てる	赤井信太郎	177
急性期病院における認知症高齢者とのより良いコミュニケーションに関する研修	髙原 昭	184
当院での認知症ケア加算取得の取り組みについて	吉村浩美	191
認知症の理解を深める教材1・2	阿部邦彦	63, 108

執筆者一覧

著者
- 鈴木みずえ　　浜松医科大学医学部看護学科 教授

編集アドバイス
- 吉村浩美　　聖隷三方原病院 総看護部長
- 加藤滋代　　藤田保健衛生大学病院 認知症看護認定看護師

コラム執筆（五十音順）
- 赤井信太郎　　長浜赤十字病院 認知症看護認定看護師
- 阿部邦彦　　同朋大学社会福祉学部非常勤講師／作業療法士
- 阿部ゆみ子　　聖隷三方原病院 認知症看護認定看護師
- 梅原里実　　高崎健康福祉大学看護実践開発センター 認知症看護認定看護師
- 大石映美　　浜松赤十字病院 認知症看護認定看護師
- 大久保和実　　市立豊中病院 認知症看護認定看護師
- 加藤滋代　　前掲
- 佐藤晶子　　聖隷三方原病院 老人看護専門看護師
- 鈴木美佳　　静岡市立清水病院 認知症看護認定看護師
- 髙原 昭　　北播磨総合医療センター 認知症看護認定看護師
- 吉村浩美　　前掲

第1章

基礎編
急性期病院における認知症看護の現状と課題

学習の目的
- 認知症ケアに関する歴史、認知症看護のあり方、急性期病院における認知症のある高齢者の状況について理解できる
- 認知症に関連する高齢者の加齢に伴う新しい身体徴候の概念や早期予防の重要性について理解できる

到達目標
1 認知症の歴史について理解できる
2 認知症の看護実践に必要な基礎知識について理解できる
3 世界でますます急増する認知症の人の数と、加齢に伴う高齢者の身体徴候について理解できる
4 急性期病院でみられる認知症状のある高齢者の状況について理解できる

1 認知症ケアの歴史

　わが国は超高齢社会に突入し、高齢化率は25％を超えて、様々な認知症ケアの問題が注目されるようになりました。認知症は以前、痴呆と呼ばれていましたが、2004年12月、国は「痴呆」に替わる呼称として「認知症」に用語を変更し、これを契機に、認知症ケアは著しい勢いで進展しています。近年では、若年性認知症本人が自ら政策提言をするようになり、認知症の人の立場に立ったケアが推進されるようになってきました。認知症ケアは飛躍的に進歩し、さらに変革が求められています。

　しかし、急性期病院における認知症ケアは、このような認知症ケアの進歩とは対照的に、いまだ当然のように身体抑制がケアの一部として行われています。同時に、認知症に対する偏見などまだまだ課題が山積しており、認知症があるだけで積極的な治療が受けられなかったり、自分のことが判断できる高齢者であっても、認知症と診断されることで、自分で治療を選択することができなかったりする状況になっています。

　まずは、認知症ケアの歴史や目指すものを理解して、それから認知症に関する基礎的な専門知識を学んでいきましょう。

問題対処ケアの時代（1970～1980年代）

　身体的な障害と異なり、認知症の障害はなかなか外部の人からは理解されにくいものです。いったん正常に達した認知機能が再び低下するという症状があることから、認知症の人を「二度童子」と呼んだ時代もありました。認知機能が低下することから差別や偏見を受けた時代もあり、地域によっては家族が認知症の人を座敷牢に閉じ込めていた[1]こともありました。

　この時代の認知症のケアといえば、「食事」「入浴」「排泄」の三大介護が中心であり[2]、介護を困難にさせる症状をいかに抑制するかを目的としたケアが実践されていました。認知症によって生じる、いわゆる徘徊や弄便などの行為を単なる問題行動としてとらえ、不適切なケアの結果、尿や便をいじる認知症の人につなぎ服を着せたり、自宅に帰りたくてうろうろする人には鍵をかけて外出できなくするなど、対処的なケアしかなされていませんでした。また、行きあたりばったりのケアで、介護が難しい重度の認知症の人は隔離されたり、行動制限されることが通常でした。

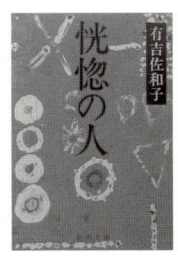

資料 1
『恍惚の人』有吉佐和子 著, 新潮社, 1972

＊1：スティグマ
他者や社会集団によって個人に押しつけられた負の表象・烙印。

　1972年に刊行された有吉佐和子氏の小説『恍惚の人』(資料1)は、それまで社会のスティグマ*1であった認知症を扱った最初の純文学といえます。認知症の人が歩き回ったり、声をあげたりするなど、症状がますます激化して、家族が介護に苦しむ状況が描かれており、認知症介護の困難さが強調されたものでした。認知症の症状が悪化しても、それに対処する方法がまったくみつからなかった時代です。

集団アプローチ / アクティビティケア中心の時代 (1990～2000年代)

　1990年代になると、音楽療法、動物療法、回想法、手工芸[3]など、認知症の人の心身機能の向上を目的にしたケアが実施され始めました。しかしこれらの活動は、個人の活動に対する嗜好や生活背景を考慮して行うというよりも、集団で何らかの活動を実施することが中心となったものであり、認知症の人一人ひとりの生活などはあまり重視されていませんでした。

生活そのものをケアに組み入れたグループホーム、ユニットケアの時代（1990年代後半～）

　1990年代後半にヨーロッパで認知症高齢者グループホーム(認知症対応型共同生活介護)やユニットケアが誕生し、やがて日本にも導入されました。グループホームは地域密着型の介護施設で、主に軽度の認知症のある高齢者を受け入れています。認知症のある高齢者はケアスタッフのサポートを受けながら、入所者同士互いに役割を分担し、共同で自立した生活を送ることで症状の改善を図ります。

　ユニットケアは、介護老人福祉施設において導入されているもので、自宅に近い生活環境のケア施設で、他の高齢者やケアスタッフと共同生活をしながら、入居者一人ひとりの個別性や生活の基盤に応じて暮らしていけるように支援するケア方法のことです。「個室」と他の入居者や介護スタッフと交流するための「居間」(共同生活室)があり、9人前後を1つの「ユニット」として位置づけ、各ユニットに固定配置された顔なじみのケアスタッフが、その人の独自性に見合った生活を支援していきます。

その人らしさを追求したケアの時代（2000年以降）

　2000年に入ると、認知症の人は病院に入院するのではなく、地域で一人の人としてケアされ、住み慣れた街で当たり前の生活を送ること、さらには、その中で人としての暮らしを再構築し、可能性を最大限に発揮して、その人らしく生きることが目標となってきました。

　2004年公開の映画『折り梅』(資料2)は、義母がアルツハイマー型認知症になったことで崩壊しかけた家庭が、様々な葛藤を経て、家族介護者が認知症を受容していき、介護と向き合いながら生活の仕方を見出していくという、家族

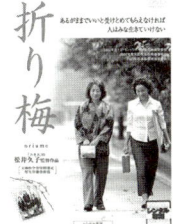

資料 2
『折り梅』監督：松井久子, ポニーキャニオン, 2004

再生の様子を描いています。恍惚の人である義母のことで、舅とともに泣きながら苦悩していた嫁が、やがて義母と少し距離をとり、自分自身の生活と家族を大切にしながら、家族で一緒の道を進むという、新しい介護のあり方を提案しました。また、認知症であってもその人らしいケアが提供されたとき、その人の新しい能力を引き出すことができることも示されています。本作は、認知症の人がその人らしく生きていくことで、さらに能力を発揮し、絵画の賞を受賞したという実話をもとにした作品です。

「痴呆」から「認知症」へ呼称変更(2004年)

認知症は以前、痴呆と呼ばれていました。厚生労働省の『「痴呆」に替わる用語に関する検討会』では、「痴呆」という用語が侮蔑的な意味合いを含んでいることや、症状を正確に表していないことなどから、用語による誤解や偏見の解消を図る目的で別の呼称を検討し、2004年12月、「痴呆」に替わる呼称として「認知症」が最適とする報告書をとりまとめました。この報告書を受けて、厚生労働省は「痴呆」から「認知症」へ用語を変更し[4]、自治体においても「認知症」が行政用語として使用されることになりました。

若年性認知症本人の語りによって認知症を知る時代(2003年以降)

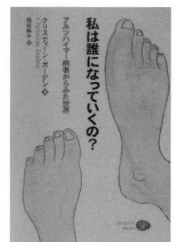

資料3
『私は誰になっていくの?―アルツハイマー病者から見た世界』クリスティーン・ボーデン著(桧垣陽子 訳,クリエイツかもがわ, 2003

クリスティーン・ボーデン氏は元・オーストラリア政府の首相・内閣第一官補で、1995年、46歳でアルツハイマー型認知症と診断され、その後、前頭側頭型認知症と再診断されました。著書『私は誰になっていくの?―アルツハイマー病者から見た世界』(資料3)は彼女の体験記です。認知症本人が書いた本として大きな反響を呼び、日本のメディアでも大きく取り上げられました。それまで、「認知症になると何もわからない」というのが認知症に関する認識でしたが、記憶の障害に本人がいかに苦しみ、ケアスタッフが一方的に立てたケアプランが本人をいかに苦しめていたかを、本人の視点から明らかにしました。

映画『明日の記憶』(資料4)は、若年性アルツハイマー型認知症を発病した主人公を通して、若年で認知症を発病することによる生活や仕事の破綻とともに、家族の支援のあり方を描いた作品です。

近年では、認知症本人が「日本認知症ワーキンググループ」を発足し、認知症になると何もわからなくなるといった偏見をなくすため、発症初期の支援体制などについて、政府に提言しています(図1-1)。

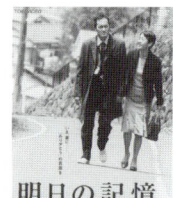

資料4
『明日の記憶』監督:堤 幸彦, 東映, 2006

引用文献

1) 宮崎和加子, 田邊順一:認知症の人の歴史を学びませんか, 中央法規出版, 2011.
2) 認知症介護研究・研修東京センターほか 編:認知症の人のためのケアマネジメント―センター方式の使い方・活かし方 3訂, 認知症介護研究・研修東京センター, 2011.
3) Bowlby, C., 竹内孝仁(鈴木英二 監訳):痴呆性老人のユースフルアクティビティ, 三輪書店, 1999.
4) 「痴呆」から「認知症」へ呼称変更.
http://www.jinken-net.com/gozonji/knowledge/0511-2.html

認知症本人が団体設立　国内初、当事者の視点で政策提言

　認知症への理解を広め当事者の視点から施策を提言しようと、認知症本人たちが23日までに国内初の当事者団体「日本認知症ワーキンググループ」を発足させた。認知症になると何もわからなくなるといった偏見をなくすため、本人たちの活動や発言を発信する。認知症と診断された人の不安を和らげるため支援団体などの情報提供もしていく。

　メンバーは認知症と診断された全国の40〜70代の男女11人。鳥取県の藤田和子さん（53）、埼玉県の佐藤雅彦さん（60）、神奈川県の中村成信さん（64）の3人が共同代表に就いた。

　共同代表3人は23日、塩崎恭久厚生労働相と面会し、当事者の意見を反映した施策を求める要望書を手渡した。塩崎厚労相は「希望と尊厳を大事にしながら暮らせる社会づくりに取り組む」と話した。

　認知症は画像検査などの診断技術が進歩し、早期に判明する人が増えている。しかし、十分な情報がなかったり相談先がわからなかったりして、不安から引きこもりがちになり症状を悪化させる人も多い。

　認知症初期の場合、適切な治療や支援を受ければ従来通りの生活を続けられることも多い。しかし「きちんとしたことができなくなる」といった職場などの無理解から退職を余儀なくされる人もいるという。

　同団体は相談窓口や支援団体をまとめたパンフレットを作り、認知症と診断された人に役立ててもらう。当事者の意見を社会に広く発信するほか、発症初期の支援体制などについて政府に提言していく。

　共同代表の一人の中村さんは記者会見で「自分たちが声を上げて偏見をなくし、希望を持って生きられる社会をつくりたい」と話した。

　厚生労働省の推計では認知症の高齢者は400万人を超え、若年性認知症の人も約3万8千人に上るとされる。医療や介護の支援に加え、地域で徘徊（はいかい）を防ぐ取り組みも進むが、症状が重くなった人への対策が中心で初期の人への支援が不十分との指摘も出ている。

図1-1　「日本認知症ワーキンググループ」による政策提言

（日本経済新聞，2014年10月24日）

認知症が今、なぜ注目されるのか

　従来のコミュニティでは、高齢者は自分の畑で農作業をしたり、孫の世話をするなどして過ごしていました。軽度の認知症があっても、このように習慣化された生活にはまったく支障はありませんでした。また、地域では高齢者は長寿として尊重され、地域組織の重要なメンバーとしての役割が残されていました。

　現代では、パソコンやインターネットなど情報化が進み、高齢者が果たす役割が少なくなってしまいました。また、地域の生活環境も著しく変化し、高齢者にとって住みにくい情報化社会・スピード社会となりました。近年の社会では、地域や家族内でさえ、高齢者は役割や担うべき仕事を失ってしまいました。孤立して自信を失った高齢者は、認知機能をますます悪化させて、認知症という疾患を起こしやすくなったのではないでしょうか。

　「認知症は恐ろしい病気。予防しなければ」というマスコミの風潮も、認知症に対する偏見をあおっているように思います。もちろん、認知症が予防できればベストですが、高齢になれば誰もが、記憶の低下を起こします。認知症になっても住みやすい社会づくりが、そして認知症でも入院しやすく、治療も平等に受けられる病院のシステムづくりが、大切なのではないでしょうか。

（鈴木みずえ）

2 認知症の看護実践に必要な基礎知識

認知症の定義

　従来の診断基準によると、認知症とは、「一度正常に達した認知機能が後天的な脳の障害によって持続性に低下し、日常生活や社会生活に支障をきたすようになった状態をいい、それが意識障害のないときにみられる」こと、と定義されています[1]。

　高齢になるほど、もの忘れや記憶の間違いは多くなります。ここで重要なのは、認知症は単なる記憶違いやもの忘れではなく、体験そのものを忘れてしまうということです。皆さんは、昨日の朝食は何を召し上がりましたか？ 認知症の人は、朝食を食べていても、その体験そのものを忘れてしまっているのです。あるいは、通帳をどこかに置いても、その通帳を置いた体験そのものを忘れてしまうので、ほかの人が盗んだと思うのです。

　このように、日常生活や社会生活の対応が困難になった状況を「認知症」と呼びます。単なるもの忘れは高齢になれば誰にでも起こりますが、食事をしたことまで忘れるのは、やはり認知症という健康障害を引き起こしていることになります。

　最近の診断基準では、記憶の障害だけを重視するのではなく、以前あった生活機能や遂行機能の低下についても着目しており、アメリカ精神医学会（APA）によるDSM-5（精神疾患の診断分類 改訂第5版）では、記憶の障害は認知機能の低下に含まれるようになっています。

Point

認知症の定義 ▶ 一度正常に達した認知機能が後天的な脳の障害によって持続性に低下し、日常生活や社会生活に支障をきたすようになった状態をいい、それが意識障害のないときにみられる。

認知症における記憶の障害 ▶ 食事をしたことや食事の内容、大事な物をどこに置いたかなど、生活における体験そのものを忘れてしまうこと。単なるもの忘れとは異なる。

認知症の診断

認知症とは、慢性あるいは進行性の脳の疾患によって、記憶、思考、見当識、理解、計算、学習などの脳の機能が障害され、生活するうえで支障が生じている状態をいいます。本人や家族からの病歴聴取、改訂長谷川式簡易知能評価スケール（HDS-R）[*1]やMMSE（ミニメンタルステート検査）[*2]などの認知機能検査、脳の萎縮などを評価するCTやMRIなどの画像診断から判断されます（図2-1）。

DSM-5による認知症の診断基準（表2-1）では、記憶の障害だけでなく、実行機能障害や社会的認知も含めた認知機能の低下、神経心理学的検査による認知行為の障害にも着目しています[2]。

加齢によるもの忘れや術後などにみられるせん妄は、認知症と症状が似ていますが、原因が異なるので注意が必要です。もの忘れが頻繁になったり、せん妄症状が激しくなって認知症に移行したりする場合もあるので、症状や経過を注意深く観察する必要があります。人生の最後の時期に、認知症という記憶の障害を抱えながらも、人が人としていかに生きるかは、誰もが認知症となる可能性が高い現在、私たちの人生最後の課題ともいえるでしょう。

他の疾患と大きく異なるのは、認知症は脳神経の器質的障害により、断片化された記憶が脳の一部に残存し、脳の機能に様々な影響を与えるということです。例えば、夜に歩き回る行動は、夜警をしていた人にとっては失われた過去の輝いていた時期に戻りたいという願望の表れであるかもしれません。そのた

> *1：改訂長谷川式簡易知能評価スケール（HDS-R）
> 主に記憶力を中心とした認知機能障害の有無を大まかに知ることを目的とする。30点満点中20点以下が、認知症の可能性が高いとされる。p.59参照。
>
> *2：MMSE（ミニメンタルステート検査）
> 主に記憶力、計算力、言語力、見当識を測定する。口頭による質問形式で行われる。30点満点中23点以下が、認知症の可能性が高いとされる。

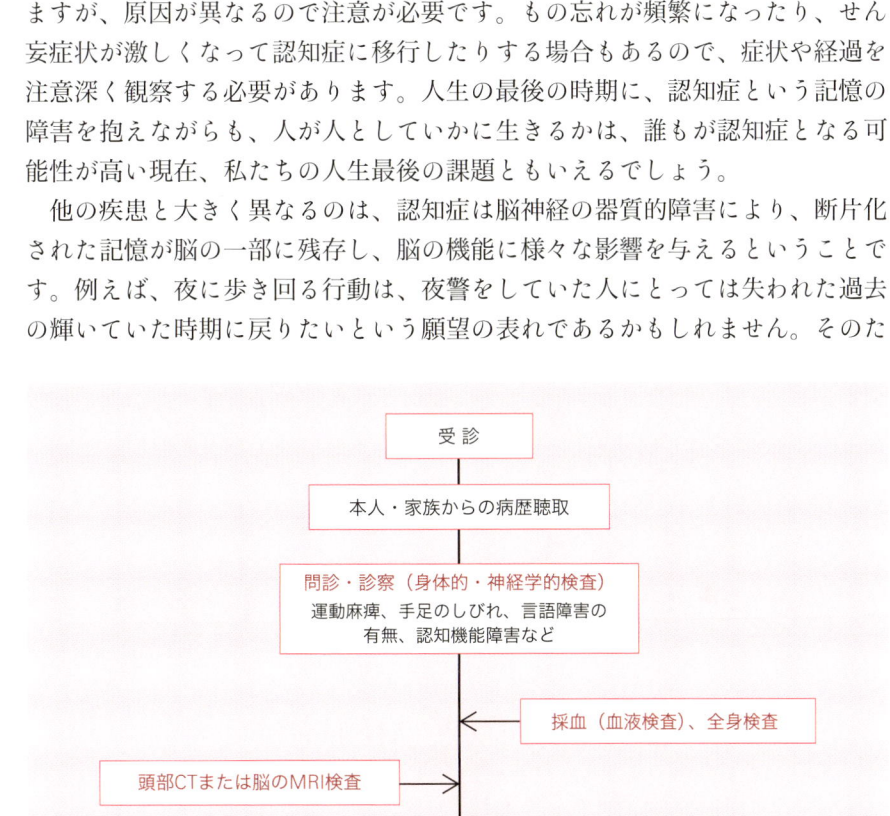

図2-1 認知症の診断

（堀内ふき 監修：Vol.7 看護援助Ⅳ 認知症高齢者の看護，目で見る老年看護学，医学映像教育センターより改変）

表2-1 認知症の診断基準（DSM-5）

A. 1つ以上の認知領域（複雑性注意,実行機能,学習および記憶,言語,知覚 - 運動,社会的認知）において、以前の行動レベルから著しく認知の低下がある。
B. 毎日の活動において、認知機能の低下が日常生活の自立を阻害する（すなわち、最低限、請求書を支払う、内服薬を管理するなどの、複雑な手段的日常生活動作に援助を必要とする）。
C. せん妄の状況でのみ起こるものではない。
D. 他の精神疾患によってうまく説明されない（例：うつ病、統合失調症）。

▶以下によるものか特定せよ
　アルツハイマー病　　前頭側頭葉変性症　　レビー小体病　　血管性疾患　　外傷性脳損傷
　特質・医薬品の使用　　HIV感染　　プリオン病　　パーキンソン病　　ハンチントン病
　他の医学的疾患　　複数の病因　　特定不能

▶特定せよ
　行動障害を伴わない：認知の障害が臨床上意味のある行動障害を伴っていない場合
　行動障害を伴う（障害を特定せよ）：認知の障害が臨床上意味のある行動障害を伴っている場合（例：精神病症状、気分の障害、焦燥、アパシー、または他の行動症状）

▶現在の重症度を特定せよ
　軽度：手段的日常生活動作の困難（例：家事、金銭管理）
　中等度：基本的な日常生活動作の困難（例：食事、更衣）
　重度：完全依存

（日本精神神経学会 監修：DSM-5 精神疾患の診断・統計マニュアル，p.594-596，医学書院，2014より抜粋，改変）

め、脳の障害された部位は同じでも、その人その人の人生が違うように、そこから現れる症状は人によって異なる場合も多いのです。

　認知症のある高齢者が最も必要としているのは、薬や治療ではなく、人と人との温かな人間関係です。認知症の症状をケアによって減少し、その結果、向精神薬の量を軽減させたという報告もあるように、ケアの質が最も重要なのです。身体疾患についてもアセスメントできる看護の役割はとても期待されています。

認知症の診断基準の要点 ▶ ①認知機能の低下が存在する、それに加えて、②複雑な手段的日常生活動作に援助を必要とする、③神経心理学的検査による認知行為の障害がある。

軽度認知障害（MCI）とは

　認知症は突然起こるのではなく、もの忘れや記憶の障害から徐々に生活に支障をきたすようになります。健常者と認知症の中間の段階（グレーゾーン）にあたる症状に、軽度認知障害（Mild Cognitive Impairment；MCI）があり、認知機能（記憶、決定、理由づけ、実行など）のうちの1つの機能に問題が生じてはいますが、日常生活には支障がない状態のことです。もの忘れがひどくても生活に支障をきたさない程度なら、認知症ではなく、MCIと診断されます（図2-2）。

　MCIには種々の病態が含まれており、認知症に進行せずに正常に回復することも多いです。もの忘れが目立っていく時期には、本人も気になり、「自分はダメになった」「頭がおかしくなった」などといった自覚症状があります。自宅に閉じこもって人との交流が少なくなると、認知症の症状がさらに進行していきます。

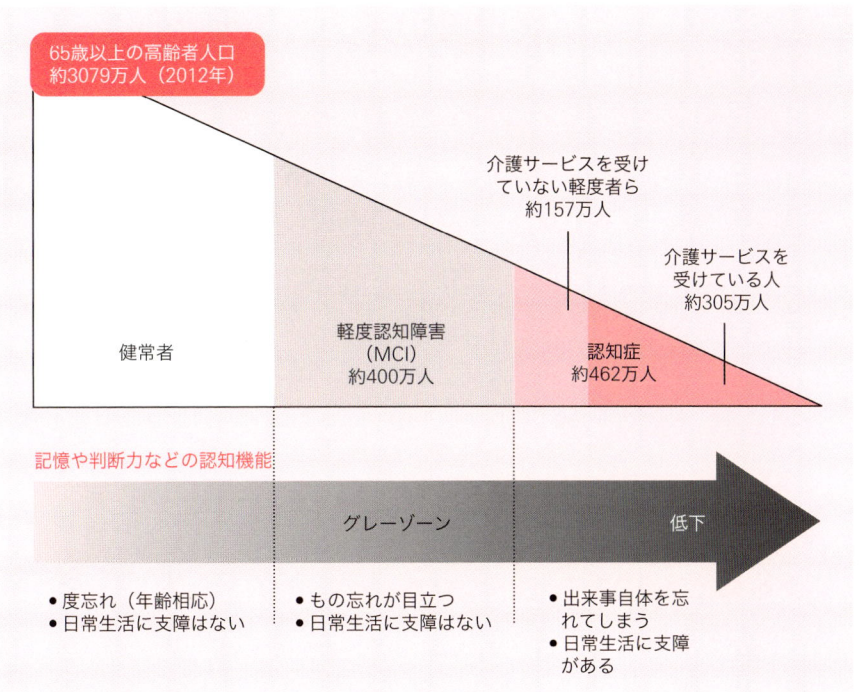

図 2-2　軽度認知障害（MCI）の状況と変化

　このような時期には、できるだけ心身の機能を活性化するように、地域包括支援センターなどに相談して、地域住民が主体となって実施している高齢者サロンや介護予防教室に通うことで生活のリズムを回復し、生活を活性化させると効果的です。高齢者の場合は、特に低酸素血症や循環器不全による脳血流量の低下などから MCI の症状を起こすことがあるので、その後の経過観察とフォローが大切です。

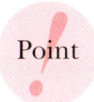

軽度認知障害（MCI） ▶ 健常者と認知症の中間の段階（グレーゾーン）にあたる状態。MCI には記憶の障害なども含まれており、進行せずに正常に回復することも多い。

高次脳機能障害

　脳血管障害、脳症、脳炎、脳外傷などによって脳の一部が損傷されたために、認知機能に障害が起きた状態を高次脳機能障害といいます。高次脳機能障害でも、知覚、記憶、学習、思考、判断などの認知機能が障害されるので、症状としては非常に認知症と似ています。

　高次脳機能障害の場合は、片麻痺や感覚障害などの脳神経症状がみられますが、リハビリテーションなどによって回復する可能性があります。一方、認知症は脳神経変性疾患です。アルツハイマー型認知症は、脳内でのアミロイドβたんぱく質やタウというたんぱく質が長期にわたって蓄積する進行性の疾患です。両者は異なった疾患であり、治療や看護は異なるので、注意が必要です。

認知症看護の考え方

本書では認知症の医学的な定義を学ぶだけではなく、認知症のある高齢者への看護に関して、以下のように考えていきたいと思います。

❶認知症の人は、私たちと何も変わらない意思をもった一人の人です。しかし、自分の意思をもちながらも、コミュニケーション障害によってその意思を伝えられないことも多くあります。非言語的コミュニケーションの活用など様々な意思確認の方法を通して、最後までその人の意思を確認する姿勢が、看護師には必要とされます。

❷認知症の人は、身体疾患に関連する痛みや苦痛を言語的に適切に訴えることができません。よって、これらの身体症状が放置され、適切な医療が受けられていない可能性があります。看護師は、認知症の人の認知機能をアセスメントするだけでなく、認知症の人特有の訴えを考慮したフィジカルアセスメントを行うことが重要です。

❸認知症の人の様々なストレスから起こる行動・心理(いわゆるBPSD)は、ケア不足や看護師も含めた周囲の人間関係から生じている可能性が高いのですが、その原因が本人の性格や認知症の悪化と片づけられしまうことが多くあります。看護師は、認知症の人が言語障害のために訴えられない潜在的なニーズについても考えて、看護を実践する必要があります。

❹認知症の人は、自分の意思を伝えられないことから、「何もできない人、わからない人」とステレオタイプ化されて差別されることが多くあります。また、ケア不足に起因した様々な苦痛や差別を受けています。これらの状況を可能な限り改善することは、認知症看護の役割の1つです。

❺地域、病院、高齢者施設においては、認知症の診断を受けていない、あるいはMCIの高齢者が多くいます。認知症初期の支援は充実しているとはいえず、厚生労働省の認知症施策推進総合戦略(新オレンジプラン)では、早期診断・早期対応のための体制整備の充実が進められています。看護師には、これらの高齢者の認知機能の低下や加齢に伴う身体徴候の変化を適切にアセスメントし、早期発見・早期対応につなげていく役割があります。

引用文献
1) 日本神経学会：認知症疾患治療ガイドライン2010．
 http://www.neurology-jp.org/guidelinem/nintisyo.html
2) 日本精神神経学会 監修：DSM-5 精神疾患の診断・統計マニュアル，p.594-596，医学書院，2014．

3 急増する認知症の人と、加齢に伴う高齢者の身体徴候の新しい概念

急増する認知症のある高齢者、その実数は？

　2013（平成25）年に発表された総務省の人口推計によると、わが国の高齢化率は25％を超えました[1]。その結果、高齢化に伴い、認知症の人の数も上昇しています。認知症になる割合は年齢とともに高くなることから、厚生労働省の研究班が団塊の世代すべてが75歳以上となる2025年での認知症の人の割合を新たに推計したところ、65歳以上の人の19％となり、推計人数は675万人、2060年には850万人に達することがわかりました。別の研究班が2012年時点で推計した462万人より大幅に増え、10数年で1.6倍に急増し、65歳以上の高齢者のおよそ5人に1人にのぼる見通しです。

　また、糖尿病があるとアルツハイマー型認知症になる危険性が約2倍に上昇することから、糖尿病の増加に伴い、認知症の有病率が上がった場合について推計したところ、認知症の人は2025年に730万人と、さらに増加することが見込まれています。

　高齢者の中でも加齢の徴候が著しくみられる後期高齢者の増大によって、2015（平成27）年1月17日に厚生労働省が発表した「認知症施策推進総合戦略(新オレンジプラン)」[2]では、新たに推計した2025年の認知症の有病者数は約700万人となっています。つまり、65歳以上の高齢者の4人に1人が認知症に直面するということです(図3-1)。

世界的にも広がる認知症の人の数

　わが国だけでなく、世界的にも人口の高齢化は急速に進んできており、認知症の課題は世界共通の健康課題になっています。2016年、Winbladらは、世界で3秒に1人が新たに認知症を発症しており、認知症にかかる個人の数は20年ごとにほぼ倍増する見込みだと報告しました。これらの認知症罹患者の58％は低・中所得国に住み、2050年までに、世界で1億3,100万人が認知症に罹患し、2018年までに認知症の医療費は1兆ドル相当になる、と予測しています[3]。

　世界保健機関(WHO)の認知症レポート(2012)(図3-2)では、認知症が糖尿病、

【参考】認知症の人の将来推計について

- 長期の縦断的な認知症の有病率調査を行っている久山町研究のデータから、新たに推計した認知症の有病率（2025年）
  - ✓ 各年齢層の認知症有病率が、2012年以降一定と仮定した場合：19%
  - ✓ 各年齢層の認知症有病率が、2012年以降も糖尿病有病率の増加により上昇すると仮定した場合：20.6%
  ※ 久山町研究からモデルを作成すると、年齢、性別、生活習慣病（糖尿病）の有病率が認知症の有病率に影響することがわかった。本推計では2060年までに糖尿病有病率が20%増加すると仮定した。
- 本推計の結果を、平成25年筑波大学発表の研究報告による2012年における認知症の有病者数462万人にあてはめた場合、2025年の認知症の有病者数は約700万人となる。

「日本における認知症の高齢者人口の将来推計に関する研究」（平成26年度厚生労働科学研究費補助金特別研究事業九州大学二宮教授）による速報値

	平成24年(2012)	平成27年(2015)	平成32年(2020)	平成37年(2025)	平成42年(2030)	平成52年(2040)	平成62年(2050)	平成72年(2060)
各年齢の認知症有病率が一定の場合の将来推計人数/（率）	462万人 15.0%	517万人 15.7%	602万人 17.2%	675万人 19.0%	744万人 20.8%	802万人 21.4%	797万人 21.8%	850万人 25.3%
各年齢の認知症有病率が上昇する場合の将来推計人数/（率）		525万人 16.0%	631万人 18.0%	730万人 20.6%	830万人 23.2%	953万人 25.4%	1016万人 27.8%	1154万人 34.3%

図3-1　認知症の人の将来推計

（厚生労働省：「認知症施策推進総合戦略―認知症高齢者等にやさしい地域づくりに向けて（新オレンジプラン）」について．http://www.mhlw.go.jp/stf/houdou/0000072246.html）

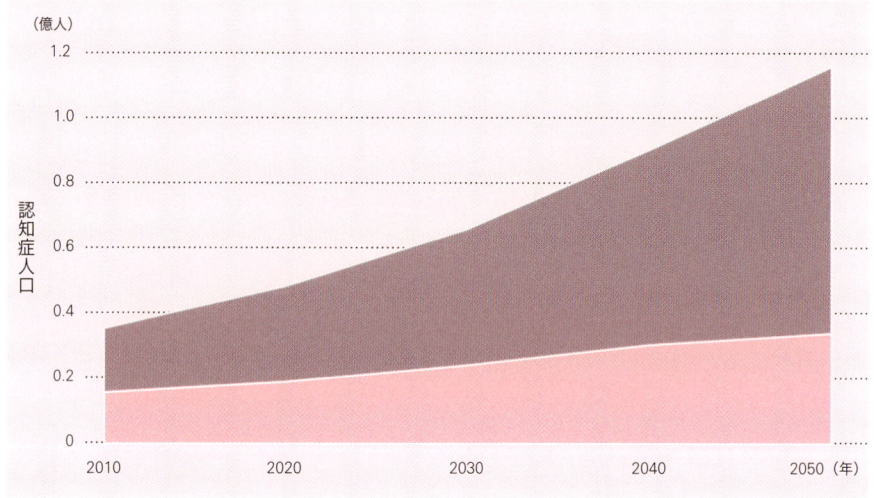

図3-2　世界の認知症人口

（World Health Organization : Dementia: a public health priority, 2012）

がん、肺疾患、心臓血管疾患と同等に、生命予後に影響する疾患として確認されました[4]。これは、アルツハイマー病などの認知症にとって重要な前進といえ、診断を受けることで介護サービスが利用しやすくなりますし、慢性疾患の管理計画および発病の危険性を軽減する計画の改善にもつながると考えられます。

2012年時点で、全世界に認知症の人は約3,600万人おり、特に低・中所得国では大きな問題となっています。WHOの保健計画の推進疾患の中にアルツハイマー病が加えられたことは、公衆保健分野においてその疾患についての対策の構想と資源が結集されることになり、大きな飛躍といえます。

これらの状況を踏まえて、今後、世界中でますます増大する認知症の人に対応するために、急性期病院も認知症の人に対する看護を推進する必要があります。イギリスでは、認知症の高齢者に関する急性期病院の看護実践の監査が実施されています。わが国においては、平成28（2016）年度の診療報酬改定で、認知症ケア加算が算定されました[*1]。急性期病院は身体疾患の治療を目的としながらも、認知症のある高齢者にとって、地域包括ケアシステムの中の一機関としての役割も期待されています。

*1 p.185を参照。

加齢に伴う高齢者の身体徴候の新しい概念と対応

認知症のある高齢者に看護を実践する際は、認知症の症状のことだけを考えていけばよいわけではありません。高齢者は加齢に伴って様々な身体機能が低下します。高齢者に起こりやすい徴候は、認知症だけではなく、他の要因が複雑に絡んでいます。これらのことを理解し、認知症看護を実践する際は、認知症だけではなく、様々な症状を予防することが重要になります。

1. 身体徴候の新しい概念

加齢に伴い、高齢者の心身の機能は低下しやすくなってきます。筋力の変化は50歳まで維持され、50〜70歳では10年間に15％ずつ減少するといわれています[5]。「サルコペニア（sarcopenia）」は、進行性および全身性の骨格筋量と骨格筋力の低下を特徴としますが、高齢者はサルコペニアを基盤に様々な転倒を起こしやすくなります[6]。

サルコペニアだけでなく、近年、高齢者の加齢に伴う身体徴候の新しい概念として、「ロコモティブ・シンドローム（運動器症候群）」「フレイル」などが提唱されています。ロコモティブ・シンドロームは、運動器の障害により移動能力の低下をきたすことで転倒を起こしやすく、フレイルは、生理的予備力の低下によってストレスに対する脆弱性が増大し、その結果、転倒しやすくなります（表3-1）。それぞれが相互に悪循環を引き起こして、転倒しやすい状況になるのです。

これらは、近年の介護予防やプライマリケアの重視とともに発展し、転倒、失禁、寝たきり、認知症などの老年症候群を予防するために生まれた概念[7]で

表3-1 高齢者の加齢に伴う身体徴候の新しい概念

ロコモティブ・シンドローム（運動器症候群）	2007年に日本整形外科学会が超高齢社会を迎えた日本の未来を見据え、提唱した概念。筋肉や骨、関節、軟骨、椎間板といった運動器の障害によって移動能力の低下をきたし、要介護になったり、要介護になる危険の高い状態になったりする
サルコペニア	加齢に伴って筋肉が減少する老年症候群の1つ。握力や歩行速度の低下など、機能的な側面も含まれる
フレイル	高齢期に様々な生理的予備力が低下することによって、ストレスに対する脆弱性が増大し、重篤な健康障害（障害、施設入所、死亡など）を起こしやすい状態

す。高齢者の加齢に対するこのような身体の特徴を踏まえて、認知症のある高齢者をアセスメントしていきます。入院という環境の変化によって混乱のみられる高齢者は転倒しやすいため、転倒予防対策を講じる必要があります。転倒を予防することで、さらに続く失禁や寝たきりの予防にもつながります。

2．フレイルと要介護の関係

フレイルは身体面の虚弱だけではなく、精神面、社会・心理面での虚弱も含まれます（図3-3）。それぞれの側面は様々に影響しあい、悪循環に陥って高齢者のQOLを低下させ、ADLや生命予後を悪化させます。そのため、早期の予防が重要です。①体重減少、②筋力低下、③疲労感、④歩行速度の低下、⑤身体活動の低下、のうち、3つ以上に該当するとフレイルと呼ばれます[7]。

フレイルと要介護の関係を図3-4に示します。フレイルはロコモティブ・シンドロームやサルコペニアなどとも一緒に起こり、高齢者の身体機能を悪化させます。

着目すべきポイントは、移動能力の低下です。歩行速度の低下はフレイルの項目にもあがっていますが、歩き方が遅くなったり、転びやすくなったりした高齢者はフレイルの危険性が高いので、リハビリテーションを進める必要があります。

運動機能低下をきたす疾患・状態として11項目（表3-2）があげられています。これらの既往がある人や罹

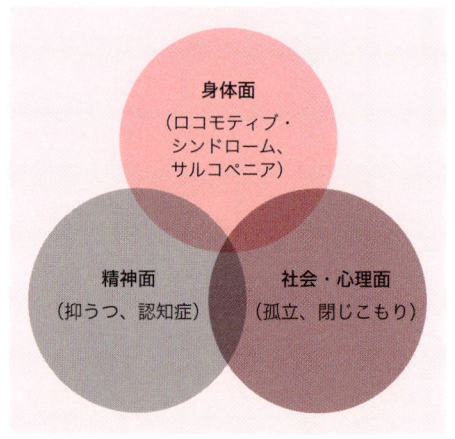

図3-3　フレイルの多面性

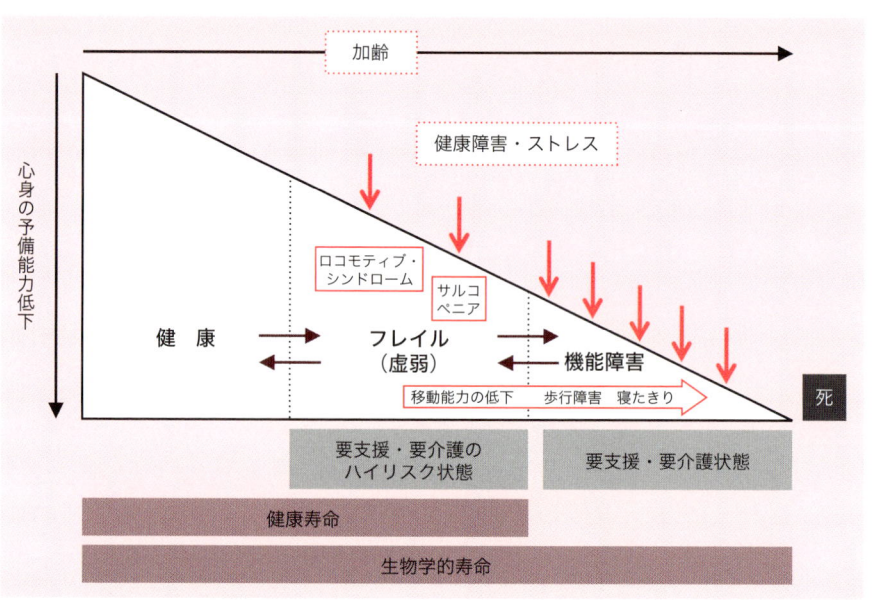

図3-4　フレイルと要介護の関係

表 3-2　高齢化に伴って運動機能低下をきたす 11 の運動器疾患または状態

❶脊椎圧迫骨折および各種脊柱変型（亀背、高度腰椎後弯・側弯など）
❷下肢骨折（大腿骨頸部骨折など）
❸骨粗鬆症
❹変形性関節症（股関節、膝関節など）
❺腰部脊柱管狭窄症
❻脊髄障害（頸部脊髄症、脊髄損傷など）
❼神経・筋疾患
❽関節リウマチおよび各種関節炎
❾下肢切断後
❿長期臥床後の運動器廃用
⓫高頻度転倒者

（日本整形外科学会，日本運動器リハビリテーション学会，日本臨床整形外科学会：運動器不安定症の定義と診断基準，2016）

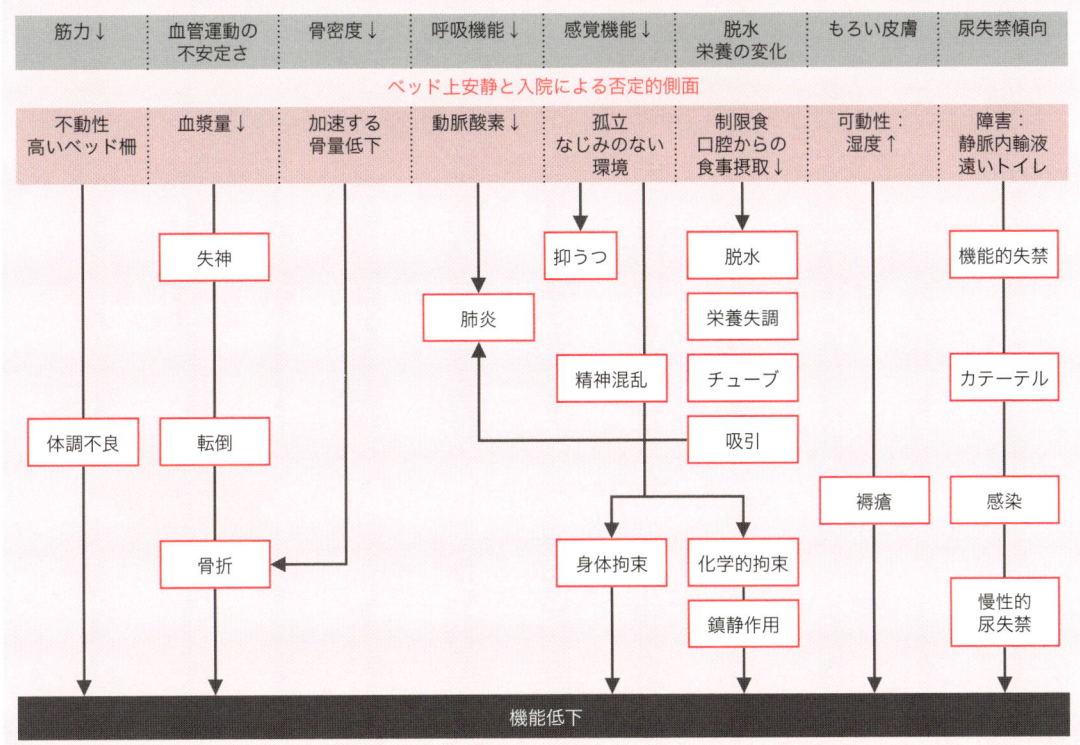

図 3-5　高齢入院患者におけるベッド上安静と不動状況
（Hendrich, A.：Fall, immobility, and restraints a resource manual, p.5-28, Mosby, 1996 より筆者訳）

患している人は、移動能力の低下を引き起こしやすくなるため、予防のためのリハビリテーションや日常生活訓練などのケアが必要です。

3．急性期病院におけるフレイルへの対応

　治療を目的とした急性期病院においては、平均在院日数は現在13日であり、短期間に集中的な治療が実施されます。治療が優先されることから、高齢患者のフレイルが見逃されやすい状況です。

　治療のための過剰な安静臥床や行動制限などにより、不動の状況に長く置かれた結果、様々な合併症や機能低下からフレイルを引き起こすなど、悪循環に陥ります（図 3-5）。さらに、治療による合併症として、体重減少、筋力の減少、サルコペニアが生じます。特に、せん妄を発症した場合は、意識障害が遷延して、認知機能の障害を引き起こします。これらの状況から、高齢患者は、体重

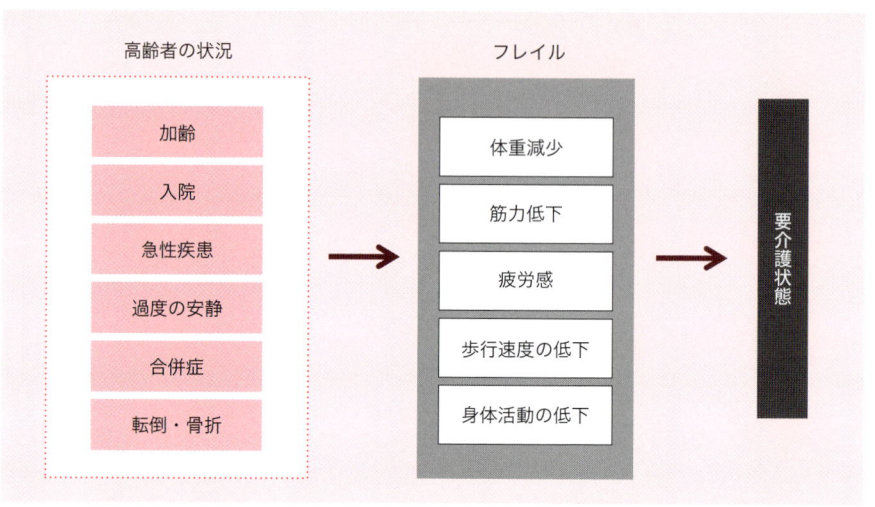

図 3-6 高齢入院患者に予測されるフレイルの影響

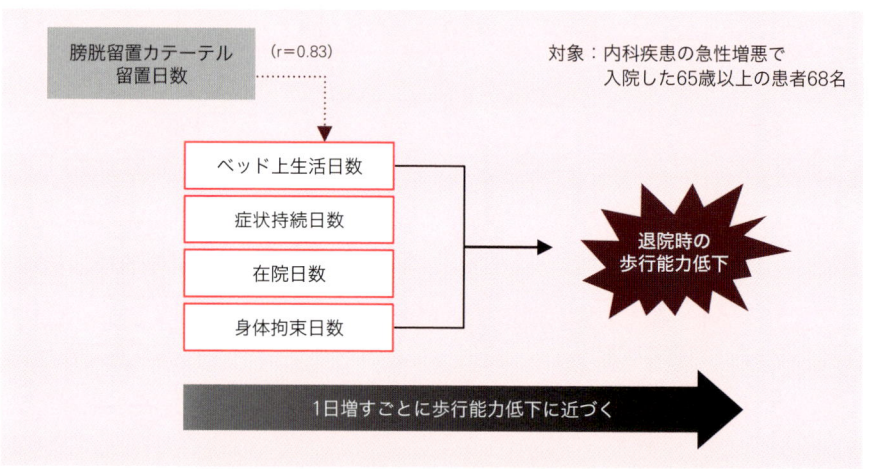

図 3-7 内科疾患を有する高齢入院患者が退院時に歩行能力が低下する要因
(湯野智香子ほか：病院でのフレイルのケアと対処．島田裕之 編：フレイルの予防とリハビリテーション，p.130-135，医歯薬出版，2015)

減少、筋力低下、疲労感、歩行速度の低下、身体活動の低下といった、すべてのフレイルの項目に該当する状況に容易につながってしまうのです(図 3-6)。

治療中心のケアのみの場合はフレイルを起こしやすく、さらに心身の機能を悪化させて、要介護状態になったり、予後を悪化させてしまうこともあります。湯野ら[8]は、退院時の歩行機能の低下の要因として、ベッド上生活日数、症状持続日数、在院日数、身体拘束日数が影響していることを明らかにしています(図 3-7)。

急性期病院で患者にフレイルの徴候がみられた場合、何も対処しなければ、たとえ自宅に退院できたとしても、退院後のADLの低下などにより、再入院や要介護状態に移行してしまい、在宅での生活は困難となります。入院中にフレイルの評価を行い、徴候がみられたならば、ベッド上生活日数を減少させて、早期にリハビリテーションや院内デイケアなどを実施し、可能な限り予防する必要があります。

そのためには、医師、理学療法士、作業療法士、栄養士、薬剤師など多職種チームでフレイル予防に関するケアを実施し、退院支援に向けての援助を展開していきます。フレイル予防の具体的なケアとしては、早期離床(安静期間の短縮)、生活機能障害の予防のための生活に密着したリハビリテーション、身体拘束の廃止のほか、早期退院調整をチームで展開すると効果的です。

引用文献
1) 総務省統計局：高齢者の人口．http://www.stat.go.jp/data/topics/topi721.htm
2) 厚生労働省：「認知症施策推進総合戦略—認知症高齢者等にやさしい地域づくりに向けて(新オレンジプラン)」について．http://www.mhlw.go.jp/stf/houdou/0000072246.html
3) Winblad, B. et al. : Defeating Alzheimer's disease and other dementias: a priority for European science and society, 15 (5) : 455-532, 2016.
4) World Health Organization : Dementia : a public health priority, 2012.
http://www.alz.co.uk/sites/default/files/WHO-dementia-a-public-health-priority.pdf
5) Rodgers, M.A. et al. : Changes in skeletal muscle with aging : effects of exercise training, Exerc Sport Sci Rev, 21 : 65-102, 1993.
6) 荒井秀典：日本老年医学会が提唱する「フレイル」予防の意義と最新知見，日本医事新報，4716：12-14，2014．
7) 牧迫飛雄馬：フレイルの判定と予防の重要性．島田裕之 編：フレイルの予防とリハビリテーション，p.2-7，医歯薬出版，2015．
8) 湯野智賀子ほか：病院でのフレイルのケアと対処．島田裕之 編：フレイルの予防とリハビリテーション，p.130-135，医歯薬出版，2015．

4 急性期病院における認知症のある高齢者の状況

　2000年の介護保険制度制定以降、わが国では認知症の人の尊厳や人間性の回復を目指し、生活そのものをケアとして再構築して、認知症の人のもつ心身の力を最大限に発揮し、充実した暮らしができるように取り組んできました。それを踏まえて、介護保険施設においても、認知症の人がその人らしく生活を送れるように支援を行っています。

　一方で、認知症のある高齢者は、認知症だけではなく、骨折、肺炎、イレウスなどの身体合併症も併発していることが非常に多く、その結果、身体疾患の治療のために急性期病院に入院することがよくみられます[1]。認知症のある高齢者は、体調の変化を自分から伝えられないことも多く、そのため、症状がかなり悪化してから発見されて、緊急入院することもめずらしくありません。

　急性期病院でよくみられる認知症のある高齢者の様子を表4-1に、急性期病院における認知症のある高齢者の状況と理解のポイントを表4-2と表4-3に示します。入院により環境が大きく変化することによって、以下に示すような症状がみられる人も多くいます。

入院による混乱から生じるストレス

　入院による環境の急激な変化は、高齢者にとって大きなストレスとなり、その結果、一時的な混乱を引き起こしやすい状況になります。入院によって一時的に混乱し、入院していることが理解できなかったり、治療の説明を受けても、何度も聞き返したりすることがあります。重度の認知症のある高齢者の場合は、混乱から焦燥や興奮などの症状が生じ、さらに看護ケアを困難にさせます。入

表4-1　急性期病院でよくみられる認知症のある高齢者の様子

- 今、自分が病院にいて、治療していることを十分に認識していない。あるいは、急に入院したため、本人にわかるように治療の必要性が説明されておらず、なじみのある自宅や施設とは違った場所にいることに混乱している
- 認知症のある高齢者が入院や治療の必要性を理解していない場合、日常とは違う病院の白い壁や白衣を着た医師や看護師に囲まれることで、不安や恐怖を感じている
- 認知症のある高齢者が治療の必要性を理解していなかったり、違和感や苦痛を抱いたりした結果、点滴チューブやドレーンなどのルート類を抜いてしまう

表 4-2　急性期病院における認知症のある高齢者の状況

入院のために一時的な混乱状態にある高齢者	入院のために一時的な混乱を示したり、手術などの治療のためにせん妄症状を示す。しかし、健康障害の回復とともに混乱やせん妄がおさまり、入院前と同様に回復して、自宅に退院できる ［例］自宅で一人暮らしをしていたAさんは、高い棚にある菓子箱を取ろうとして転倒した。大腿骨頸部骨折のために緊急入院したが、入院した理由や骨折したことがうまく理解できなかった。徐々に入院生活にも慣れて1週間程で回復し、入院したことを理解できるようになった。Aさんは入院時に興奮した（せん妄）ときのことをおぼえており、後に、入院時にわけがわからず押さえつけられ、服をはさみで切られるなど、怖くて苦しい体験であったことを語った ＊せん妄を経験した患者の多くが、せん妄のときのことをおぼえているという
入院あるいは治療の結果生じた混乱状態が認知症の発症につながる高齢者	病気のための検査または治療のために入院中であるが、その際に生じた混乱やせん妄が認知症の症状を継続的に引き起こし、認知症と診断される ［例］Bさんは夫と自宅で二人暮らしをしていた。自宅ではもの忘れが時々あったが、日常生活に支障はなかった。大腿骨頸部骨折のため緊急入院したことで、痛みによって混乱して、日付や場所がわからない状況になった。骨折部位が回復しても見当識障害は改善せず、認知症と診断され、退院直後に要介護認定を受けることになった
入院後、言語的コミュニケーション能力の障害のため、ニーズや症状が放置されて、潜在的な疾患が悪化する軽度・中等度の認知症のある高齢者	軽度・中等度の認知症と診断された高齢者で、言語的な表現がうまくできないためにニーズが放置されたり、疾患に関連した症状を訴えることができないために症状が見落とされたりすると、心身の状態が急変したり、合併症を引き起こしやすくなる ［例］グループホームで生活していた中等度認知症のCさんは、明るい性格で、スタッフと冗談を言って笑うことが多かった。Cさんは施設スタッフの手伝いをして毎日過ごしていたが、洗濯の手伝いをした際に、よろけて転倒してしまった。大腿骨頸部骨折で緊急入院したが、認知症であることから、痛みを訴えることができなかった。術後、半覚醒の状態で部屋に戻り、開眼すると手足をばたつかせた。手術が無事に終わったことや安静の必要性を説明するが、痛みのために興奮していた。言葉で痛みを訴えられないことから、激しく興奮するため、鎮静薬が投与され、意識がさらに混濁した状態になった。身体拘束され、抑制もされていたため、歩行困難となり、車イスを使用しなければならなくなった。Cさんはほとんど言葉を発することがなくなってしまった
入院のためのストレスや混乱の結果、治療の拒否や看護への抵抗などの症状がみられる重度の認知症のある高齢者	自宅または介護保険施設における適切なケアによって、安定して過ごしていた認知症と診断された高齢者が、身体疾患の治療のために入院し、環境の変化によるストレスから混乱して、行動・心理症状（BPSD）を起こしている ［例］Dさんは重度の認知症症状があり、特別養護老人ホームに入所していた。言語的なコミュニケーションは苦手だが、スタッフと一緒にリハビリをしたり、家族が来たときに車イスで庭を散歩するのを楽しみにしていた。ある日、車イス移動をしていたときに、自分で移動しようとして転倒し、大腿骨頸部を骨折した。術後、激しく興奮するため、鎮静薬が投与され、意識がさらに混濁した状態になった。身体拘束され、抑制もされていたため、寝たきりになってしまった。歩行困難となり、車イスを使用しなければならなくなった。家族が見舞いに来ても、まったくわからなくなってしまった

表 4-3　急性期病院における認知症のある高齢者の理解のポイント

- 高齢者は入院すると一時的な混乱状態、せん妄を起こしやすいが、入院前と同様に回復し、自宅に退院できることも多い
- 入院あるいは治療の結果により生じた混乱状態は、継続することがある。また、入院前から軽度認知機能障害（MCI）の状況にあった高齢者は、認知症の発症につながりやすい
- 認知症と診断されていない軽度・中等度の高齢者は多い。入院後、高齢者のもつ様々なニーズが放置されると、潜在的な疾患が悪化しやすい
- 入院した重度の認知症のある高齢者は、治療・入院による様々なストレスや混乱の結果、治療の拒否や看護への抵抗などを引き起こす。また、身体拘束や抑制、薬物による鎮静などにより、認知症が悪化しやすく、寝たきりになりやすい

院によるストレスや混乱は、いわゆる認知症の行動・心理症状(BPSD)を引き起こし、その後の認知機能、身体機能や生命予後に大きな影響を与えます。

急性期の混乱が慢性化すると、認知症の発症につながることもあるため、この混乱を緩和していく看護ケアが必要です。急性期病院に入院した高齢者は、認知症と診断されていない場合も多いため、入院による環境の変化に対してできるだけ混乱を引き起こさないような援助を行い、認知症を予防して、速やかに退院できるように支援を行います。

せん妄

認知症があっても、介護保険施設に長期間入所していて、生活そのものを楽しみ、ケアスタッフと笑顔で交流していた人が、身体疾患のため急性期病院に入院すると、急激な環境の変化や治療、行動制限や身体拘束、また病気による体力の消耗により、せん妄を併発することが多くあります。[*1]

せん妄は意識障害に加えて、多動や興奮、落ち着きのなさなどがみられる過活動せん妄と、日中も傾眠しているなどの低活動せん妄があります。せん妄の症状は認知症と類似していますが、様々な身体的要素が重なって起こり、認知症とはまったく異なるものです。

認知症のある高齢者にせん妄が生じると、治療に対する抵抗などがみられ、入院生活を困難にさせるばかりではなく、認知症が悪化したり、転倒事故を起こしたり、感染症などの合併症を発症して、ADLの低下をきたし、要介護状態になることがあります。せん妄を見逃すと、基礎疾患を悪化させることもあり、入院期間が延長したり、生命の危機的状態に陥ったりすることさえあります。

しかし、混乱やせん妄のほとんどは一時的な症状で、回復する場合も多いです。

*1 詳細はp.109を参照。

引用文献
1) 鈴木みずえ編：パーソン・センタードな視点から進める 急性期病院で治療を受ける認知症高齢者のケア, 日本看護協会出版会, 2013.

基礎編

理解度確認クイズ

以下の設問に［正しい］［誤り］のいずれかで答えなさい。

Q1　近年、若年性認知症の人による政策提言が行われ、認知症の初期の人への支援は充実してきた

Q2　推定では、2025年に認知症と診断される高齢者は、65歳以上の人の3人に1人である

Q3　認知症は、高齢者ならば誰にでも起こるもの忘れの一種である

Q4　軽度認知障害（MCI）の人のほとんどは認知症を発症する

Q5　認知症になると、もの盗られ妄想や徘徊といわれるような症状が必ずみられる

Q6　急性期病院に入院した認知症のある高齢者は、治療や看護ケアに抵抗しやすい。これは認知症の症状といえる

Q7　身体疾患の治療のために急性期病院に入院した認知症のある高齢者が何も訴えないのは、回復した徴候である

Q8　入院あるいは治療の結果生じた混乱状態が、認知症の発症につながる場合もある

以下の設問に答えなさい。

Q9　次の言葉の特徴について、ポイントを示しなさい
　　①入院による混乱　　②せん妄　　③軽度認知症

Q10　急性期病院におけるフレイルの原因と徴候を示しなさい

答えと解説

Q1 誤り。認知症の初期の人の支援は充実しているとはいえない。新オレンジプランでは、早期診断・早期対応のための体制整備が進められている。　　　　　　　　　　　　　　　［到達目標②］

Q2 誤り。推計では、2025 年に認知症と診断される高齢者は、65 歳以上の人の 5 人に 1 人である。2012 年時点で推計した 462 万人より大幅に増え、10 数年で 1.6 倍に急増し、65 歳以上の高齢者のおよそ 5 人に 1 人にのぼる見通しであり、高齢者であれば誰もが認知症になる可能性がある。　　　　　　　　　　　　　　　　　　　　　　　　　　　　　　　　　　　　［到達目標③］

Q3 誤り。認知症は単なるもの忘れとは異なり、記憶の障害などが生活に支障をきたした状況であり、疾患の 1 つである。　　　　　　　　　　　　　　　　　　　　　　　　　　　　　［到達目標②］

Q4 誤り。軽度認知障害(MCI)は健常者と認知症の中間の段階(グレーゾーン)にあたる症状であり、認知症に進行するどうかは、その後の経過を観察して判断する。認知症を発症しない場合もある。　　　　　　　　　　　　　　　　　　　　　　　　　　　　　　　　　　　　　　［到達目標②］

Q5 認知症になっても、もの盗られ妄想や徘徊などの症状が必ずみられるわけではない。このような症状がみられる場合、個々の認知症の人にあったケアが実践されていなかったり、本人が不安や恐怖のために怒ったり、歩き回ったりしている可能性が高い。入院した理由や治療などを本人にわかりやすく伝える必要がある。　　　　　　　　　　　　　　　　　　［到達目標④］

Q6 急性期病院に入院した認知症のある高齢者がみせる治療や看護ケアへの抵抗は、特に、環境の変化による混乱や、入院・治療に対する説明が不十分である場合に起こりやすい。
　　　［到達目標④］

Q7 認知症のある高齢者から何も訴えがなくても、それだけでは回復した徴候とはいえない。認知症があると言語的な訴えができない場合が多いため、訴えが少ないからといって回復しているわけではない。低活動せん妄の可能性もあるため、訴えが少ない場合も注意が必要である。
　　　［到達目標④］

Q8 正しい　　　　　　　　　　　　　　　　　　　　　　　　　　　　　　　　　　　　　［到達目標④］

Q9 【入院による混乱】入院によるストレスで一時的に混乱してしまい、見当識障害などを起こしやすい。認知症のある高齢者の場合は、さらに症状が悪化しやすい。
【せん妄】軽度または中等度の意識混濁があり、激しい不安や恐怖感、興奮などの加わった激しい活動性を伴う過活動せん妄と、日中も傾眠状態を示す低活動せん妄がある。認知症と異なり、様々な身体疾患を伴ってせん妄を引き起こす。
【軽度認知症】健常と認知症の中間の段階(グレーゾーン)。もの忘れがあっても生活に支障のない状況であり、認知症に移行する場合とそうでない場合がある。　　　　　　　　　［到達目標④］

Q10 治療のための過剰な安静・臥床や行動制限による不動状況がフレイルの原因となる。体重減少、筋力低下、疲労感、歩行速度の低下、身体活動の低下が徴候としてみられる。　［到達目標③］

第2章

急性期病院における認知症看護実践能力習熟段階に沿った認知症看護の実践

Step 1 〔初級〕

学習の目的
- 認知症のある高齢者に関する基本的な専門知識について理解できる
- 急性期病院の日常生活において基本的な看護実践ができる

到達目標
1 認知症の基礎知識と代表的な認知症について理解できる
　a もの忘れやうつと認知症との違いや、治療可能な認知症について理解できる
　b 認知症の代表的な2種類のタイプ（アルツハイマー型、血管性）とその特性について理解できる
2 認知症の中核症状（認知機能障害）と、その看護について理解できる
3 認知症の人の様々なストレスから起こる行動・心理（BPSD）の発生メカニズムと、パーソン・センタード・ケアモデルを目指した看護援助について理解できる
4 認知症のある高齢者に関する情報の収集とアセスメントができる

Step1 【初級】

認知症の基礎知識と代表的な認知症(アルツハイマー型、血管性)について理解できる

認知症の基礎知識

認知症とは

　記憶の障害を主にした認知機能の障害に関する症状が現れる病気の総称を「認知症」といいます。認知症の原因となる主な疾患には、脳血管障害、アルツハイマー病などの神経変性疾患[*1]、正常圧水頭症、ビタミンなどの代謝・栄養障害、甲状腺機能低下などがあります。一般的に思われているような認知症とはまったく異なった疾患も含まれますが、これらの原因により生活に支障をきたすような認知機能障害が表出してきた場合に、認知症と診断されます。

　病気にはそれぞれ典型的な症状があります。例えば、肺炎では発熱や呼吸困難です。認知症の場合には、認知症の人のそれぞれの脳の障害、健康状態、生活歴、性格、心理社会的環境に影響して、症状の出現状況は個々で異なっています。

　記憶の障害について考えてみましょう。例えば、認知症のある高齢者は、数分前に食べた食事のことを忘れていても、東京音頭が好きな人ならば歌詞を見なくても歌いながら踊ることができます。認知症でも、手芸の大好きな人は手編みの袋をきれいにつくることはできるかもしれません。また、昨日行った場所はおぼえていなくても、長年農家をしていた人が野菜の名前をおぼえているということはよくあります。このように、記憶の障害といっても、その人独自のものであり、その記憶の障害の程度や内容は様々です。心筋梗塞の胸痛や虫垂炎の腹痛のような典型的な症状の出現の仕方とは異なり、個人の生活歴や心理社会的環境に影響される場合が多いのです。たとえ記憶の障害があっても、特に以前から行ってきたことは引き続き現在もできることが多いので、できない部分に着目するのではなく、できる部分を引き出して、できない部分を補うように生活を工夫するとよいでしょう。

　認知症になると、記憶の障害や判断力の低下などからたびたび失敗し、それをほかの人から何度も指摘されることで、本人は不安になったり、孤独に陥ったりします。また、記憶の障害に関係して何度も失敗を繰り返すことから、周囲の人々が認知症の人を「困った人」とみなしたり、人間関係が悪化したりす

*1:神経変性疾患
脳や脊髄にある神経細胞の中の特定の神経細胞群(例えば認知機能に関係する神経細胞や運動機能に関係する細胞)が徐々に障害を受け、脳が萎縮していく脳神経疾患の1つ。原因はわかっていない。

ることもあります。

　運動障害や心身の機能障害などと違い、記憶の障害から始まる認知症という病気は、外観からはその発症がまったくわかりません。認知症の初期では、まわりの人に気づかれないように、本人は懸命に努力します。家族や親しい人には「嘘をついている」ようにみえるかもしれません。認知機能の低下に関しては、自覚があっても、本人が自ら受診することは少ないようです。記憶の障害がなかなか発見できない場合もあります。

　他の病気との大きな違いとして、認知症の人は、自分の記憶の障害やそれに関連した日常生活の支障などがあっても、自ら訴えることはほとんどしないことがあげられます。最近は若年性認知症や初期認知症の当事者の講演会などが開催されることも増えましたが、認知症と診断されることは、本人にとって「人ではなくなった」とか、「これからどのように生きていけばよいのか」といった大変大きな衝撃を受けることなのです。

1. 認知症による記憶の障害ともの忘れの違いは？

　加齢によるもの忘れと、認知症による記憶の障害の比較を表1-1-1に示します。加齢によるもの忘れは生活に大きな支障はありませんが、認知症の場合は、記憶の障害のために生活が一人ではできなかったり、人間関係が悪化したりします。

2. うつ病との違いは？

　認知症と同様に、老年期のうつ病も高齢者に多い病気です。うつ病でも、「うつ病性偽性認知症」と呼ばれる顕著な認知機能の低下がみられる場合があります。認知症でも、「アパシー（無関心）」と呼ばれるうつ病に似た症状が起こります。また、うつ病があると認知症に移行しやすいことが指摘されているので、注意が必要です。

　生活上の誤りが多くなったことに対して、うつ病性偽性認知症の場合は「こんなにわからなくなって…」と自ら悲観するのに対して、認知症の場合は、日付を聞かれてわからなくても、「今日はカレンダーを見てこなかった」などと

表1-1-1　加齢によるもの忘れと認知症による記憶の障害の比較

加齢によるもの忘れ	認知症による記憶の障害
加齢の影響	認知症という疾患の中核症状
約束した日や内容を部分的に忘れることはあっても、生活には大きな支障は起きない	記憶の障害のためにお金や通帳の置き場所を忘れたりするなど、生活に支障が起こる
家族との人間関係に問題を起こすようなことはない	家族が通帳をもっていってしまったと勘違いすることなどから、人間関係が悪くなったり、家族に介護の負担がかかる
食事など体験したことはおぼえているが、その内容を忘れる	食事したことなど体験そのものを忘れる
もの忘れに対して自分で対処するように努力することができる	自分だけで記憶の障害に対処するのは難しい

言って、努力して相手に合わせようとする努力がみられるのが特徴です。

3. せん妄との区別は？

認知症とは、いったん正常に発達した知的機能が、何らかの後天的な要因によって持続的に低下し、認知機能の障害をきたすことです。認知症の初発症状は「認知障害」で、せん妄の初発症状は「意識障害」です。[*2]

両者が異なる大きな特徴は、発症の仕方と日内変動です。認知症は徐々に進行していくのに対して、せん妄は入院による治療や手術などにより急激に発症し、数日で回復します。日内変動についても、認知症の場合は1日の変化は大きくありませんが、せん妄は夜間や夕方に急激に悪化します。

*2 詳細はp.109を参照。

4. 治療可能な認知症はあるの？

認知症は進行性の病気ですが、最近では、治療可能な認知症もあることがわかってきました。身体疾患が原因だったり、外因などにより起こる認知症には、慢性硬膜下血腫、正常圧水頭症、脳腫瘍、電解質異常などがあります。

高齢者に多い慢性硬膜下血腫は、転倒して頭部を打った場合に起こりやすい疾患です。筆者の知人でも、もともと元気だった高齢者が、数日前から食事をしなくなったり、電話の話し方がおかしかったり、つじつまのあわないことを言うようになったため、家人が心配して受診し、頭部に慢性硬膜下血腫が発見された、ということがありました。この方は血腫除去術を受けて、症状は改善されました。

- ●正常圧水頭症：小刻み歩行、尿失禁、認知機能障害が主な症状です。MRIで脳室の拡大などを確認し、髄液排除試験（タップテスト）により症状が改善したら、シャント手術を施行します。手術後、症状は改善します。
- ●慢性硬膜下血腫（図1-1-1）：頭部外傷による硬膜下の血腫によって、認知機能の障害が起こります。血腫除去術により症状が改善されることが多いです。

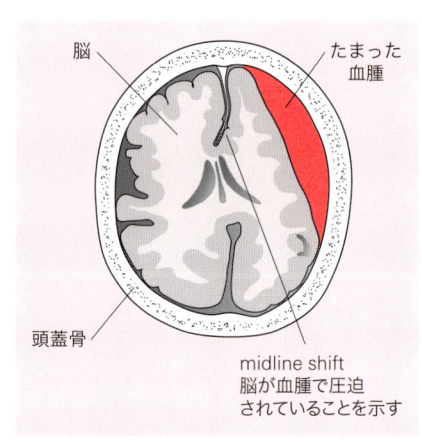

図1-1-1　慢性硬膜下血腫

代表的な2種類の認知症（アルツハイマー型、血管性）

高齢者の認知症では、アルツハイマー型認知症が最も多く、次いで血管性認知症、レビー小体型認知症、前頭側頭型認知症の順で多くみられます（図1-1-2）。

アルツハイマー型認知症

1. 原因

　アルツハイマー型認知症は、脳にアミロイドβたんぱく質（Aβ）やタウたんぱく質など異常なたんぱく質がたまり、正常な神経原線維が変化して、脳の萎縮、特に脳の記憶を司る海馬が萎縮することで記憶障害を引き起こします。

　画像診断では、正常の脳と比べて、全般的な萎縮や脳室の拡大がみられます。最も目立つのは、記憶の領域を司る海馬を含む側頭葉内側部の萎縮（図 1-1-3）で、アルツハイマー型認知症の主症状である顕著な記憶障害と対応しています。

2. 進行ステージ

　アルツハイマー型認知症の高齢者は、どのように症状が進行するのでしょうか。
　アルツハイマー型認知症の進行ステージの評価尺度 Functional Assessment Staging Test（FAST）を表 1-1-2 に示します。FAST のステージ 2〜3 の初期の段階においては、記憶障害が徐々に進行していきます。看護師が認知症のある

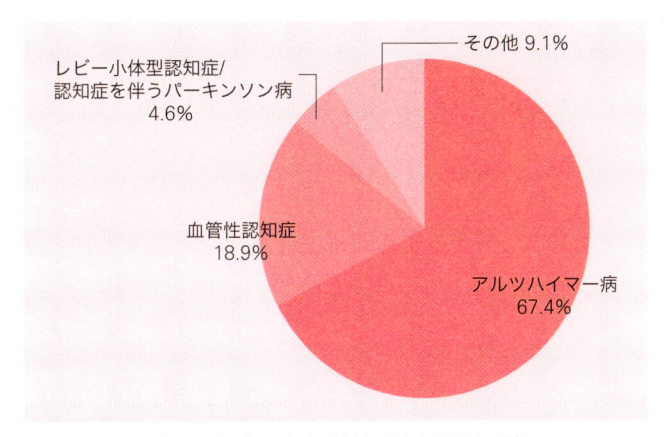

図 1-1-2　高齢者の認知症の疾患別割合（老年性認知症）
（メディカル朝日，2011 年 8 月号，p.20 より改変）

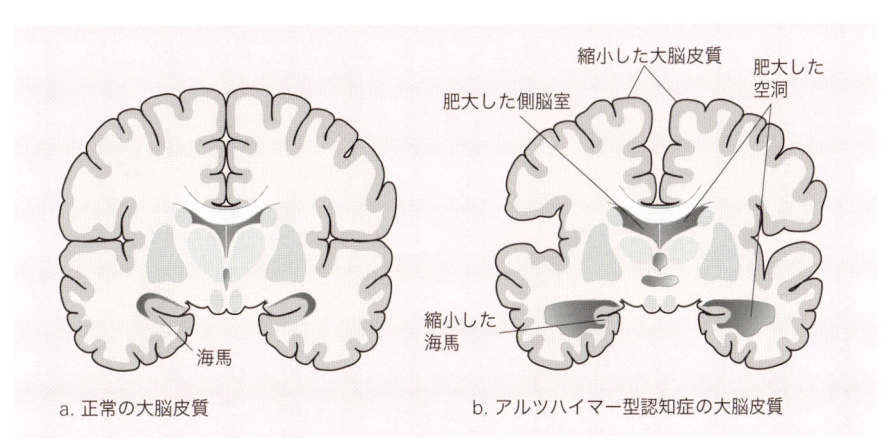

図 1-1-3　アルツハイマー型認知症の脳萎縮の様子

a. 正常の大脳皮質　　　b. アルツハイマー型認知症の大脳皮質

表 1-1-2 Functional Assessment Staging Test (FAST)

FAST stage	臨床診断	FASTにおける特徴	臨床的特徴	備考
1. 認知機能の障害なし	正常	主観的および客観的機能低下は認められない	5〜10年前と比較して社会生活上の変化はまったく認められず、支障をきたすこともない	健常高齢者
2. 非常に軽度の認知機能低下	年齢相応	物の置き忘れを訴える 喚語困難	名前や物の場所、約束を忘れたりすることがあるが、年齢相応の変化	軽度認知障害(MCI) フレイル
3. 軽度の認知機能低下	境界状態	複雑な仕事や新しいことは困難	買い物や家計の管理、あるいはよく知っている場所への旅行など日常行っている作業をするうえでは支障はない。複雑な作業を遂行する場合には機能低下が明らかになる	認知症診断
4. 中等度の認知機能低下	軽度のアルツハイマー型認知症	夕食の段取り、家計の管理、買い物などに支障をきたす	日常生活動作は日常生活では介助を必要ではないが、社会生活では支障をきたすことがある【日常生活の家事などの実行機能能力の低下】	
5. やや高度の認知機能低下	中等度のアルツハイマー型認知症	介助なしでは適切な洋服を選んで着ることができない	家庭内の日常生活が自分でできない。買い物を一人ですることはできない。季節にあった洋服を選んだりすることができないため、介助が必要となる【基本的なADLに関する実行機能能力の低下】	ADLの一部介助
6. 高度の認知機能低下	やや高度のアルツハイマー型認知症	(a) 不適切な着衣	寝巻の上に普段着を重ねて着てしまう。ボタンを掛けられないなどのため、着衣も介助が必要になる	
		(b) 入浴に介助を要す。入浴を嫌がる	お湯の温度や量を調節できなくなり、身体もうまく洗えなくなる	ADLの部分介助〜全介助
		(c) トイレの水を流せなくなる	用を済ませた後、水を流すのを忘れたり、きちんと拭くのを忘れる。あるいは、済ませた後、服をきちんと直せなかったりする	
		(d) 尿失禁	時に(c)の段階と同時に起こるが、これらの段階の間には数か月間の間隔があることが多い。この時期に起こる認知機能の低下によって排泄のコントロールができなくなり、尿路感染やほかの生殖泌尿器系の障害がよく起こる	生殖泌尿器系の障害
		(e) 便失禁	怒ったり、歩き回るなどの行動のため、医療施設を受診することも多い。介護者に対して怒りをみせたり、排泄のコントロールができないなどのため、施設入所が考慮されることが多い	排泄などの介護負担増大
7. 非常に高度の認知機能低下	高度のアルツハイマー型認知症	(a) 最大限約6語に限定された言語機能の低下	発話量の減少と話し言葉のとぎれがしばしば認められる。さらに進行すると、完全な文章を話す能力は次第に失われる。排泄のコントロールができなくなると、語彙は2〜3の単語のみに限られてしまう	コミュニケーション障害
		(b) 理解し得る語彙はただ1つの単語となる	"はい"という言葉が肯定と否定の両方を示すときがある。逆に、"いいえ"という返事が両方の意味をもつこともある。言葉が失われた後は、叫び声や意味不明のぶつぶつ言う声のみとなる	
		(c) 歩行能力の喪失	歩行障害(ゆっくりとした小刻み歩行)となり、介助を要する。歩行時、前方あるいは後方や側方に傾いたりする。寝たきりとなって数か月経つと、四肢の拘縮が起こる	歩行障害、転倒ハイリスク状態
		(d) 着座能力の喪失	寝たきり状態。はじめのうちは介助なしでイスに座ることは可能。次第に介助なしでイスに座っていることも不可能になる。笑ったり、噛んだり、握ることはできる	
		(e) 笑う能力の喪失	刺激に対して眼球をゆっくり動かすなどの反応はある。把握反射は嚥下運動とともに保持される	
		(f) 昏迷および昏睡	エンド・オブ・ライフの時期。代謝機能も低下する	

(Reisberg, B. et al.: Functional staging of the Alzheimer type, Ann NY Acad Sci, 435: 481, 1984)
(本間 昭, 臼井樹子: Functional Assessment Staging (FAST), 日本臨牀, 61(増刊9): 126-127, 2003 より筆者が改変)

人の状態を観察して、もの忘れの程度が年相応の変化なのか、あるいは受診が必要なのかを判断する必要があります。

本人はもの忘れが多いことに気づいていることも多いので、改訂長谷川式簡易知能評価スケールやMMSEなどの認知機能検査をすぐに行うと、気持ちを落ち込ませてしまう場合もあります。看護師は、日常生活の会話の中で、表情や季節・日時に合った適切な服装をしているかなどから、受診の必要性を判断するようにします。中等度〜重度の認知症の場合は、記憶障害が進むだけではなく、徐々に介護が必要な状況になってきます。

FASTの判断のフローチャートを図1-1-4に示します。ステージが上がるにつれて、生活の障害が段階的に起こってくるので、現在のステージがどの段階なのかを把握して、今後の悪化を予防するとともに、障害された部位を補う方法や、現在のもてる力を発揮する工夫を検討していきましょう。

*3 p.59参照。

3. 薬物治療

アルツハイマー型認知症は、回復することができない進行性の疾患です。しかし、アルツハイマー型認知症治療薬(表1-1-3)により、認知症の進行を遅らせ、よりよい状況で生活する期間を長くする効果が期待できます。

アリセプト®(ドネペジル塩酸塩)は、記憶に関連する神経伝達物質のアセチルコリンを脳内にとどめて、記憶力の回復を期待する薬物(アセチルコリン分解酵

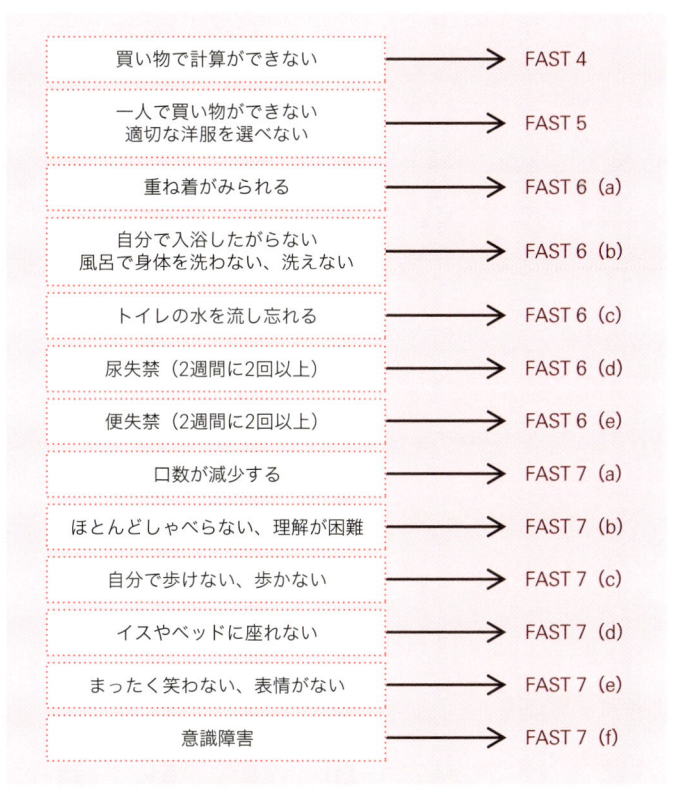

症状	ステージ
買い物で計算ができない	FAST 4
一人で買い物ができない 適切な洋服を選べない	FAST 5
重ね着がみられる	FAST 6 (a)
自分で入浴したがらない 風呂で身体を洗わない、洗えない	FAST 6 (b)
トイレの水を流し忘れる	FAST 6 (c)
尿失禁（2週間に2回以上）	FAST 6 (d)
便失禁（2週間に2回以上）	FAST 6 (e)
口数が減少する	FAST 7 (a)
ほとんどしゃべらない、理解が困難	FAST 7 (b)
自分で歩けない、歩かない	FAST 7 (c)
イスやベッドに座れない	FAST 7 (d)
まったく笑わない、表情がない	FAST 7 (e)
意識障害	FAST 7 (f)

図1-1-4　日常臨床に役立つFAST判断のフローチャート

(川畑信也：事例から学ぶアルツハイマー病診療, p.22, 中外医学社, 2006)

表 1-1-3　アルツハイマー型認知症治療薬

商品名	アリセプト®	メマリー®	レミニール®	イクセロン®、リバスタッチ®
一般名	ドネペジル塩酸塩	メマンチン塩酸塩	ガランタミン	リバスチグミン
発売日	1999年11月	2011年6月	2011年3月	2011年7月
適応	軽度〜重度	中等度〜重度	軽度〜重度	軽度〜重度
形状	経口薬	経口薬	経口薬	貼り薬
他剤との併用	メマリーとの併用可	他剤との併用可	メマリーとの併用可	メマリーとの併用可
主な副作用	吐き気、嘔吐	めまい、便秘	吐き気、嘔吐	皮膚のかぶれ、嘔吐

(YOMIURI ONLINE, 2011.7.14)

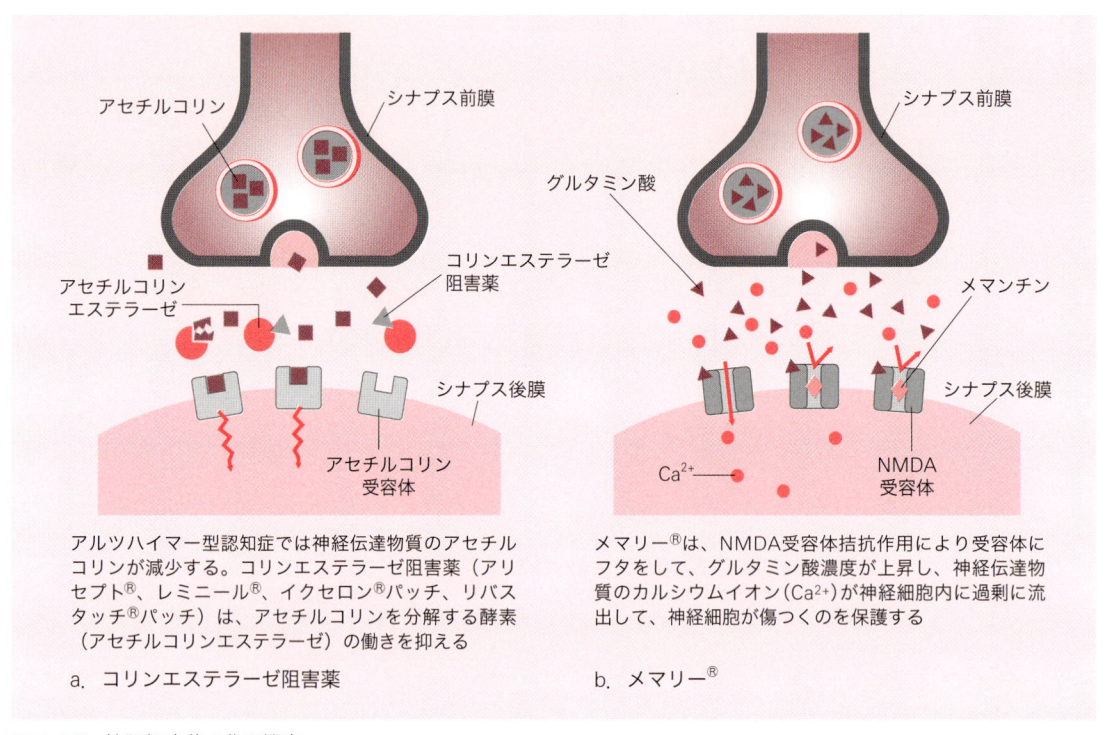

a. コリンエステラーゼ阻害薬

アルツハイマー型認知症では神経伝達物質のアセチルコリンが減少する。コリンエステラーゼ阻害薬（アリセプト®、レミニール®、イクセロン®パッチ、リバスタッチ®パッチ）は、アセチルコリンを分解する酵素（アセチルコリンエステラーゼ）の働きを抑える

b. メマリー®

メマリー®は、NMDA受容体拮抗作用により受容体にフタをして、グルタミン酸濃度が上昇し、神経伝達物質のカルシウムイオン（Ca^{2+}）が神経細胞内に過剰に流出して、神経細胞が傷つくのを保護する

図 1-1-5　抗認知症薬の作用機序

素阻害薬）です。近年発売されたイクセロン®パッチやリバスタッチ®パッチ（リバスチグミン）、レミニール®（ガランタミン）も、アリセプト®と同じ作用をもちます。

抗認知症薬の作用機序を図 1-1-5 に示します。メマリー®（メマンチン塩酸塩）には、過剰なグルタミン酸の放出を抑制し、脳神経細胞死を防ぐ作用があり、認知症の進行を抑制します。

血管性認知症

1. 原因

高血圧や脳梗塞の既往、脳卒中発作後の3か月以内の認知機能の低下などがある場合は、血管性認知症の可能性があります。血管性認知症は、動脈硬化

を基盤とした血管障害による認知症で、脳梗塞などを繰り返すことで段階的に悪化していきます。

2. 症状

　障害される脳の部位により、歩行が不安定で左右に歩幅を広げる「歩行障害」、ろれつが回らないなどの「構音障害」、食事でむせるなどの「嚥下障害」などを伴うため、全般的な生活の援助が必要になります。

　症状の変動が激しく、状態のよいときは比較的しっかりしていますが、よくないときは記憶の障害や覚醒のレベルが不安定で、注意力や集中力が変動します。そのため、記憶が確かなときとそうでないときとの差から、混乱状態を引き起こします。また、病院に入院した日など環境の変化のあった日に覚醒が不安定になりやすく、夜間などに興奮して歩き回ったりするため、昼夜リズムが障害されることが多いようです。

　血管性認知症の高齢者は病識について自覚していることが多く、自分の認知機能が低下した状況を悲観して、うつ傾向になりやすいといわれています。

3. 分類

　血管性認知症は、小梗塞の多発や不全軟化、出血などが原因で起こり、①多発梗塞型(多発梗塞性)、②限局梗塞型、③小血管障害型(皮質下性)、④その他、の4つに分けられます(図1-1-6)。このうち、小血管障害型の脳梗塞が最も認知症になりやすいです。

　梗塞などの発作を起こすたびに、認知機能と身体機能がともに段階的に低下していくのが、アルツハイマー病と異なる血管性認知症の特徴の1つです(図1-1-7)。

4. 薬物治療

　血管性認知症の治療には、脳循環代謝改善薬や抗血小板薬などが用いられます。

　脳循環代謝改善薬は、脳の血液の流れを良好にして循環を活発化させ、脳の機能を高めて、脳の活動に寄与する各種神経伝達物質を調整する効果がありますが、認知症というよりは、認知症を発症する、または認知症が進行する原因

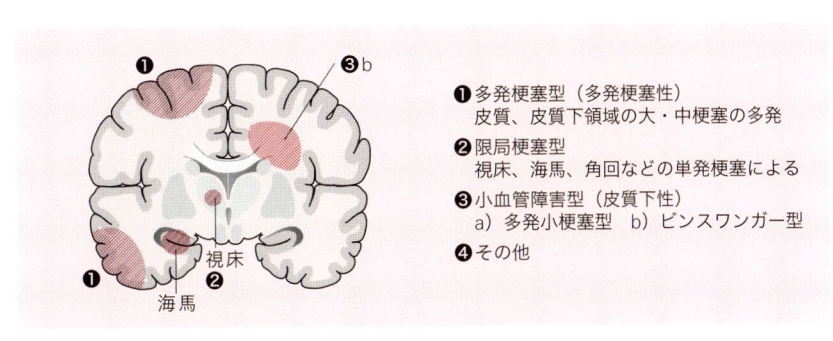

❶ 多発梗塞型（多発梗塞性）
　皮質、皮質下領域の大・中梗塞の多発
❷ 限局梗塞型
　視床、海馬、角回などの単発梗塞による
❸ 小血管障害型（皮質下性）
　a）多発小梗塞型　b）ビンスワンガー型
❹ その他

図 1-1-6　血管性認知症の分類

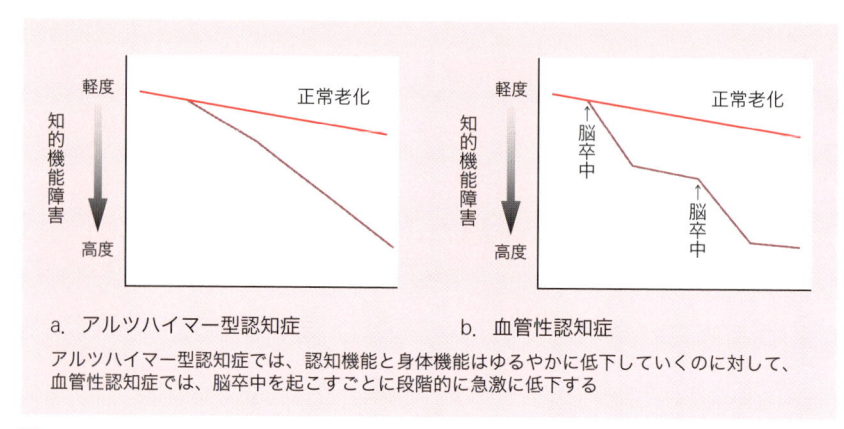

図 1-1-7　アルツハイマー型認知症と血管性認知症の経過

a. アルツハイマー型認知症
b. 血管性認知症

アルツハイマー型認知症では、認知機能と身体機能はゆるやかに低下していくのに対して、血管性認知症では、脳卒中を起こすごとに段階的に急激に低下する

としての脳梗塞などによる脳機能の低下を緩和しようとするものです。
　脳循環代謝改善薬には、ニセルゴリン、イフェンプロジル酒石酸塩、イブジラストなどがあります。

「ニンチ」という言葉、つい使っていませんか？

　「痴呆」という名称には侮蔑的な意味合いがあるということで、2004年、国は「痴呆」から「認知症」に行政用語を変更しました。
　しかし最近、急性期医療の現場では、認知症のことを「ニンチ」と略していることが多いように思います。「ニンチがある＝認知症」として、「ニンチの人でしょう」「ニンチ、進んじゃったね」「あの人、ニンチはどう？」などと言ってはいないでしょうか？　行政用語が呼称変更されても、医療現場で「ニンチ」と略して使うことで、再び認知症の人に対する差別、偏見となる危険性があります。
　単に言葉の言い換えではなく、認知症に対する差別を根本的になくしていく必要があるのではないでしょうか。

（鈴木みずえ）

Step1【初級】

2 認知症の中核症状（認知機能障害）と看護について理解できる

認知症の中核症状（認知機能障害）

　認知症の中心的な症状は、従来、中核症状と呼ばれていましたが、認知症のタイプによっては中核症状が異なることから、「認知機能障害」と呼ぶようになってきています。そこで本書では、中核症状(認知機能障害)と示します。

　認知症の中核症状(認知機能障害)に対しては、できない部分をさりげなく支援していく必要があります。例えば、記憶の障害には、日常生活に支障のないように支援者が何気なくサポートするなどの工夫をして、認知症の人が自分で生活できるようにしていくことが大切です。

記憶の障害

1. 記憶の障害とは

　記憶の障害は認知症の最も典型的な症状ですが、健常高齢者とどのように違うのでしょうか。健常高齢者は、加齢によるもの忘れはあっても、記憶の帯の中での一部を忘れてしまうだけです。しかし、認知症の人の場合は、記憶の一部が抜け落ちてしまうため、看護師が「何かあったらナースコールを押してくださいね」と言っても、そう言われたことをすっかり忘れてしまうのです(図1-2-1)。

　記憶には短期記憶と長期記憶があります(図1-2-2)が、ナースコールを押すように言われたことは短期記憶なので、忘れてしまいがちです。しかし、長期記憶は残されていることが多く、子どもの頃に体験した戦争などの強烈な出来事をおぼえている人もいます。長期記憶には手続き記憶、エピソード記憶、意味記憶などがあり、手続き記憶、エピソード記憶は比較的保たれていることが多いようです。また、記憶は消えても、楽しかったり、嫌だったりする感情は残ります。

　認知症の人は看護師の名前をおぼえていることはできないかもしれませんが、自分を受け入れてくれる人のことは印象としておぼえていて、顔なじみの関係をつくることができます。看護師が認知症の人の生活の障害や記憶の障害を補うような援助を行うことによって、日常生活に支障なく暮らすことができます

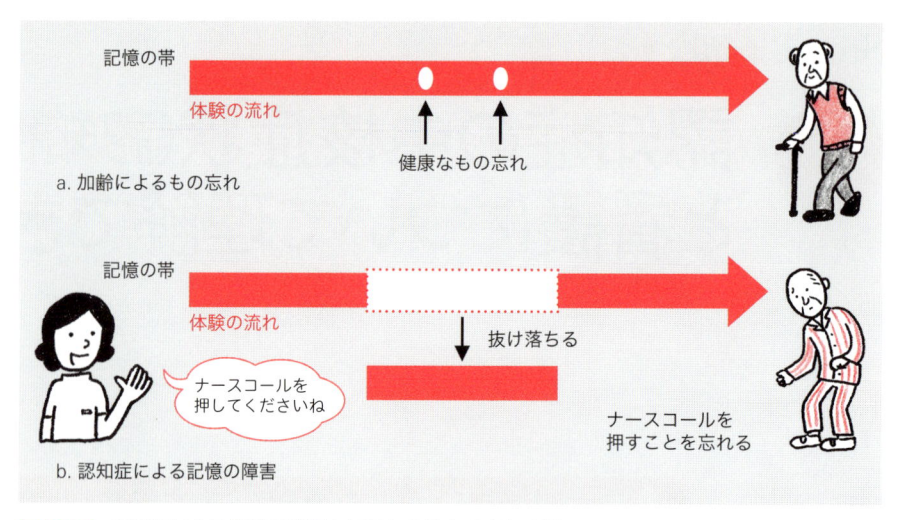

図 1-2-1 認知症による記憶の障害と加齢によるもの忘れの違い

（日本医事新報，No.4074，2002 年 5 月 25 日を参考に作成）

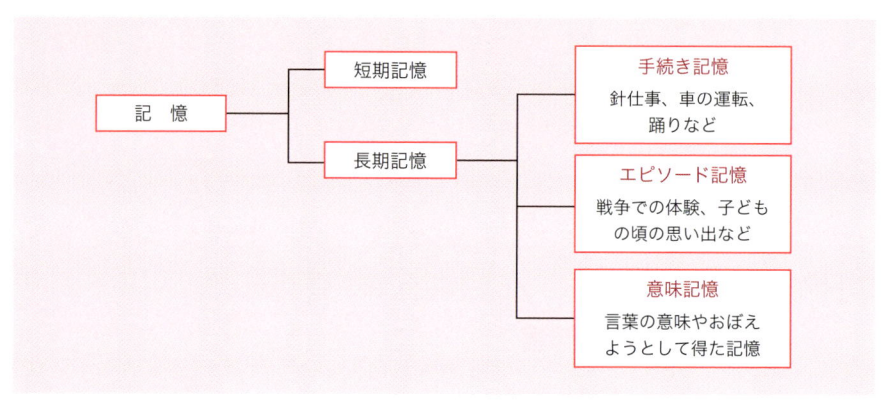

図 1-2-2 記憶の種類

し、看護師が認知症の人のペースに合わせて、工夫したケアを行うことにより、物事を理解したり、判断したりすることができるのです。

よって看護師は、認知症の人の断片的な記憶をつなげて、本人が物事を理解できるようにサポートしていくことが大切です。記憶の障害のパターンは個々人によって異なるため、認知症の人と行動をともにしながら、その人の記憶の障害の程度や感情の特徴をアセスメントし、残存機能はどこにあるのか、どのようにすれば看護師が話したことを理解してもらえるかを考えて、ケアを実践する必要があります。

2. 認知症のある高齢者の記憶の障害に関係した心理的特性

認知症の中核症状（認知機能障害）である記憶の障害や知的機能の障害から、看護師は認知症の人に対して、「何も理解することができない、何もわからない人」「何も考えていないし、訴えることができない人」などと考えがちです。特に急性期医療の現場では、看護師が患者とコミュニケーションをとれる時間が少ないことから、なおさらその傾向が強いようです。しかし実際は、認知症

表 1-2-1　認知症のある高齢者の記憶の特徴

- 楽しいことや、うれしいこと、つらいことなどの感情は心に残りやすい
- すべてを忘れるのではなく、印象的な出来事は感覚的な印象として記憶に残っていることも多い
- 記憶の障害を補うような工夫があれば、日常生活に支障なく暮らすこともできる
- 看護師の名前をおぼえることはできないが、自分を受け入れてくれる看護師には顔なじみの関係をつくることができる

であっても、記憶の中の印象的な出来事を感覚としておぼえていたり、理解していたりすることも多くあります。

　入院生活の中で、認知症のある高齢者は、白い壁に囲まれ、白いベッドに寝かされて、まったく知らない白い服の人がたくさんいる状況の中で、そこにいる理由もわからないまま、不安と恐怖の中にいます。このような状況において一方的な治療をされれば、誰もが抵抗して、その場から逃れたいと思うでしょう。

　しかし一方では、「何もわからなくなって、本当につらい」「こんなになってしまって、家族に申し訳ない」という気持ちを抱いています。過去の記憶が障害された苦しみ、不安、恐怖があり、その不安で苦しい気持ちは心に残っているのです。また、その日の日付や入院している病院の名前は言うことができなくても、家族と離れて家とは違った場所にいることは十分に理解しています。病気のことや入院しなければならないことを理解し、病気と生活の折り合いをつけることができれば、入院中も穏やかに生活することができるのです。認知症のある高齢者の記憶の特徴を表 1-2-1 に示します。

　記憶の障害をはじめとした中核症状（認知機能障害）のため、認知症があると自分の思いやニーズを看護師に言語的に訴えることができません。自分の心身の状況をうまく伝えられないと、急性期病院では、適切な治療やケアを受けることができなくなることもあります。また、家族や看護師などとの人間関係を失ってしまうと心身の活動が低下してしまい、廃用症候群が進みます。看護師がバイタルサインの測定や処置を行う際にしか認知症の人に話しかけることがないようならば、認知症の人は孤独になって、認知症がさらに悪化する恐れがあります。

　認知症の人が自分から言葉を話そうとするときは、その場の状況を理解したり、言葉を探すのに時間がかかることが多いので、コミュニケーションをとる際には、ゆったりとした安心感のあるペースで、時間をかけて、その人と向かい合う必要があります。

　認知症のある高齢者の心理的特性を表 1-2-2 に示します。記憶を失うということは、私たちが生涯築き続けてきた人生をも失っていくことです。その不安に立ち向かう人であることに、看護師はぜひ気づいていただきたいと思います。

見当識障害

　見当識とは、時間、場所、現在の年月、自分がどこにいるかなどがわかるこ

表1-2-2 認知症のある高齢者の心理的特性

- 自分でも記憶が徐々に失われてきていることを感じている
- 記憶を失う、自分自身を失うという大きな苦しみ、恐怖、不安、悲しみを感じている
- 苦しみ、恐怖、不安、悲しみの体験の中で、何とか記憶の変化に適応しようと、自分なりに一生懸命に努力している
- 失われた記憶に対して、必死に対応しようと努力している。そのため、まわりの人からは、「嘘をつく」「つじつまをあわせようとしている」とみえるかもしれないが、本人にすれば、自分の記憶の障害を補おうと必死に努力している姿でもある
- その人が認知症になる前の過去と現在は人生の中で連続しているので、過去の出来事が今起こっていたり、亡くなった人がそこにいるように話すことがある

表1-2-3 急性期病院における認知症のある高齢者の見当識障害の例とケアのポイント

例	ケアのポイント
入院したことをすぐに忘れてしまう	● 入院したことを繰り返し説明する ● 入院した日をカレンダーに赤字でマルをつけるなどして、わかりやすい言葉で繰り返し伝える ● 手術をした場合は、手術部位を上から軽く触ってもらったり、疲労感や倦怠感がないかを確認したりする ● 入院について、「(肺炎で)咳がひどく、熱もありますね」「身体がだるくはありませんか？」「入院しました。治療が必要です」などと繰り返し伝える
トイレの場所がわからない	● 文字がわかる場合は、トイレの入口に「便所」「トイレです」など書かれた貼り紙を本人の目線に合わせた位置に掲示する ● 病室からトイレまでの通路に、「トイレ」という言葉と矢印で示した貼り紙を掲示する
自分の病室がわからない	● 病室の入口に表札のように本人の名前を書いておいたり、本人がわかるような目印を付けておく

とです。見当識が障害されると、「今がいつなのか」「ここはどこなのか」、そして「自分は誰なのか」といったことがわからなくなってきます。意識障害などをアセスメントする際にも、見当識の程度を明らかにします。

認知症では、まず最初に時間に関する見当識(今日は何月何日か)が障害され、次いで、場所に関する見当識(今いる場所はどこか)、進行してくると、人物に関する見当識(目の前にいる人は誰か)が障害されます。

急性期病院における認知症のある高齢者の見当識障害の例と、ケアのポイントを表1-2-3に示します。

実行機能障害

実行機能とは、行動する際に物事を考えたり、順序立てて状況を把握して行動に移したりする思考や判断力のことです。実行機能が障害されると、長年、料理が得意だった主婦が、料理の味つけが変化したり、料理ができなくなってしまったり、きれい好きの人が後片づけができなくなることもあります。

排泄に関する行為(表1-2-4)は、一見簡単な行動のようにみえますが、いくつかの単純な行動を順序立てて実行する高度な知的機能を必要とします。その

表1-2-4 排泄に関する行為

❶尿意を感じる	❹個室に入る	❼排尿・排便する
❷ベッドから降りる	❺衣服を下げる	❽後始末をする
❸トイレまで移動する	❻便器に座る	❾衣服を整える

表1-2-5 急性期病院における認知症のある高齢者の実行機能障害の例とケアのポイント

例	ケアのポイント
入院後、どのような経過をたどって退院できるか理解できない	●検査や治療などのために入院していることや、今後どのような経過をたどって退院できるかについて、わかりやすい言葉で繰り返し説明する ●検査の日程をカレンダーにわかりやすく書き込んでおくなど、記憶では保持できないことは文字で書くなどして、工夫する ●入院後、どのような経過で退院できるのか、いつ頃に退院できるのか、日付が決まっていれば伝える。「1週間がまんすれば家に帰れる」など、具体的に伝えると、納得する場合もある
尿意や便意を感じることができず、排泄を失敗する	●尿意や便意を感じて、ソワソワしたり、ズボンをもそもそさせるなど、行動で尿意・便意を示している場合があるので、その行動をアセスメントする ●排泄の時間やタイミングを把握して、毎日定期的にトイレ誘導を行う
便器の使用方法がわからない	●具体的に言葉で説明してもわからないことも多い。「ここにこのように座りましょう」などとジェスチャーで示すと、わかる場合もある ●便器に座っても排泄してよいのかがわからず、ずっと座っている場合、「大丈夫ですから、どうぞお小水してくださいね」と声をかけると、安心して排泄できることもある

ため、実行機能が低下していると排泄に関する行動ができなくなります。しかし、行動を促せばできることも多いので、その人の排泄パターンに合わせて定期的なトイレ誘導を行えば、排泄が自立できる人もいます。

急性期病院における認知症のある高齢者の実行機能障害の例と、ケアのポイントを表1-2-5に示します。

失行・失認

失行とは、麻痺などの機能障害がないのにもかかわらず、以前はできていた動作や行為ができなくなることです。目的に応じた動作ができなくなるため、衣服が着られなくなるなど、それまでできていた動作を行うことが困難になります。

失認とは、視力に異常がないのに、物を認識したり区別したりすることができなくなることです。見えている物が認識できなくなります。例えば、ミカンを見ただけではそれが何であるかがわかりませんが、触ったりにおいをかいだりすることで認識できます。

急性期病院における認知症のある高齢者の失行・失認の例と、ケアのポイントを表1-2-6に示します。

表 1-2-6　急性期病院における認知症のある高齢者の失行・失認の例とケアのポイント

例	ケアのポイント
ズボンをかぶろうとしたり、下着を上着の上に着る	●着衣の方法や順番がわからず、うまくできない場合は、着る順番に衣服をたたんで、そのまま着衣ができるようにセットしておく ●服を着るときには、頭や手を通せばよいように介助する ●季節に適した衣服を着ることができなかったり、季節に合った適切な衣服を選択できない場合は、季節に適した衣服のみをタンスに入れて、それ以外の衣服は別の場所にしまっておく

表 1-2-7　失語症の種類

種類	特徴
ブローカ失語 （運動性失語） 　障害領域：ブローカ領域	聞いて理解する能力に比べて、話す能力の障害が重度になると、自分の思うことが話せず、話せてもたどたどしいしゃべり方になる。右麻痺を伴うことが多い 例：「おなか、痛い」
ウェルニッケ失語 （感覚性失語） 　障害領域：ウェルニッケ領域	よくしゃべるが、錯誤と呼ばれる言い誤りが多いため、聞き手には非常に理解しにくい話し方になる。麻痺は関係がない 例：「あの、それそらにくるあれでしょう。いかにいかんとまってもあえんか」
健忘失語	なめらかにしゃべるが、喚語困難など物の名前がすぐに出てこない。回りくどい言い方が多い 例：「昨日、それそこの橋にある、あのあれなんだけ、そのお墓にあるところ行って、家族と、その花をあげてきた」
全失語	話すことはほとんど理解できないが、日常の挨拶や本人の状態などに関する簡単な質問は理解できることもある。残語と呼ばれる「ダメ、ダメ」「バカ、バカ」などの限られた言葉程度しか話せなくなる 例：看護師「体調はいかがですか？」　患者「バカヤロー」　看護師「大丈夫ですか。どこか具合が悪いでしょうか？」　患者「バカヤロー」

その他（コミュニケーション障害、不安・抑うつ、失語）

　認知症の人には、単に記憶の障害が起こるだけではなく、記憶の障害に関連する様々なことが起こります。コミュニケーション障害もその1つです。

　また、記憶の障害は、認知症の人に様々な生活の支障をきたします。本人はしたつもりなのに、他人からしなかったことを何度も指摘されることで、不安や抑うつが起こります。

　さらに、認知症の人は、健忘失語などのために言葉が出にくくなります。血管性認知症の場合は、障害された部位によっては失語症という症状が現れる場合もあります。失語症の種類を表 1-2-7 に示します。

認知症の人に対する基本的なコミュニケーション技術

　コミュニケーションは、人と人との間で行われる情報の伝達といわれています。しかし、情報の伝達だけではなく、意思の疎通や心や気持ちの通い合い、互いに理解しあうことが、コミュニケーションの本質でもあります。

表 1-2-8　効果的なコミュニケーションの方法

❶ 担当するたびに挨拶と自己紹介を行い、相手に自分が信頼できる人間であることを認識してもらう
　例：「看護師の鈴木です。本日○○さんを担当します。よろしくお願いいたします」
❷ 認知症の人のなじみの名前を呼んで、安心してもらう
　例：苗字と名前のどちらをお呼びすればよいか、本人・家族に聞いてみる
❸ 話したら必ず反応を待って、理解できたか確認する
　例：表情や反応を見て、理解できていないようだったら、耳元で話をしたり、言い方を変えてみる
❹ 脈拍、体温、血圧測定など、ケアをする際には必ず相手の了解を得て、返事があった後に行う。認知症の人は理解するのに時間がかかるので、反応をゆっくり待つ
❺ 病院に入院した理由や病気に関して、ゆっくりと時間をとって話す
　例：ほかの人が病室に出入りしないときなどに、1対1で、病気の経過などをイラストや標本などを用いてわかりやすく説明する
❻ 認知症の人がわかりやすいように、1つのセンテンスで1つのことを話す
❼ 時間や季節などを話に盛り込んだり、身近な言葉を使う
❽ 声のトーンを落として、ゆっくり話す
❾ 笑顔を活用して、表情を豊かにして話しかける
❿ アイコンタクトやタッチなどの非言語的コミュニケーションを効果的に使う
⓫ 家族のことを話す
⓬ 共通点をみつけて話す
⓭ 話しかけるときは、やさしい漢字や絵、図などを書いて見せたり、ジェスチャーや実物などを示したりすると、理解されやすい
⓮ 言葉が出にくいときは、「はい」「いいえ」で答えられるように、質問を工夫する
⓯ 認知症の人が言いたいことを推測して、考えられる答えを聞いたり、書いて示してみたりする
⓰ 言葉が出ないときは、せかさないで少し時間をとる。あるいは、適当なところで「○○のことですか？」などと声かけしてみる
⓱ 言い間違いを指摘したり、何度も言い直しをさせたりすることはしない

表 1-2-9　相槌の打ち方

うなずき	はい、いいえ、うんうん
容認	そうですか、そうだったんですね
驚き	へえー、うわあ、びっくりですね、驚いた
承認	なるほど、ふんふん、ほおー
賞賛	すごいですね、たいしたものです、さすがです

(飯干紀代子：今日から実践 認知症の人とのコミュニケーション—感情と行動を理解するためのアプローチ, p.33, 中央法規出版, 2011)

　日々の看護の実践の中で、どのくらいコミュニケーションが適切に行われているでしょうか。あなたは、バイタルサインや症状の観察の際に、患者とどのようなコミュニケーションをとっていますか？
　実際に、患者と意思の疎通はできても、心や気持ちが通い合い、互いに理解しあうことは難しいものです。看護師は患者に一方的にしか話をしていないようにも思います。心や気持ちが通い合い、互いに理解しあうことは、友人同士でも難しいときがあります。理解しているように思っていても、相手の認識は

違っていることはよくあることでしょう。

　本来のコミュニケーションは、お互いを理解することが原点です。しかし認知症があると、相手を信頼して、理解して、認めた人でなければコミュニケーションをとることができません。コミュニケーション障害があるため、様々なストレスから起こる行動・心理を引き起こしたり、入院による混乱を助長させてしまったりしています。

　認知症があっても、午前中の挨拶は「おはようございます」、午後は「こんにちは」と、決まった言葉を返してくださる人も多くいます。検査やリハビリテーションなどで病棟から離れるときは、「いってらっしゃい」「おかえりなさい」と声をかけてみましょう。

　また、身振り、うなずき、視線、表情などは、言語的なコミュニケーション以上に重要です。認知症の人の視野の中に入り、しっかり全身で言語的・非言語的コミュニケーションを行うことが大切です。高齢者は、相手の笑顔に対する認識はとても高いといわれているので、笑顔と明るい雰囲気を心がけます。また、難聴の場合もあるので、相手と45cm以内の距離の親密な関係をつくることが大切です。相手と45cm以内の距離で反応を見て、相手が聞こえていないようならば、耳元に近づいて話をします。不安な様子がみえたら、肩や腰に手をかけたり、「私はあなたを十分に受け止めていますよ。あなたの話を聞いていますよ」ということを身体で表現してみましょう。効果的なコミュニケーションの方法を表1-2-8に示します。

　一方的に看護師が話すのではなく、まずは本人の思いを聞きましょう。そのときは1対1で、相手と目をしっかり合わせ、ほかの人の話し声やナースコールの音のしない静かな環境であることも、とても重要です。また、表1-2-9に示した相槌の方法は、重度の認知症のある高齢者にもわかりやすく、効果的です。その人に適したコミュニケーション方法は個々の人によって異なるので、各人に合わせた効果的な方法を用いることが大切です。

Step1 【初級】

3 認知症の人の行動・心理とパーソン・センタード・ケアを目指した看護について理解できる

認知症の人の様々なストレスから起こる行動・心理

　認知症の直接の原因に関係して起こる症状を中核症状（認知機能障害）といいます。認知症の人であれば、誰もが抱える症状です。一方、従来、認知症の周辺症状は「認知症の行動・心理症状」ともいわれ、最近ではBPSD（Behavioral and Psychological Symptoms of Dementia）という言葉も頻回に使われます。しかしながら、この症状は認知症の症状というよりも、環境の変化、身体の不調やケアの不足から生じることが多いのです。

　BPSDを詳しくみていくと、中核症状が関係して起こることが多いようです（図1-3-1）。本人の背景、性格や人間関係も含めた環境が大きく作用し、症状も多様化します。人によって症状が異なるので、まったく同じ症状の人はいないといっても過言ではありません。「物が盗まれた」という「妄想」は、記憶の障害のため、単に探し出せないのかもしれません。また、すでに亡くなった夫が目の前にいるという「幻覚」は、存在しているように錯覚しているのかもしれません。

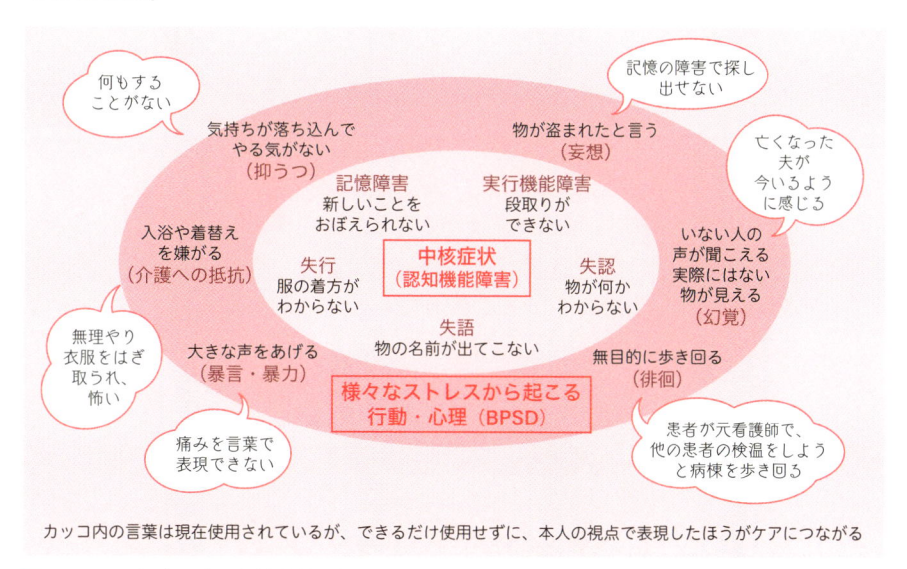

図1-3-1　認知症の人の中核症状と様々なストレスから起こる行動・心理（BPSD）

BPSDというと病気の症状と考えがちですが、実は看護師のケアや人間関係に影響を受けているのです。そこで本書では、できるだけBPSDという言葉を避けていきたいと思います。

急性期病院で認知症の人が抱く様々なストレスから起こる行動・心理

　認知症の人にとって、環境の変化は大きなストレスになります。特に病院への入院は、たとえ入院したことを何度も説明されても、何をされるかわからない不安と恐怖の中にいるのだと推測できます。さらに、疾患の苦痛に加えて、検査と治療の意味が理解できずに混乱してしまうのかもしれません。また、それに対するケアも不足しています（図1-3-2）。そのような中で一方的な治療をされれば、誰もが抵抗して、その場から逃れたいと思うでしょう。

　近年、急性期病院では在院日数の短縮化や治療の効率化を要求され、看護師は入院患者に対して、「治療に関して指示通りに協力して行動できるのが当然である」と考えがちです。看護師の指示に従わず、夜間動き回ったり、点滴を抜去しようとする患者は「問題患者」と認識されてしまいます。自宅では問題のなかった高齢者でも、入院という環境の変化に適応できず、夜起きて、今いる場所がどこかわからなくなったり、環境の変化に耐えられずにボーッとしてしまうことも多くあります。

　不適切な看護によって、認知症の混乱をさらに悪化させている可能性もあります。例えば、看護師が「身体の向きを変えますね。横を向いてください」と言いながら、認知症の患者の身体を動かしたところ、創痛が発生して、その人は大きな声を出して抵抗しました。その結果、その人には「暴言・ケアの抵抗」というアセスメントがなされます。このように、患者本人の意思を確かめずに、一方的なケアを行ってはいないでしょうか？

　認知症の人は、確かに記憶の障害はありますが、きちんとした自分の意思をもっています。認知症という障害のために、自身で自分のことが言語的に表現できないだけなのです。認知症がなければ自分で調整しながら病院の生活に順応し、自分の心理的なニーズを自分で満たしながら生活することも可能でしょう。しかし、認知症のために、自分で自分のニーズをとらえることができないことも多いのです。

　一般的に急性期病院においては、患者にケアに関する十分な説明を行い、その了解を得るというプロセスなしにケ

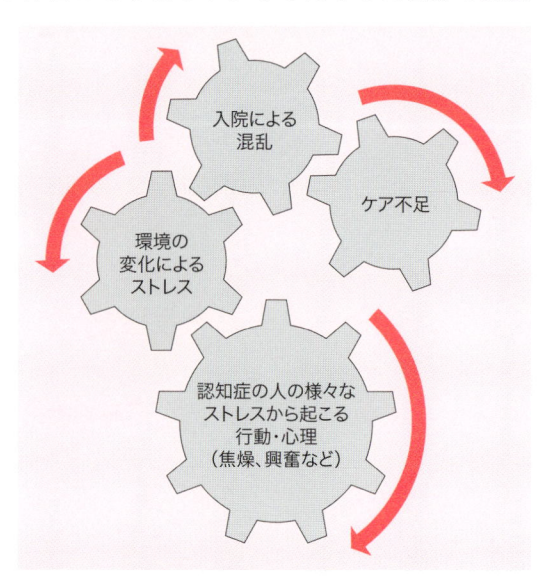

図1-3-2　急性期病院における認知症の人の様々なストレスから起こる行動・心理

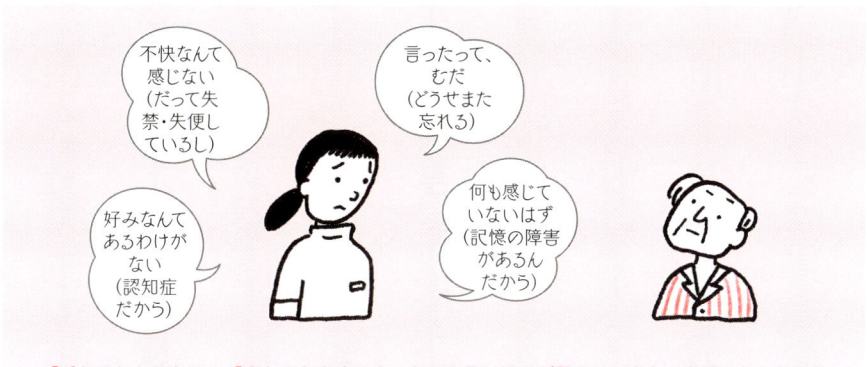

「どうせわからない」「変なことをする人」という思い込みが見えるべきものを見えなくさせる

図 1-3-3　認知症の人に対する医療職の意識
（水野 裕：パーソン・センタード・ケアを学ぶ，2015年7月12日の資料を参考に筆者作成）

アを行うことが多いのが現実です。認知症のない患者であれば、理解できること、がまんできることかもしれませんが、認知症の人の場合は、看護師が行うケアの意味を理解していただくためには、わかりやすく説明する必要があります。この説明がないと、看護師が一方的に声をかけるだけで行う看護ケアに対して、激しい興奮や抵抗という反応を示す患者も多いでしょう。認知症の人を一人の人として深く理解して、その人の視点から現在の状況を説明したり、看護を実践したりする必要があります。看護師が認知症の人に対して、「何もわからない」と決めつけて、「だから、何をしてもよい」と思ってしまっているのかもしれません。「どうせわからないから」という思い込みが、見えるべきものを見えなくさせてしまうのです（図 1-3-3）。

　また、認知症の人は、発熱や痛みなどの身体的変化を判断できなかったり、言語的に表現できない人も多くいます。看護師には、認知症の人のいつもとは違う表情や行動から、発熱や痛みなどの身体的変化をアセスメントする力が必要です。

　認知症の人が理解できないことを言ったり、理解できない行動をとったりすると、すぐに薬物療法による対応を考える医療者は少なくありません。認知症の人が繰り返す行動・心理を認知症の症状の1つとしてみるのではなく、認知症の人からの言語では訴えられない何らかの心の声、あるいはメッセージとして、耳を傾ける必要があります。そして、その人の視点でその理由を考えてみることが大切です。自分が認知症の人の状況にあったら、記憶の障害があったらどのように感じ、考え、行動するのか、考えてみましょう。

重度の認知症の人の行動・心理（BPSD）に対する治療

抗精神病薬の危険性

　重度の認知症の人の様々なストレスから起こる行動・心理に対しては、ケアによって緩和させる工夫が最も重要です。効果が不十分な場合に抗精神病薬が

表 1-3-1　抗精神病薬の副作用

- 神経系：立ちくらみ、疲労、眠気、めまい
- ドライマウス
- 糖尿病
- 体重増加
- 性機能障害
- 便秘
- 遅発性ジスキネジア
- 認知機能低下
- 心機能障害
- 死亡率増加
- 脳卒中
- 肝機能障害
- 抑うつ
- 失禁
- 徘徊
- 骨折
- パーキンソン症状
- 落ち着きのなさ

(Benerjee, S.：The use of antipsychotic medication for people with dementia；Time for action, 2009)

投与されることがありますが、これは適応外使用であり、副作用(表 1-3-1)もみられます。

抗精神病薬を使用する前に、まずは非薬物的介入、つまり、ケアによって緩和することが可能かどうかを検討する必要があります(図 1-3-4)。また、痛みや苦痛などがある場合には BPSD が激しくなることがあるので、身体的な要因がないか、他の薬剤の影響はないか、なども探っていきます。

抗精神病薬を使用する場合は、本人・家族にインフォームド・コンセントを行い、同意を得る必要があります。歩行障害、嚥下障害、起立性低血圧、過鎮静などの副作用に関しては、看護師の観察により症状が出現したと判断した場合は、主治医に相談し、薬の減量や中止を検討しなければなりません。

抑肝散の効果

抑肝散は、本来、子どもの夜泣き・疳の虫の漢方薬でしたが、最近は認知症の人の様々なストレスから起こる行動・心理を抑える効果があることがわかってきました。セロトニン神経系のバランスを回復して、不安やうつ症状、攻撃的行動を軽減させるなど、抗精神病薬の代わりとしての効果が認められています。特に、幻覚や、怒ったり興奮したりする行動の改善に効果がみられます。

薬物の多剤併用と副作用

高齢者は多数の健康障害を抱えているため、多くの薬物を内服しています。加齢によって薬物動態は変化し、高齢者では薬物の血中半減期の延長や最高血中濃度到達時間の遅延が起こりやすくなります。そのため、薬物の効果が成人よりも強く現れることがあります。このような高齢者の特性を理解して、処方量の調節を行う必要があります。成人常用量の1/2〜1/3から開始し、徐々に増量する少量投与が適切だといわれています。

しかし、臨床の現場では、医師がここまで配慮していないことも多いので、高齢患者に新しい内服薬が処方された場合は、看護師が患者の身長、体重、腎・肝機能の変化に注意して、適した処方量であるかどうかをこまめに確認する必要があります。

また、意識障害、抑うつ、意欲の低下、食欲低下、めまい、ふらつき、歩行障害などの副作用にも注意が必要です。外来患者が服用している薬物の数と転

非薬物的介入を最優先する

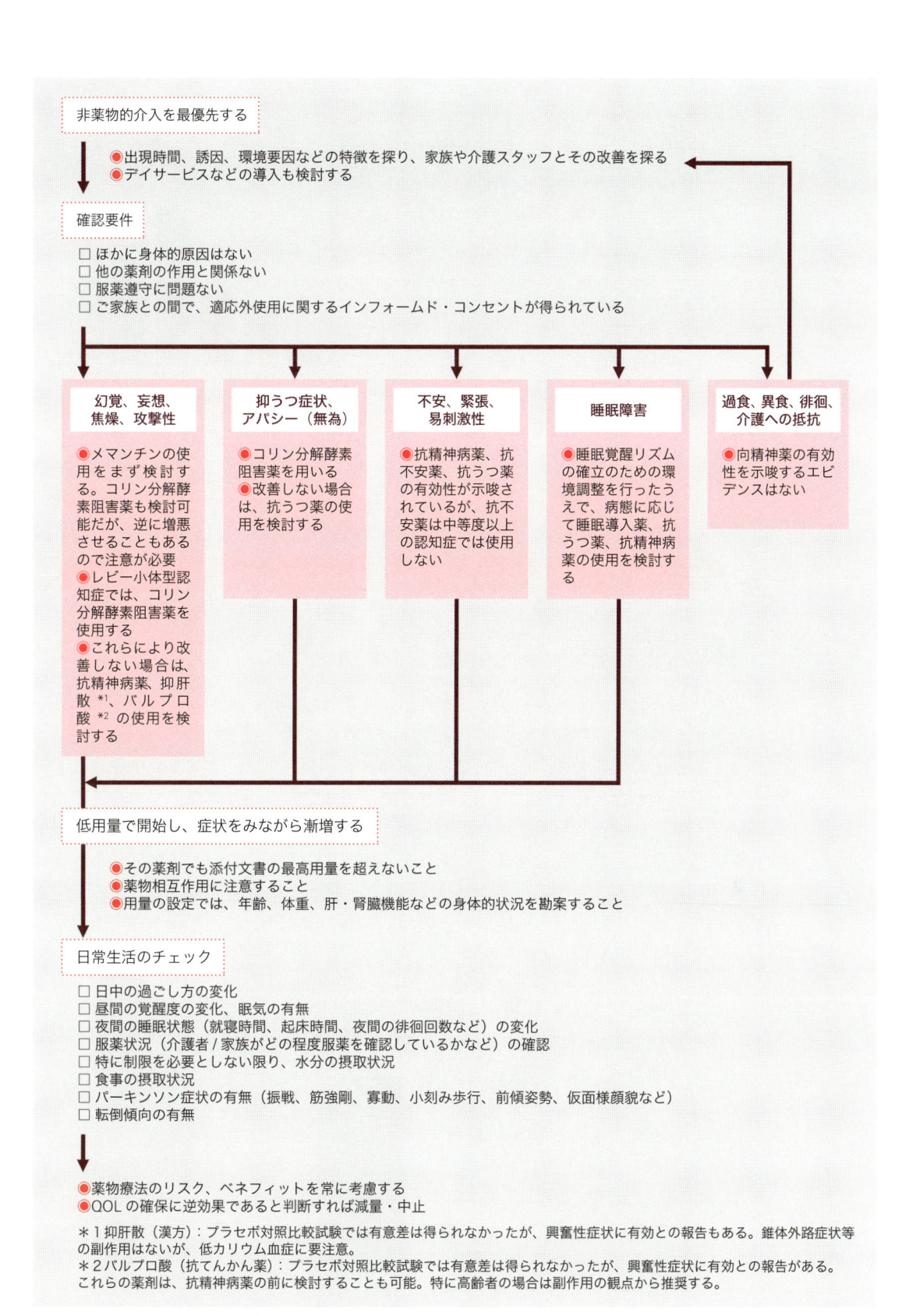

- 出現時間、誘因、環境要因などの特徴を探り、家族や介護スタッフとその改善を探る
- デイサービスなどの導入も検討する

確認要件

- [ ] ほかに身体的原因はない
- [ ] 他の薬剤の作用と関係ない
- [ ] 服薬遵守に問題ない
- [ ] ご家族との間で、適応外使用に関するインフォームド・コンセントが得られている

幻覚、妄想、焦燥、攻撃性	抑うつ症状、アパシー（無為）	不安、緊張、易刺激性	睡眠障害	過食、異食、徘徊、介護への抵抗
● メマンチンの使用をまず検討する。コリン分解酵素阻害薬も検討可能だが、逆に増悪させることもあるので注意が必要 ● レビー小体型認知症では、コリン分解酵素阻害薬を使用する ● これらにより改善しない場合は、抗精神病薬、抑肝散 *1、バルプロ酸 *2 の使用を検討する	● コリン分解酵素阻害薬を用いる ● 改善しない場合は、抗うつ薬の使用を検討する	● 抗精神病薬、抗不安薬、抗うつ薬の有効性が示唆されているが、抗不安薬は中等度以上の認知症では使用しない	● 睡眠覚醒リズムの確立のための環境調整を行ったうえで、病態に応じて睡眠導入薬、抗うつ薬、抗精神病薬の使用を検討する	● 向精神薬の有効性を示唆するエビデンスはない

低用量で開始し、症状をみながら漸増する

- その薬剤でも添付文書の最高用量を超えないこと
- 薬物相互作用に注意すること
- 用量の設定では、年齢、体重、肝・腎臓機能などの身体的状況を勘案すること

日常生活のチェック

- [ ] 日中の過ごし方の変化
- [ ] 昼間の覚醒度の変化、眠気の有無
- [ ] 夜間の睡眠状態（就寝時間、起床時間、夜間の徘徊回数など）の変化
- [ ] 服薬状況（介護者/家族がどの程度服薬を確認しているかなど）の確認
- [ ] 特に制限を必要としない限り、水分の摂取状況
- [ ] 食事の摂取状況
- [ ] パーキンソン症状の有無（振戦、筋強剛、寡動、小刻み歩行、前傾姿勢、仮面様顔貌など）
- [ ] 転倒傾向の有無

- 薬物療法のリスク、ベネフィットを常に考慮する
- QOL の確保に逆効果であると判断すれば減量・中止

*1 抑肝散（漢方）：プラセボ対照比較試験では有意差は得られなかったが、興奮性症状に有効との報告もある。錐体外路症状等の副作用はないが、低カリウム血症に要注意。
*2 バルプロ酸（抗てんかん薬）：プラセボ対照比較試験では有意差は得られなかったが、興奮性症状に有効との報告がある。これらの薬剤は、抗精神病薬の前に検討することも可能。特に高齢者の場合は副作用の観点から推奨する。

図 1-3-4　BPSD 治療アルゴリズム

（認知症に対するかかりつけ医の向精神薬使用の適正化に関する調査研究班：かかりつけ医のための BPSD に対応する向精神薬使用ガイドライン 第2版, 2016）

倒予防の発生率について分析した研究[1]では、5種類以上の薬物を内服していた人ほど、転倒の頻度が高くなっていることを明らかにしています（図1-3-5）。5～6種類以上の服用は多剤併用と考え、主治医と連携して、睡眠薬や向精神薬などの薬を使用せずにケアで改善できないかどうかを検討していかなければなりません。

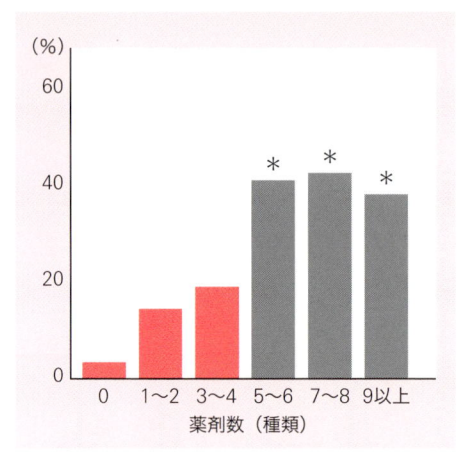

図 1-3-5　多剤処方と転倒の発生リスク
（Kojima, T. et al. : Polypharmacy as a risk for fall occurrence in geriatric outpatients, Geritr Gerontol Int, 12 (3) : 425-430, 2012）

パーソン・センタード・ケアの視点に立ったケアの実践

パーソン・センタード・ケアとは

パーソン・センタード・ケアは、イギリスの老年心理学者トム・キットウッドが最初に提唱したもので、認知症の人々の立場に立った視点を重視した認知症ケアの理念です。パーソン・センタード・ケアでは、ケアを提供する人と受ける人の枠を超えて、人々に寄り添い、信頼しあう相互関係の中からその人を尊敬し、ニーズに注意深く対応して、その人の能力を発揮できるように支援することに着目しています[2]。つまり、パーソン・センタード・ケアにおいては、認知症の人々の個人の価値（尊厳）や生きる意味の価値を知ることによって得られた寄り添い合う人間関係が、認知症の人が抱える多くの課題やニーズを解決するという立場をとっています。

パーソン・センタード・ケアでは、よい状態とよくない状態を把握することを重視しています（表1-3-2）。よい状態とは、自分自身を表現できたり、周囲の人に対する思いやりや喜びを表現できたりすることなどです。反対に、よくない状態とは、不快、退屈な表情をしていたり、無関心で引きこもっている、何事に対してもあきらめ、苦痛などの状態が放置されている状況です。これらのよくない状態を改善し、よい状態を引

表 1-3-2　パーソン・センタード・ケアにおける認知症の人のよい状態とよくない状態

よい状態	表現できること ゆったりしていること 周囲の人に対する思いやり ユーモア 創造的な自己表現 喜びの表現 人に何かをしてあげようとすること
よくない状態	不快、退屈 無関心で引きこもっている あきらめ 不安、怒り、悲しみ、不快 苦痛等の状態が放置されている

き出していくのがパーソン・センタード・ケアの視点です。認知症のある高齢者が歩き回ったり、興奮したりするなどの行動・心理(BPSD)は、よい状態のときには起こらず、よくない状態が継続すると起こりやすくなります。よって、よくない状態とBPSDの関係を観察すると、ケアのヒントが得られます。

パーソン・センタード・ケアモデルを活用したケアの考え方

　肺炎を患うと、発熱後のふるえ、悪寒、痰を伴う咳、息切れ、呼吸時の胸痛などがみられます。高齢者の場合は高熱が出ない場合もありますが、看護師はつい、疾患の部分に注目してしまいます。

　認知症のある高齢者の行動・心理は、その人の個人の人生の価値観、背景などに影響されているという特徴があります。例えば、夜間、歩き回るという行動は、本人は以前に夜警の仕事をしていて、今も夜間巡回をしているつもりなのかもしれません。このように、認知症の人にケアを行うためには、その人を知らなければ、理解することはできないのです。

　キットウッドが提唱したパーソン・センタード・ケアモデル[2]では、認知症の人の行動や症状について、「脳の障害(NI)」「身体の健康状態(H)」「生活歴(B)」「性格傾向(P)」「社会心理(SP)」の5つの要因が影響している、としています。急性期病院における認知症のある高齢者の直接死因は、気管支肺炎24％、心肺停止25％、呼吸不全25％であり、多くはその合併症だといわれています[3]。よって、身体疾患の治療を受ける高齢者の脳の障害や健康状態のアセスメントを重視する必要があります(図1-3-6)。

　パーソン・センタード・ケアで認知症の人を理解するための5つのポイントは、認知症＝「脳の障害(NI)」＋「身体の健康状態(H)」＋「生活歴(B)」＋「性格傾向(P)」＋「社会心理(SP)」という数式でも表現されています。これら5つの要因からケアのアプローチを検討することで、認知症の人の価値を認め、尊重し、一人ひとりの個性に応じた取り組みを検討することができます(図1-3-7)。

　例えば、脳の障害では、記憶の障害や判断力の障害から生活環境への関心が

直接死因
● 気管支肺炎
● 心肺停止
● 呼吸不全

認知症のある高齢者の死因の多くは合併症

● 脳の障害 (NI)
● 身体の健康状態 (H)
● 生活歴 (B)
● 性格傾向 (P)
● 社会心理 (SP)

● 身体疾患の治療を受ける高齢者の脳の障害、健康状態のアセスメントを重視する
● 認知症のある高齢者は体調の変化を言語的に訴えられないため、看護アセスメントが重要

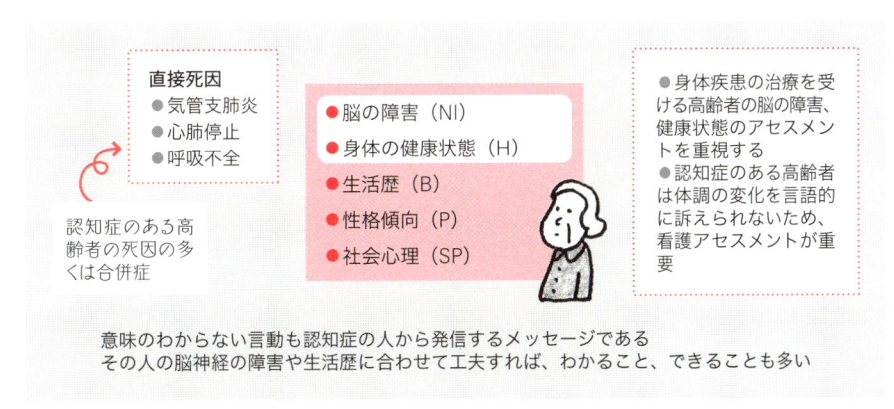

意味のわからない言動も認知症の人から発信するメッセージである
その人の脳神経の障害や生活歴に合わせて工夫すれば、わかること、できることも多い

図1-3-6　認知症のある高齢者を理解するためのパーソン・センタード・ケアにおける5つのポイント

薄くなり、危険を判断できにくくなります。また、認知症の人は、自分では身体機能の障害を言語的に訴えることができにくくなるため、混乱した状態が継続すると、看護師は「認知症の症状が悪化した」と考えがちですが、実は身体の健康状態が影響していることも多いのです。「生活歴(B)」や「性格傾向(P)」もその人の現在の行動に影響を及ぼしており、生活の価値観や、外交的／内向的などの性格特性は、入院生活において様々に影響しています。病院スタッフなどとの関係も含んだ「社会心理(SP)」は、認知症の人のよい状態を支えている大きな要因でもあります。

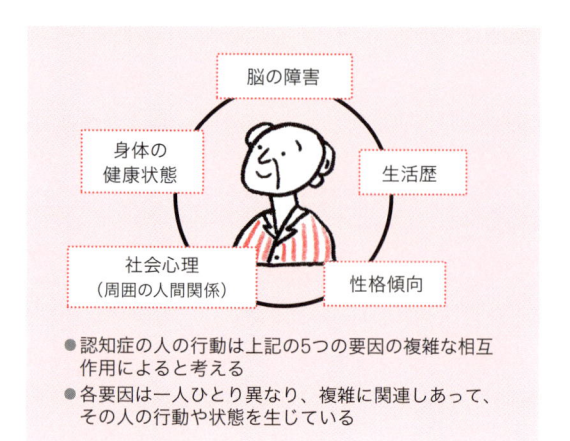

図 1-3-7 認知症の人の行動に影響する5つの要因
（ブラッドフォード大学認知症ケアグループ（水野 裕ほか訳）：DCM（認知症ケアマッピング）8版マニュアル 理念と実践，認知症介護研究・研修大府センター，2012 より医療法人社団和恵会パーソン・センタード・ケア推進委員会作成）

パーソン・センタード・ケアモデルを活用したケアプランの流れを図 1-3-8に示します。

1. 頻回に歩き回る行動（いわゆる徘徊）に対するパーソン・センタード・ケアモデルを用いたケア

前述の5つの要因が複雑にからみ合った状況が、徘徊などの行動を引き起こしやすくします。「徘徊」と一言で言ってしまうと、その裏に隠れたその人の行動の意味がわからなくなる場合もあるので、その人がどのように行動しているのかを詳しく記録しておく必要があります。

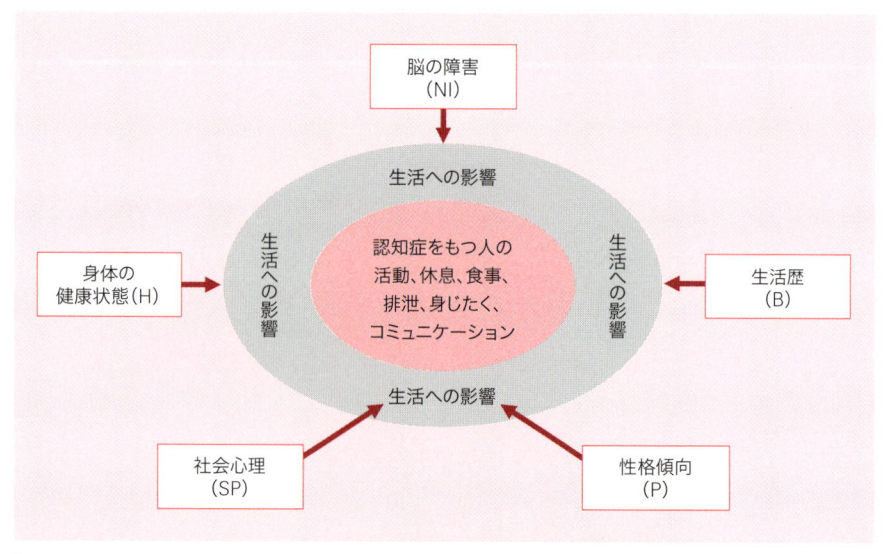

図 1-3-8 パーソン・センタード・ケアモデルを活用したケアプランの流れ

表 1-3-3　頻回に「歩き回る」症状のある高齢者のパーソン・センタード・ケアモデルから考えたケアのポイント

脳の障害 (NI)	【原因】 ●自分がどこに行っていいのかや、自分の病室がわからないため、廊下をふらふら歩いている ●トイレに行きたいが、視空間の障害などがあり、行ったことのあるトイレでも行くことができない 【ケアプラン】 ●歩行の最中は危険に対する注意力が低下するので、トイレまでの段差などの環境整備が必要になる ●トイレの場所がわからない場合は、廊下や壁などに文字とともに矢印を付けて掲示しておく ●自分の病室がわかるように、入口に目印や表札を掲示して、認識しやすくしておく
身体の健康 状態（H）	【原因】 ●尿路感染などで頻尿のため、トイレに行こうとして、病室とトイレまでの廊下を何度も行き来している。排尿時痛もあるが、看護師にそのことを言葉で説明することができない 【ケアプラン】 ●歩き回る様子や目的を観察して、苦痛様な表情や発熱などの身体の健康度の変化を把握する ●大声を出すなどの様子があれば身体合併症を疑い、適切な治療を受けられるように受診の手続きをとる
生活歴（B）	【原因】 ●昔、銀行の外交をしていた人が鞄を持って廊下を歩いていたり、夜警の仕事をしていた人が夜間巡視のつもりで病棟を巡回していたりする 【ケアプラン】 ●一方的に行動を否定し、徘徊を阻止する必要はないが、歩行し続けることで疲労感が増したり、ふらつくこともある。「お疲れ様です。ひと休みしませんか」と労をねぎらい、休憩することを勧めてみる
性格傾向 (P)	【原因】 ●自分のことは何でも自分でしてきた人は、病院の体制に拒否感を感じ、自宅に帰ろうとして、何度も玄関から外に出ようとする ●異性にトイレや風呂の介助をされるのが嫌で、スタッフがいないところに行こうとふらふら歩いて行ってしまう 【ケアプラン】 ●できるだけ顔なじみのスタッフが介助したり、話をするなど、施設に慣れて拒否感が少なくなるような工夫をする ●風呂の介助は同性が行う。1対1で介助することで、風呂の介助の抵抗感を少なくする
社会心理 (SP)	【原因】 ●病院に入院したばかりで親しい人もいないため、不安や孤独感から、自宅に帰ろうと何度も玄関とフロアを動き回っている 【ケアプラン】 ●入所したばかりのときは精神的に落ち着かない状況でもあるので、スタッフから積極的に声をかけたり、病棟の他の高齢者を紹介したり、施設の活動に参加するようにうながす

　例えば、「病棟をふらふら歩き回っている状態（いわゆる徘徊）」について、パーソン・センタード・ケアモデルを用いてその理由を考えてみましょう。表1-3-3 を参照してください。

2. 食事をしたことを忘れることに対するパーソン・センタード・ケアモデルを用いたケア

　食事をしたことを忘れる認知症の人は多いです。ここでは、事例をもとに、「食事をしていない」と訴える認知症の人へのパーソン・センタード・ケアモデルを用いたケアについて、考えてみましょう。

> 重度認知症の 75 歳の女性 H さんは、毎日、食事をしたことを忘れてしまい、「何も食べていない」「私だけ食事がもらえない」と言って怒り出すため、ケアスタッフは困惑していた。自立歩行は可能なため、毎日、夕方になるとフロアを歩き回っていた。

表 1-3-4　食事の訴えの多い認知症のある高齢者へのパーソン・センタード・ケアモデルから考えたケアのポイント

脳の障害 (NI)	【原因】 ● 短期記憶の低下から、食べたことを忘れてしまっている可能性がある 【ケアプラン】 ●「さっき食べましたよ」などと本人の言葉を否定するとさらに興奮が高まるので、「そうですか。では用意しますね」と言って、お茶や果物などのデザートを用意する
身体の健康 状態（H）	【原因】 ● 歩き回ることが多いと、摂取カロリーが不足している可能性がある。提供されている食事量では満腹感がないため、「食事をしていない」と訴えている可能性がある 【ケアプラン】 ● 主治医や栄養士と相談して、1日の活動量に合わせた食事量を摂取できるように調整する
生活歴（B）	【原因】 ● Hさんは大家族で、毎日10人分の食事をつくっていたようなので、食事に関連した役割を担ってもらうことで、満足感が得られる可能性がある 【ケアプラン】 ● 本人の希望を聞き、食事の配膳、下膳などを手伝ってもらうなど、食事に関する役割を担っていただくことを提案する
性格傾向 (P)	【原因】 ● Hさんは几帳面な性格であり、家族の世話を長年していた主婦であった。今でも、「自分がしっかりしなければいけない」「誰かの世話をしないといけない」と思っている 【ケアプラン】 ● 本人が何をしたいのかを、まず聞いてみる。本人から発言がない場合は、食事前後のテーブル拭き、片づけなどを担当していただけるか、提案する
社会心理 (SP)	【原因】 ● Hさんは、自宅では食事の時間は家族と話をしながらテーブルについていた。病院では、周囲に話をする人がいないため、孤独を感じているかもしれない 【ケアプラン】 ● 本人に、どのような気持ちで夕方、歩き回るのかを聞いてみる ● 行動を観察して、病棟でHさんが親しい関係になったり、信頼を寄せている患者がどのくらいいるのか、確認する ● Hさんは比較的自立度が高いので、スタッフからの声かけをあまりしていないようだった。本人とも相談しながら、同じ年代で話があいそうな患者と触れ合う機会をつくったり、スタッフからHさんに積極的に話かけたりする

　Hさんに対するパーソン・センタード・ケアモデルから考えたケアのポイントを表 1-3-4 に示します。これらのケアを実践することで、Hさんの食事の訴えは徐々に少なくなり、食事の時間はスタッフの配膳を手伝うなど、自分の役割を得て、日常の生活は落ち着いてきました。減少していた体重も少しずつ増加し、歩き回ることも少なくなりました。

　認知症のある高齢者の、歩き回ったり、興奮したりするなど、ストレスから起こる行動・心理(BPSD)に対しては、その人の行動の背後にある様々な原因を考えながら、本人の視点に立ったアプローチをすることがパーソン・センタード・ケアのポイントです。本人の行動の理由や思いはどのようなものか、まず、本人の意見を聞いてみることが重要です。本人がうまく言葉で表現できない場合は、スタッフが本人の思いについて、本人の視点に立って考える必要があります。

　その人の行動の理由を考えずに、ケアスタッフからの一方的な視点でケアを進めることで、本人のニーズが抑えられ、悪循環を引き起こしてしまう可能性もあります。認知症のある高齢者の視点で、その行動の理由を考えてみてくだ

さい。さらに、その人は何が得意で、何ができるのかといったその人の強みを見出しながら、根気強く取り組むことが必要です。本人の日常生活のニーズに対して予防的なケアを工夫することで、それまでみられていたBPSDや歩き回るなどの行動を緩和することにつながります。

＊　＊　＊

　スマートフォンの普及などにより情報が瞬時に得られる日本の社会では、認知症のある高齢者は価値のないものとみなされるのでしょうか？　高齢の方々は戦後の動乱期を生き、わが国の発展や家族に尽くしてきた人たちです。人生の最後にその人らしい人生を送る時間をつくるのは、高齢者施設でも急性期病院でも同じです。急性期病院だからこそ、看護師の細やかなケアが必要とされると思います。病院でも、高齢者が記憶の低下を気軽に相談でき、またそれに対応できるような体制をつくる必要があるでしょう。

引用文献
1) Kojima, T. et al. : Polypharmacy as a risk for fall occurrence in geriatric outpatients, Geritr Gerontol Int, 12（3）: 425-430, 2012.
2) ドーン・ブルッカー（水野 裕 監修）：VIPSですすめるパーソン・センタード・ケア―あなたの現場に生かす実践編, クリエイツかもがわ, 2010.
3) Olichney, J.M. et al. : Death certificate reporting of dementia and mortality in an Alzheimer's disease research center cohort, J Am Geriatr Soc, 43（8）: 890-893, 1995.

参考文献（Step 1）
1) 中島健二, 和田健二：認知症診療Q&A92, 中外医学社, 2012.
2) 山口喜樹：ステップアップ式認知症ケア実践テキスト, 日総研出版, 2013.
3) 飯干紀代子：今日から実践 認知症の人とコミュニケーション―コミュニケーションの20の法則, 中央法規出版, 2011.
4) 三村 将, 飯干紀代子：認知症のコミュニケーション障害―その評価と支援, 医歯薬出版, 2013.
5) 諏訪茂樹：対人援助とコミュニケーション―主体的に学び, 感性を磨く, 中央法規出版, 2010.
6) Alzheimer's Disease SLIDE KIT, エーザイ.
7) 内閣府：平成26年版高齢社会白書, 2014.
   http://www8.cao.go.jp/kourei/whitepaper/w-2014/zenbun/26pdf_index.html
8) 厚生労働省：認知症施策推進総合戦略（新オレンジプラン）, 平成27年9月12日.
   http://www.mhlw.go.jp/file/04-Houdouhappyou-12304500-Roukenkyoku-Ninchishougyakutaiboushitaisakusuishinshitsu/01_1.pdf
9) ブラッドフォード大学保健衛生学部認知症ケアグループ（水野 裕 監訳）：DCM（認知症ケアマッピング）理念と実践 第8版 日本語版第4版, p.15-17, 認知症介護研究・研修大府センター, 2015.

Step1 【初級】

4 認知症のある高齢者に関する情報の収集とアセスメントができる

　ここまで、急性期病院に入院した認知症の人が様々なストレスを抱き、その結果、多様な行動・心理を起こしやすいことを説明してきました。本項では、認知症のある高齢者が急性期病院に入院した際に入手しておくべき情報と、それを看護援助につなげる方法について説明します。もちろん、入院の要因となった疾患によってアセスメント方法は異なるので、ここでは認知症のある高齢者に共通して必要な情報についてのみ、取り上げます。

入手しておくべき情報

介護保険制度における要介護度

　急性期病院に入院している高齢者は、要介護認定を受けている人も多いので、看護師は要介護度の判定基準や、急性期病院における要介護度に応じたケアのポイント(表1-4-1)を理解しておく必要があります。

　介護保険制度の要介護認定では、コンピュータによる一次判定や介護認定審査会の審査判定の際の参考として、高齢者の日常生活自立度の程度を表す指標である「障害高齢者の日常生活自立度」(表1-4-2)が用いられています。

認知症高齢者の日常生活自立度

*1　p.185 参照。

　平成28年(2016)年度の診療報酬改定では、認知症ケア加算の算定要件として「認知症高齢者の日常生活自立度判定」[*1]が導入されるようになりました。対象患者は「認知症高齢者の日常生活自立度判定基準」(表1-4-3)におけるランクⅢ以上に該当する者となっています。ランクⅡは認知症の疑いのある状況、ランクⅢは「日常生活に支障をきたすような症状・行動や意思疎通の困難さがみられ、介護を必要とする」状況です。入院した場合は、ストレスから様々な行動を起こしやすいため、認知症に配慮したケアが必要になります。

　「認知症高齢者の日常生活自立度判定基準」は介護保険の基準です。入院時には認知症の診断のなかった人についても評価することで、認知症の可能性を評価できます。また、入院中に身体疾患の治療を行うとともに、認知症の診断

表1-4-1　介護保険制度における要介護度の判定基準と急性期病院における要介護度に応じたケアのポイント

要支援・要介護度	標準的な状態	介護保険施設/自宅での様子	急性期病院におけるケアのポイント
要支援1、2	社会的な援助が必要 日常生活の一部において何らかの介護や複雑な動作に介護が必要	日常生活の基本的な行動はできるが、日常生活を送る際に支援が必要	● 治療の必要性などをわかりやすく説明すれば理解できる人もいるが、診断はなくても認知症の可能性がある人もいるため、入院後も、治療や入院などについて確認できているかの確認が必要 ● 特に、緊急入院の場合は理解が十分できていないと混乱する可能性がある。できるだけ安心できるように、同じ看護師が対応したり、ゆっくりとていねいに話し、アイコンタクトやタッチなどを意図的に行う
要介護1	部分的な介護が必要 日常生活の一部において何かしらの介護や複雑な動作や移動に介護が必要	食事や排泄などはできるが、立ち上がりや歩行が不安定 1日に1回程度の介護が必要な状態	● 要支援1〜2の状況に加えて、さらに入院における適応力は低下しており、混乱することが要支援よりも多いため、認知症のレベルに合わせたわかりやすい言葉で説明する ● 要支援1〜2の状況に加えて、入院時は安静のため廃用症候群が悪化するため、ケアに加えて、歩行訓練やリハビリテーションが必要 ● 移動の際に立ち上がりや歩行がやや困難なため、転倒のリスクが高くなる
要介護2	軽度の介護が必要 日常生活の一部において何かしらの介護を必要とし、複雑な動作や移動に何かしらの介護が必要	食事や排泄などが困難 1日に1〜2回程度の介護が必要な状態	● 入院したことや治療について忘れることが多いため、そのつど、わかりやすい言葉で説明が必要 ● 入院生活によるストレスが強いと、認知症の人に起こりやすい行動・心理がみられるようになる。認知症の人のストレスを緩和するため、苦痛や不安の緩和に対応するコミュニケーションやケアを行う必要がある ● 疾患に関連した症状を適切に訴えることができない。胸が痛いことを「お腹が痛い」と言ったり、何度も何かわからないけれども訴えを繰り返すなどの行動がみられる。認知症に関連した症状と身体症状の区別がしにくいため、苦痛や症状の悪化の経過などの観察が必要 ● 立ち上がりや動作に何らかの支えを必要とし、車イスなどを使用することが多い。周囲からの刺激がないと、もの忘れや周囲に無関心な行動もみられる。入院中の生活を活性化するようなアクティビティケアや集団ケアなどが必要
要介護3	中程度の介護が必要 日常生活での複雑な動作や排泄が一人ではできず、移動の動作にも介護が必要	日常生活全般が困難 毎日3〜4回の介護が必要な状態	● 入院したことや治療について記憶することができないことが多いので、そのつど、わかりやすい言葉や文字・イラストで説明が必要 ● 理解力の低下や認知症の人に起こりやすい行動・心理がみられることが多い 　例：何度も同じことを言う、夜に歩き回る、怒って叫んでしまう ● 自分から症状を訴えることができないため、特に疾患に関する痛みや苦痛について、表情や行動などから適切にアセスメントする必要がある
要介護4	重度の介護が必要 日常生活での複雑な動作や排泄、移動などがほとんどできず、介護が必要	日常生活全般が困難 毎日3〜4回の介護が必要な状態	● 全般的な理解力や認知機能の低下がみられ、立ち上がり、移乗、排泄など、ほとんどの日常生活に介護が必要 ● 激しく混乱したり、認知症の人に起こりやすい行動・心理がみられることがある ● 精神的に安定して落ち着いているときは、意思が通じたり、コミュニケーションができることもある。短い言葉やその人に通じる言葉を用いるなど、コミュニケーション方法を工夫する
要介護5	最重度の介護が必要 日常生活での複雑な動作や排泄、移動などがほとんどできず、介護が必要	寝返りも不可能 日常生活および深夜巡回による介護が必要な状態	● 歩行や両足での立位保持などの動作がほとんどできないため、寝たきりでいることが多い ● 意思の伝達は困難であるが、笑顔やその人に通じる言葉などを用いるとコミュニケーションをとれることもある ● 自分の意思が伝えられないため、適切なケアが実施されないと、様々な行動を起こしやすい。著しい理解力の低下がみられることがある

表 1-4-2 障害高齢者の日常生活自立度

生活自立	ランク J	何らかの障害等を有するが、日常生活はほぼ自立しており、独力で外出する (1) 交通機関等を利用して外出する (2) 隣近所へなら外出する
準寝たきり	ランク A	屋内での生活はおおむね自立しているが、介助なしには外出しない (1) 介助により外出し、日中はほとんどベッドから離れて生活する (2) 外出の頻度が少なく、日中も寝たり起きたりの生活をしている
寝たきり	ランク B	屋内での生活は何らかの介助を要し、日中もベッド上での生活が主体であるが、座位を保つ (1) 車イスに移乗し、食事、排泄はベッドから離れて行う (2) 介助により車イスに移乗する
	ランク C	1日中ベッドで過ごし、排泄、食事、着替えにおいて介助を要する (1) 自力で寝返りをうつ (2) 自力では寝返りもうたない

(平成3年11月18日 老健第102-2号 厚生省大臣官房老人保健福祉部長通知「障害老人の日常生活自立度(寝たきり度)判定基準」の活用について」)

表 1-4-3 認知症高齢者の日常生活自立度判定基準

ランク	判断基準	みられる症状・行動の例
I	何らかの認知症を有するが、日常生活は家庭内および社会的にほぼ自立している	
II	日常生活に支障をきたすような症状・行動や意思疎通の困難さが多少みられても、誰かが注意していれば自立できる。	日常生活でのもの忘れがあるが、家族や周囲の人によって自立できている
II a	家庭外で上記 II の状態がみられる	たびたび道に迷うとか、買い物や事務、金銭管理など、それまでできていたことにミスが目立つ等
II b	家庭内でも上記 II の状態がみられる	服薬管理ができない、電話の応対や訪問者への対応、一人で留守番ができない等
III	日常生活に支障をきたすような症状・行動や意思疎通の困難さがみられ、介護を必要とする	
III a	日中を中心として上記 III の状態がみられる	着替え、食事、排便、排尿が上手にできない、時間がかかる ストレスによって引き起こされる行動・心理がみられる（やたらに物を口に入れる、物を拾い集める、歩き回る、排泄が間に合わない等）
III b	夜間を中心として上記 III の状態がみられる	ランク III a に同じ
IV	日常生活に支障をきたすような症状・行動や意思疎通の困難さが頻繁にみられ、常に介護を必要とする	ランク III に同じ
M	著しい精神症状や周辺症状あるいは重篤な身体疾患がみられ、専門医療を必要とする	せん妄、妄想、興奮、自傷・他害等の精神症状や精神症状に起因する問題行動が継続する状態等

(平成18年4月3日 老発第0403003号「「痴呆性老人の生活自立度判定基準」の活用について」の一部改正について，より改変)

表 1-4-4　入院や治療に関する本人の理解の程度

入院に関する理解	理解している 部分的に理解している（理解の内容：　　　　　　） まったく理解していない 説明されていない
	入院に関する本人の思い（　　　　　　　　　　　　） 過去の入院の際の状況（　　　　　　　　　　　　） その他（　　　　　　　　　　　　　　　　　　　）
治療に関する理解	理解している 部分的に理解している（理解の内容：　　　　　　） まったく理解していない 説明されていない
	治療に関する本人の思い（　　　　　　　　　　　　） その他（　　　　　　　　　　　　　　　　　　　）

表 1-4-5　日常生活に関する能力の程度

視覚・視覚処理	□視力が低下して十分見えないときがある □白内障がある □緑内障がある □眼瞼の浮腫、腫脹やかゆみがある □ほかの人の見えない物や人が見える □日常的な物を見ていても理解できない	排泄	□排尿のコントロールがうまくいかない □排便のコントロールがうまくいかない □トイレの場所がわからない □トイレでない場所に排泄することがある □排泄に関して気にしたり、こだわりがある □排泄に関して特別な援助が必要 □排泄の動作ができない □トイレへの誘導が必要である □オムツを使用している □夜間頻尿 □便秘 □下痢 □切迫性膀胱 □溢流性失禁 □前立腺肥大 □尿路感染
聴覚	□難聴のため通常の話し方ではよく聞こえない □補聴器を使用すれば聞こえる □ほかの人が聞こえない音が聞こえる □まったく聞こえない		
コミュニケーションの方法	□話が一貫しておらず、つじつまが合わない □同じ言葉を繰り返す（内容、どんなとき：　　　） □話を始めるのに時間がかかる □話すことが困難	更衣	□季節に合わせて衣服を着ることができない □衣服を順番に置いておけば、自分で着ることができる □衣服は全介助である
日常会話に関する理解力	□時間はかかるが理解できる □わかりやすい言葉で時間をかければ理解ができる □文字や絵などを使用すれば理解ができる	移動	□すり足歩行など歩行障害がある □転倒しやすい
経口摂取、食事、栄養	□いつも決まった食べ方や思考がある □むせがみられる □血中総蛋白(基準値：6.5〜8.0g/dL)やIBM(体格指数：基準値 18.5〜25 未満)が低い * □食べ物を刻んだり、食べやすくする必要がある □食べるときに介助する必要がある □食べ物に対して認識することができない □胃瘻や経管栄養をしている □箸やスプーンなどを使用できない □食事に集中できない □食べ物を次々と口の中にため込む □以前から使用していた義歯を使用していない	生活リズム障害	□夜間、継続した睡眠がとれない □昼間は寝ていることが多い □夜間、たびたびトイレに起きる □夜間、歩き回るなどの行動がある □睡眠薬の内服を希望する

＊血中総蛋白や IBM が低い場合は栄養障害が考えられるため、医師、栄養士、家族とも相談し、栄養状態を回復するための対応策を検討する。

を得ることで、認知症の早期対応につなげることができます。

他のスタッフと共有したいケアに役立つ情報

　その他の入手しておくべき情報としては、使用している介護保険サービス、入院前の生活の場所、入院や治療に関する本人の理解の程度(表 1-4-4)、日常生活に関する能力の程度(表 1-4-5)などがあります。

　特にケアチームで共有したいのは、出身地や育った地域、自宅での生活の様子と日常生活で大切にしている習慣や日課、家族との関係性と介護のキーパーソン、会話の特徴や話をすると喜ばれること、好きなテレビやラジオ番組・音楽、苦手で不得意なこと、入院生活でしないほうがよいこと、好きなこと、得意なこと、こだわりのあること、入院生活で続けたいこと、不安や動揺したときに気分が回復する方法、といった認知症の人その人を形成している情報です(表 1-4-6)。自宅での生活の様子は個人差があり、それぞれ独自の生活パターンや日常生活で大切にしている習慣や日課があるので、入院生活においても可能な限り個人の生活に合わせる必要があります。また、会話の特徴や話をすると喜ばれることを知ることで、コミュニケーションの際にとても役立ちます。

表 1-4-6　これまでの生活スタイルの確認と、病院での生活に関して本人が望むこと

いつも呼ばれていた名前	●本人が日頃から呼ばれている名前について確認する ●入院後に看護師と親しくなったら、本人も苗字を呼ばれるよりは、下の名前を呼ばれるほうが心地よいかもしれない
本人のことについて最も知っている人、ケアに関して相談できる人の名前・連絡先	●本人のことやケアに関して、最もよく知っている人（家族やケアマネジャーなど）、ケアに関して相談できる人の名前・連絡先を聞いておくと、ケアに困ったときに情報を得たり、支援してもらうことができる
病院でも必ず実施してほしい援助	●病院で実施してほしいと本人が望むケアは、できるだけ実施する必要がある ●例えば、歯磨きの習慣や、食事の際に必要な湯呑みなどの愛用品などを、入院生活を落ち着かせるための物品として活用する
大切にしている生活習慣や生活上の価値観	●本人が着目している生活上のこだわりや関心事などは、できるだけ話題にしたり、本人の好みを優先させる ●例えば、朝の連続ドラマが好きな人には、できるだけ毎日観られるように、看護師がドラマの開始時刻にテレビのスイッチを入れたり、会話の中で意識して話題に出したりして、本人の生活習慣をできるだけ継続できるようにする
混乱や不安の際に気持ちが回復するかかわり方	●心配や不安に感じていること、および心配や不安なときにとる行動とその原因を把握しておくことで、病院生活への不適応や、認知症の人に起こりやすい行動・心理の悪化を防ぐことができる ●例えば、認知症本人が離れて住む娘に会いたいと思っていることなどの情報を家族から得ることができれば、本人の気持ちに共感したり、受け止めることができる

改訂長谷川式簡易知能評価スケール（HDS-R）

（検査日：　　年　　月　　日）　　　　　　　　　　　　　　　　　　　　　（検査者：　　　　　　　）

氏名：	生年月日：　　年　　月　　日	年齢：　　歳
性別：　男／女	教育年数（年数で記入）：　　年	検査場所
DIAG：	（備考）	

1	お歳はいくつですか？（2年までの誤差は正解）		0　1
2	今日は何年の何月何日ですか？何曜日ですか？ （年月日、曜日が正解でそれぞれ1点ずつ）	年 月 日 曜日	0　1 0　1 0　1 0　1
3	私たちがいまいるところはどこですか？ （自発的にでれば2点、5秒おいて家ですか？病院ですか？施設ですか？のなかから正しい選択をすれば1点）		0　1　2
4	これから言う3つの言葉を言ってみてください。あとでまた聞きますのでよく覚えておいてください。 （以下の系列のいずれか1つで、採用した系列に○印をつけておく） 　1：a）桜　b）猫　c）電車　　2：a）梅　b）犬　c）自動車		0　1 0　1 0　1
5	100から7を順番に引いてください。 （100－7は？ それからまた7を引くと？ と質問する。最初の答えが不正解の場合、打ち切る）	（93） （86）	0　1 0　1
6	私がこれから言う数字を逆から言ってください。 （6-8-2、3-5-2-9を逆に言ってもらう。3桁逆唱に失敗したら、打ち切る）	2-8-6 9-2-5-3	0　1 0　1
7	先ほど覚えてもらった言葉をもう一度言ってみてください。 （自発的な回答があれば各2点、もし回答がない場合、以下のヒントを与え正解であれば1点） 　a）植物　b）動物　c）乗り物	a：0　1　2 b：0　1　2 c：0　1　2	
8	これから5つの品物を見せます。それを隠しますのでなにがあったか言ってください。 （時計、鍵、タバコ、ペン、硬貨など必ず相互に無関係なもの）		0　1　2 3　4　5
9	知っている野菜の名前をできるだけ多く言ってください。 （答えた野菜の名前を右欄に記入する。途中で詰まり、約10秒間待っても答えない場合にはそこで打ち切る） 0～5＝0点、6＝1点、7＝2点、8＝3点、9＝4点、 10＝5点		0　1　2 3　4　5
		合計得点：	

図 1-4-1　改訂長谷川式簡易知能評価スケール（HDS-R）

（加藤伸司ほか：改訂長谷川式簡易知能評価スケール（HDS-R）の作成，老年精神医学雑誌，2：1339，1991）

認知機能のアセスメント

改訂長谷川式簡易知能評価スケール

　認知機能検査としては、改訂長谷川式簡易知能評価スケール（HDS-R；図 1-4-1）が一般的に使用されています。検査の際には、必ず本人にもの忘れの検査をすることを話し、協力してもらうことを依頼し、検査の結果は必ずケアに生かすことを約束します。

　認知症の人は、自分の記憶が少しずつ不確実になり、生活上で様々な失敗を繰り返していることを自覚しているため、記憶の検査をすることは大きな不安

> "薄暗く、そして霧が立ち込めている。なんだか知っている場所のような気もするし、初めての場所のような気もする。ここがどこだかわからないまま、ただ歩き続けている。暑いのか寒いのか、昼なのか夜なのか、見当がつかない。たまに、モヤが引くと、そのときだけ、周りのものがはっきりみえたりもする。でも、わかったかと思うと、ドッと疲れを感じて、また同じようにわからなくなってしまう。
> 　濃いもやのなかを歩いていると、周りの人がなにか不気味な話をしながら過ぎ去っていくような気がする。その人たちは、とても元気でなにかをしようとしているようにみえるが、なにをしているのかはわからない。
> 　ところどころ、言葉の端々に自分のことを話しているようにも思える。
> 　ときどき、懐かしいものがあるのに気づいて、近づくと、急にそれは姿を消したり、得体の知れないものに姿を変えてしまう。すべてを失った感じがして、ひとりぼっちだ。どうしてよいかわからず、すべてがこわい。
> 　そのうえ、トイレや食事も満足に自分ではできない。自分の体が自分の思うように動かず、なにか自分が、汚くていないほうがよいのではないかという感じがする。昔の元気な自分はどこか遠くに行ってしまい、ここにいるのが果たして自分なのかわからない。
> 　あっ、取り調べが始まった。偉そうな人たちがきて、私には到底できないような、わけのわからないことをしろというのだ。100から逆に数字をいうように強要したり、「50歳より年の人は、両手を頭の上に上げて」といったり、彼らはそれでいて、その尋問が何のためかは、決していうことはないし、その結果をどのように思うかもいうことはない。もしも、何のためにするのかを教えてくれて、だれかが適切に導いてくれるのなら、喜んで、できることはしようと思うのに。
> 　しかし、これが現実なんだ。すべてが散り散りで、何の意味があるのか、これから、どうなっていくのかもわからない。かつて、自分がどこにいて、何をすべきかわかっていたころ；ひとりぼっちじゃなく、もてる力で、誇りをもって、毎日の勤めを果たしていたころ；日は明るく自分を照らし、人生が味わい深く、変化に富んでいたころ；そのころのすばらしい時は、暗闇と霧にまぎれて、うすぼんやりしているだけだ。
> 　ところがどうだ、いまは、あらゆるものが無残に壊され、混沌としたなかで、たったひとり取り残されている。あるのはただ、二度と立ち直れないような喪失感だけだ。かつては、自分だって、まともな人間として扱われていた。でもいまは、ひとりの人間としての価値もなく、ただの用なしだ。少しでも相手に強く出られると、裸同然といってよいほど無防備だ。そして、これは、これから先、ずっと見捨てられて、崩れ去って、人間じゃなくなるようなもんだ。"

図 1-4-2　高齢者施設に暮らす認知症の人の生活や認知機能の検査について綴った詩
　　　　　（Tom Kitwood（水野 裕 訳）：Dementia Reconsidered：the person comes first, Open University Press, 1977）
　　　　　（水野 裕：実践パーソン・センタード・ケア―認知症をもつ人たちの支援のために，
　　　　　　　　　　p.77-78，ワールドプランニング，2008）

や苦痛となります。図 1-4-2 に示した詩「濃い霧のなかで」は、パーソン・センタード・ケアの提唱者であるトム・キットウッドによるもので、高齢者施設に暮らす認知症の人の生活はどのようなものかや、認知症の人は認知機能の検査をどのような気持ちで受けているのかについて綴っています。

　認知機能検査の項目でわからなかったものについては、短期記憶に関する項目であれば正答を紙に文字で書いて示すようにしましょう。認知症の人が入院生活で失敗しないように工夫していく必要があります。

日常的な会話の中でのアセスメント

　認知症の人の立場から考えると、見当識障害などの検査のために「ここはどこですか？ 今は何時ですか？」と質問をされると、試されたり、テストされたというような気持ちになるでしょう。よって、認知機能検査は診断上どうしても必要な場合などに限り、行うようにします。

　看護師としては、日常的な会話の中で、どのような認知機能の障害があるのかをアセスメントする方法もあります。普通の会話例と、会話の中で認知機能をアセスメントしていく例を以下に示します。

[普通の会話例]
看護師：おはようございます。
Kさん：おはようございます。
看護師：体調はいかがでしょうか？
Kさん：……。(ここがどこなのかわからないうえ、一方的に何かを聞かれているが、何を答えたらよいかわからない)
看護師：ここはどこですか？
Kさん：わかりません。(顔がこわばり、緊張してる様子)
看護師：今、何時ですか？
Kさん：わかりません。(続けてわからないので、下を向いてうつむく。自分はダメになったと落ち込む)
看護師：そうですか。昨日、入院されたのをおぼえていますか？
Kさん：え、入院？ えっ……。(不信な表情、緊張が高まる)
看護師：呼吸はどうですか？ 苦しくありませんか？ 大丈夫ですか？
Kさん：えーと、はい。(緊張した表情)
看護師：夜よく眠れましたか？
Kさん：はい。はい。

[会話の中から認知機能をアセスメントしている例]
看護師：おはようございます。
Rさん：おはようございます。
看護師：看護師の鈴木といいます。Rさん、昨日はよく眠れましたか？
Rさん：ここはどこだね？ [場所の見当識障害]
看護師：病院ですよ。昨日、入院されました。昨日、骨折して入院されました。
Rさん：そうだったかな？ [短期記憶の障害]
看護師：今日の日付はおぼえていらっしゃいますか？

表 1-4-7 医師の問診の際の答えから行う認知症の判断

年齢、生年月日	重度認知症でも正答可能な場合がある
診察当日の日・曜日	高齢者では認知症でなくても正答できない場合がある
診察当日の月	答えられない場合には認知症の可能性を考える
季節	正しく答えられない場合には認知症と考えられる
当日の昼食（前日の夕食）を食べたか	食べたのに食べていないと答えた場合には認知症の可能性を考える
昼食あるいは夕食の内容	いろいろ、関心がない、いつもと同じなどと答える際には認知症の可能性を考える
子どもの数	間違える、わからないときには認知症の可能性が高い
現在いる場所（名称、階数など）	わからないときには認知症の可能性が高い
付添いの名前や続柄	わからないときには認知症の可能性が高い

（川畑信也：明日からできる「物忘れ外来」，JIM，16：330，2006）

Rさん：わからん。[日時の見当識障害]
看護師：そうですね。昨日、緊急入院されて、足の骨も折れていて、大変だったから、日付を思い出せないのも無理ないですね。今日は4月1日ですよ。
Rさん：そうか。
看護師：病院の庭に桜が咲いています。ここからも見えますか？
Rさん：そうか。4月か。
看護師：朝食は召し上がりましたか？
Rさん：夕食は食べたよ。[時間の見当識障害]
看護師：今は朝なので、先程召し上がったのは朝食ですよ。
Rさん：そうか。
看護師：おいしそうに召し上がっていましたね。
Rさん：そうかなー。
看護師：（足の上に軽く手を置く）このあたり、痛みはありませんか？
Rさん：足は痛まないけど。

　普通の会話例では、看護師は認知症の人を緊張させてしまいましたが、会話の中から認知機能をアセスメントしている例では、自己紹介などの会話から穏やかな雰囲気で始まり、わからなくてもさりげなくフォローして、本人が余計な不安や心配をしないように配慮しています。看護師は、このように日常生活の何気ない会話の中から相手の認知機能をアセスメントしていくと効果的です。
　医師の問診の際の答えから行う認知症の判断を表 1-4-7 に示します。このように、会話の中からも認知機能をアセスメントすることが可能です。日常生活の会話や行動からアセスメントしてみましょう。
　ただし、認知機能の低下は認知症だけでなく、高次脳機能障害によっても起こる場合もあるので、医師による診断などとも合わせてアセスメントすることが必要です。

認知症の理解を深める教材1
映画『ペコロスの母に会いに行く』(原作：岡野雄一、監督：森崎東)

　無名漫画家が認知症になった母親を8コマ漫画として発表した作品の映画版。この映画は、認知症の人と、家族が何を感じているかを描いている。家族から見た認知症の親は、どんな存在だろうか？　認知症の徴候はどんなところで気づかれるのだろうか？　認知症でいよいよ介護が難しいと感じる瞬間は、いつだろうか？　認知症の親を施設に預ける家族の心の中はどうだろうか？　いよいよ家族のことすらわからなくなって、他人扱いされたら、どう感じるのか？　時間が過ぎていく中で徐々に認知症が進んでいくことを、家族はどのように受け止めているのだろうか？

　そんなことを考えながら見ていると、この息子は母への愛情にあふれ、かけがえのない家族を穏やかに包むように接している。母が自分(息子)のことを忘れていたり、祭りに出かけたら行方不明になったりしても、まわりの人に支えられながら、そんな母を愛おしく感じているのはなぜだろうか、と映画を見る側に訴える。

　認知症になった人は、どんな世界を生きているのだろうか。現在と過去の記憶が行き来する母の視点は、人生の中でその人が大切にしてきたもの、強く印象に残ってきたことに、私たちの目を向けさせる。過去も現在も未来も混在する中で、母は今、何を思い、何を見ているのかを家族も察している場面では、現実にのみに目を向けがちな私たちに、認知症の人をどのようにとらえればよいのかを考えさせる。

　ストーリーの中で、認知症の人によくみられる出来事が随所に描かれ、それを「あるある！」と笑いながら見ることができる。認知症をテーマにした作品は、自分の置かれた状況と重なって、あまり見る気がしないという人も多いかもしれないが、『ペコロスの母に会いに行く』は、認知症になった母への愛にあふれ、ユーモアもたっぷりで、楽しみながら見ることができる。それは、認知症の人が生きる世界は、必ずしも悲しく、つらいものではないと、この映画は描いているからだろう。

(阿部邦彦)

Step1【初級】
事例で考えてみよう–1

　Eさんは80歳の女性で、1年前にアルツハイマー型認知症と診断されました。現在は一人暮らしをしていますが、隣に住む娘が1日1回は自宅を訪問し、食事の世話や掃除などをしています。
　Eさんは季節がわからず、夏でもセーターを着るなど、季節に合わせた服装選びができません。8月の猛暑のある日、窓を開けずにセーターを着込んで倒れている脱水状態のEさんを娘が発見し、病院に緊急搬送され、入院となりました。
　入院後、Eさんは何度も娘に電話をかけ、「家に帰りたい」とたびたび訴えていました。また、看護師に日付を何度聞かれても答えられず、「私はバカになってしまった」と、すっかり自信を失ってしまいました。

↓

Q1…Eさんには、どのような認知症の中核症状（認知機能障害）がみられますか？
Q2…Eさんの行動の背景として、どのような心理状況があるでしょうか？
Q3…入院中および退院後の看護として、どのようなアプローチが効果的でしょうか？

答えと解説

Q1
Eさんは季節がわからず、夏でもセーターを着るなど、季節に合わせた服装選びができていませんでした。衣服を適切に着ることができない**実行機能障害**の可能性があります。また病院では、日付がわからないことから、**時間の見当識障害**の症状がみられます。

Q2
Eさんは娘に電話をかけて、「家に帰りたい」と何度も訴えています。この行動の背景には、病院に入院したことで**混乱**したり、見慣れない場所にいることへの**不安**を感じていることがうかがえます。

Q3
病室にカレンダーを置き、毎日Eさんと一緒に今日の日付に印をつけながら、確認していきます。また、時計を用意して、日時の感覚を取り戻せるような時間に関連したコミュニケーションを意識的にとるようにします。
退院後は、日付や時間に関するアプローチは娘に実施してもらうようにしましょう。娘と相談して、衣服は1日分の着替えをあらかじめ用意しておいてもらいます。セーターなどの冬服は、タンスにしまうように依頼します。
また、ケアマネジャーと相談して、デイケアに通うなど、日中は介護専門職のケアが受けられるようにするとよいでしょう。

Step1 【初級】
事例で考えてみよう-2

　Fさんは70歳の女性で、血管性認知症です。15年前に脳梗塞を発症後、もの忘れが目立っていました。ある日、歩行がうまくいかず、転倒して大腿骨頸部を骨折し、緊急入院しました。
　入院後、様々な処置をされることでストレスを感じ、言葉が出てこなくなってしまいました。看護師が話しかけても、ひどくたどたどしい話し方になってしまいます。担当看護師は毎回変わるので、緊張もあり、ふだん以上に言葉が出なくなるようです。看護師は「何を言ってもわからない人」と思い、話しかけなくなってしまいました。家族の面会の際に、Fさんは「うまくしゃべれないので、看護師さんに話しかけてもらえない」と言って、泣いていました。

↓

Q1…Fさんに典型的にみられる血管性認知症の症状は何でしょうか？
Q2…どのようなアプローチが必要でしょうか？

答えと解説

Q1
Fさんは、**歩行障害**のために転倒し、骨折して入院しました。また、たどたどしい話し方は、**構音障害**の影響と考えられます。歩行障害と構音障害は、血管性認知症に特徴的な症状です。

Q2
Fさんは、入院後、特に言葉が出てこなくなってしまったため、看護師は「何を言ってもわからない人」と思い、話しかけなくなってしまいました。しかし、このような状態の人でも、**ゆっくり時間をかけて、安心できる雰囲気**の中でだったら、自分のことを話すことができます。Fさんは家族の面会の際に、「うまくしゃべれないので、看護師さんに話しかけてもらえない」と不安を訴えていますが、看護師はFさんの不安な気持ちに気づいていません。
静かな場所で、1対1で時間をかけてFさんの話を聞いてみましょう。話を聞きながら、Fさんの言葉を繰り返し確認したり、家族に一緒にいてもらい、落ち着いてもらうことが大切です。Fさんの興味のあることなどを家族から事前に聞いておき、Fさんが話しやすい話題から話を始めてもよいでしょう。Fさんや家族に話題を提供できる写真などが病室にあると、看護師も話をしやすいでしょう。
また、Fさんにはできるだけ同じ看護スタッフが担当するように、体制を調整することも重要です。

Step1 【初級】
事例で考えてみよう–3

　Mさんは85歳の男性で、5年前に脳梗塞になり、その後、軽度認知症と診断されました。家族と生活していて、ADLは自立しています。
　先日、Mさんは糖尿病の検査のため入院しました。夕方になるとソワソワと落ち着かなくなり、「家に帰る」と何度も言います。夜間も廊下をうろうろしていることが多くなりました。廊下のゴミ箱に排尿してしまうため、何度もトイレの場所を説明しましたが、その行為は止まりませんでした。また、廊下をうろうろと動き回った後、他人のベッドで寝ようとするので、スタッフは大変困っています。

↓

Q1…Mさんにはどのような認知症の中核症状（認知機能障害）がありますか？
Q2…どのようなアプローチが効果的でしょうか？

答えと解説

Q1
Mさんは**記憶の障害**があるため、治療のために入院しているということが理解できていません。自分が今、どこにいるかがわからないため、夕方になると落ち着かなくなって、「家に帰る」と何度も言うのです。
また、**場所の見当識障害**のため、トイレの場所がわからず、廊下をうろうろしています。夜間に何度も歩き回ることから、**時間の見当識障害**もみられます。その結果、ゴミ箱をトイレと認識してしまい、ゴミ箱に排尿してしまうのだと推測できます。

Q2
見当識障害を補うために、以下のような工夫を行うとよいでしょう。
①担当するたびに看護師が自己紹介して、入院していることをMさんが確認できるように、その話題を意識的に会話に盛り込んでいきます。
②トイレには、「便所」「トイレ」「お手洗い」など、Mさんが見える高さに文字でわかりやすく示して、場所の見当識障害を補います。
③自宅で使用していた時計やカレンダーを病室に置いたり、意識的に話に日付や季節を盛り込んで、時間の見当識障害を補います。
④病室の入口にMさんの名前を表示したり、目印をつけたりします。

Step1（初級）
事例で考えてみよう–4

　Nさんは83歳の女性で、アルツハイマー型認知症です。自宅ではADLは自立しており、一人で歩くこともできました。ある日、肺炎にかかり、入院しなければならないことを本人に説明し、本人も納得して入院しました。

　入院1日目の夜、Nさんは点滴を自己抜去し、「家に帰る」と言い出しました。酸素マスクも外してしまいます。看護師は何度も「入院したので帰れません」「酸素マスクは外さないでください」「点滴しているので、動かないでください」と言いましたが、やはり酸素マスクを外したり、再挿入した点滴を抜こうとしますし、「家に帰る」と言って聞きません。

↓

Q1…点滴を自己抜去して、「家に帰る」と言い出したときのNさんの気持ちは、どのようなものだと考えられますか？

Q2…どのようなアプローチが効果的でしょうか？

答えと解説

Q1
Nさんは、看護師に話しかけられても何を言われているかわからず、そこにいる理由もわからないまま、**不安と恐怖**があり、訳がわからないため、「家に帰りたい」と強く願っていると考えられます。また、肺炎による咳や熱発などの苦痛も、Nさんをより不安にさせています。

Q2
具体的な看護方法として、以下のことを行ってみましょう。

- まず、本人の気持ちを引き出すために、「早く家に帰りたいですね」と共感的な言葉をかけながら接します。そして、「少し苦しいですか。座ってゆっくりしましょうか」と安静を促します。
- 認知症があると自分の思いやニーズをうまく言葉で表現できず、「帰る」という断片的な言葉になってしまいます。家に帰りたい理由が必ずあるので、それを聞いてみましょう。家とは違う場所にいる不安や恐怖などを誰かに話すだけで、安心する場合も多いです。
- 穏やかで温かな笑顔でアイコンタクトをとったり、肩や腕に意図的に触れる（タッチ）など、安心感を促すように対応しましょう。また、病気の治療中であることをわかってもらうために、創部に軽く触ったり、治療の必要性をわかりやすい言葉で説明します。看護師はNさんの味方であることを認識してもらいましょう。
- 看護師も緊張して、強い口調や険しい顔で「動けません」「家に帰れません」などと言うと、さらに興奮してしまうので、否定的な言葉がけはやめましょう。
- 安全確保のためのミトンの使用や体幹ベルトなどによる身体拘束は、かえって興奮を増幅させることがあります。個人の尊厳を奪う結果にもなるので、避けましょう。

Step1（初級）

演習問題-1 …… 認知症の人のストレスにより起こる行動・心理

目的
他人からの評価や人間関係が認知症の症状にどのような影響を及ぼすのかを考え、認知症のある高齢者の気持ちの手がかりをみつける。

手順［20分］
❶ 自分の仕事や家族関係の中で、自分が無視されたり、認められなかったりしたことを思い起こしてください。
　例…自分の仕事が認められなかった、自分の主張が無視された、仲間と認められなかった、無視された
❷ 今度は、自分が人からほめられたり、認められたりしたときについて考えてみましょう。
　例…自分の意見や仕事がほめられた、認められた、人から信頼された、尊重された

↓

❶❷ それぞれで、以下について話し合ってみましょう。
- そのとき、どんな気持ちになりましたか？
- そのとき、何か身体の変化はありましたか？
- そのとき、人間関係にはどういう影響がありましたか？

❖ 気づきのポイント

　仕事や家族関係の中で、無視されたり、意見が認められなかったり、否定されたときは、非常につらいですし、孤独感を感じます。身体の変化としては、頭痛や腹痛などを起こす場合もあります。特に、職場でほかの人と対立してしまうと、人間関係の悪循環を引き起こします。
　一方、自分が人からほめられたり、認められたりしたときはどうでしょうか。うれしくて身体が軽くなったり、やる気になったり、もっとがんばろうと思うでしょう。ほかの人から信頼や尊敬を得られて、いつも以上に行動が積極的になるかもしれません。
　それを踏まえて、認知症のある高齢者の気持ちについて考えてみましょう。「家に帰る」と突然言い出したり、ベッドから立ち上がったりするのは、私たちからみれば不可解な行動です。でも、その行動の裏にどのような気持ちがあるのか、考えてみてください。行動は、一種のコミュニケーションや表現方法です。感情、気持ちの原因がその行動を引き起こします。その行動の裏には、その人の感情があります。認知症の人の様々なストレスから起こる行動・心理（BPSD）の原因には、何らかの不快な気持ちや孤独な気持ちがあるのではないでしょうか。認知症のある高齢者の理解できない行動の裏には、SOSのサインが隠されているのです。

Step1〔初級〕
演習問題−2 …… 非言語的コミュニケーションの重要性

目的
看護師の認知症に対する偏見や意識が、認知症の人にどのような影響を与えているか、体験する。

手順〔15分〕
❶二人一組になり、膝を突き合わせ、向かい合って座ります。スタートの合図とともに、挨拶もせずに、お互いにいっさい言葉は交わさないで、冷たい視線で相手を見ます。髪の先から足のつま先まで、相手を観察してください。
❷30秒間、声をかけるなどのコミュニケーションはいっさいせずに過ごします。時間は事前には知らせません。時間がきたら、終わりを告げてください。
❸次に、「お互いどんな気持ちだったか、自由にお話しください」と投げかけます。参加者にお互いに感想を自由に話し合ってもらいます。30秒が経過したら終了します。

(髙塚人志：いのちを慈しむヒューマン・コミュニケーション授業, p.134-136, 大修館書店, 2007を参考に筆者作成)

✤ 気づきのポイント

✔ 気持ちはいつの間にか相手に伝わる
こちらが冷やかに相手をみつめると、それは相手に伝わります。ジロジロ観察されて居心地のよい人はいません。何もわからないと思われているのか、ちょっと嫌なところを見透かされているようでもあります。自分をしっかり受け止めてくれているようには思えません。見ている人が看護師であれば、看護師に対する不信感につながるかもしれません。

✔ 非言語的コミュニケーションの大切さ
看護師が認知症の人を観察だけして、その場を去るという行為は、不信感につながります。自分の名前を名乗ったり、適切な言葉がけをすることが大切です。観察しているだけでは、相手のことはわかりません。言葉をかけられずに外見だけジロジロ見られたら、相手を「怖そうな人」だと思い、だんだんマイナスの感情が膨らんで、相手に話を聞いてもらいたいという気持ちが薄れてしまいます。

✔ 時間的距離感について考える
相手をジロジロ見ていた時間と、お互いに感想を言い合った時間はどちらも同じ30秒間です。どちらの時間が長く感じられたか、たずねてみましょう。私たちの生活の中でも、暇なときや興味のないことをしているときなどは、時間がすごく長く感じられます。逆に、自分の好きなことをしているときなどは、あっという間に時間が過ぎます。
コミュニケーションも同じで、おもしろくない話の場合は「長いなあ」と思い、おもしろい話の場合は「もう終わりなのか。もっと話を聞きたかった」ということもあるでしょう。時間の感覚に関して、参加者でディスカッションをしてみましょう。

Step1 (初級)

演習問題-3 …… 急性期病院に入院した高齢者の気持ち

目的
認知症のある高齢者の気持ちを想像しながら、急性期病院の状況を振り返る。

手順 [10分]
あなたは80歳代で、認知症と診断されています。ある日、身体疾患のため、急性期病院に入院しました。目を閉じて、以下のストーリーを聞き、どんな気持ちがするか、想像してみてください。

　私は、部屋の中でベッドに横になっている。なぜ、私はここにいるんだろう？　自分で歩いてきたのだろうか？　どうやってここに来たのかも思い出せない。
　それに、お腹が痛い。一人で座っているせいか、随分時間が経った。次第にお腹はズキンズキンしてくる。あまり痛いので、寝ていることもできず、私はあわてて、近くを通りかかった白い服の人に声をかける。みんな険しい顔をして、「ちょっと待ってて」と言って、私の話を聞こうともせずにその場を離れていった。その後も通りかかる人に私は必死に声をかけるが、同じように白い服の人は行ってしまう。何人かに声をかけるが、誰も真剣に話を聞いてくれない…。
　しばらくすると、私に声をかけてくれる別の白い服を着た人がいた。ほかの人よりも笑顔で、話を聞いてもらえそうな気がする。あれ？　さっきまで言いたいこと、聞きたいことは山ほどあったのに、言葉が出てこない。お腹が痛いことも言えない。頭が混乱して言葉にならない。声をかけてくれた人も、黙って行ってしまった。
　私の頭はどうなってしまったのだろう…。ようやく立ち止まってくれた人にでさえ、伝えることもできない。私はどうしてしまったのだろう。できていたことが、何にもできなくなっていく。いったい、私はどうなってしまうんだろう…。

★話し合ってみましょう
Q1…あなたがこの高齢者だったら、どんな気持ちになりますか？
Q2…あなたは白い服を着た人（看護師）に、どんなことをしてもらいたいですか？

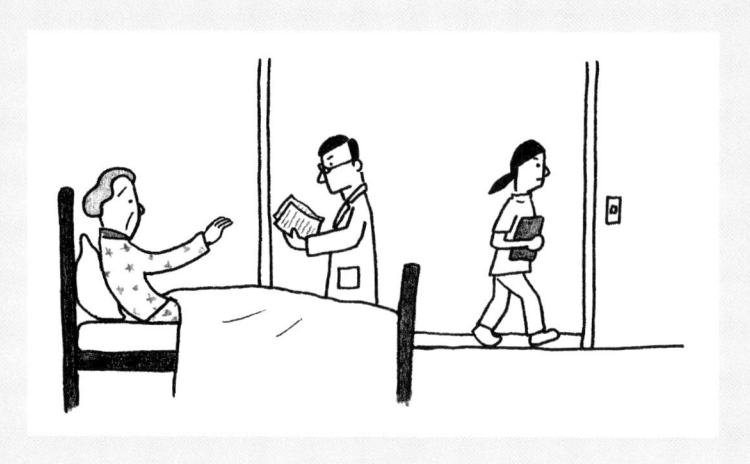

Step1（初級）

理解度確認クイズ

以下の設問に［正しい］［誤り］のいずれかで答えなさい。

Q1　認知症は正常圧水頭症などの代謝異常でも起こるが、この場合もいったん認知症の症状を発症したら、症状が改善することはない

Q2　せん妄は認知症と異なるため、認知症患者はせん妄を起こさない

Q3　アルツハイマー型認知症では、見当識に関する記憶の障害は、月日、場所、時間の順で起こってくる

Q4　認知症は脳神経の疾患であり、中核症状である記憶の障害のため、記憶や理解はまったくできない

Q5　急性期病院への入院時に興奮して大声をあげる高齢者は、生命の安全のために、まずは薬物を使用して鎮静する必要がある

Q6　認知症のある高齢者の記憶の障害に関連したコミュニケーション障害に対しては、ケアを工夫することで混乱やせん妄が軽減する

Q7　認知症になると何もわからないという意識は、コミュニケーションを困難にさせたり、認知症のある高齢者の行動をみえなくさせたりする

以下の設問に答えなさい。

Q8　認知症の人の様々なストレスで起こる以下の行動・心理（いわゆるBPSD）に関して、その原因となる中核症状（認知機能障害）と理由を説明しなさい
　　①入院中に何度も「家に帰る」と訴える、②面会に来た息子を、亡くなった自分の夫と間違えている、③自分の病室がわからず、廊下を行ったり来たりしている、④点滴などのルート類を抜こうとする

Q9　中等度認知症で難聴のある元教師の高齢女性が心不全のため緊急入院した。入院ははじめての経験だとのこと。「家に帰る」と言って興奮するので、入院したことを繰り返し伝えたが、理解できない。動くと息苦しさが増強する。看護師が点滴をしようとしたら、激しく拒否された。これらの要因をパーソン・センタード・ケアモデル（脳の機能障害（NI）、身体の健康状態（H）、生活歴（B）、性格傾向（P）、社会心理（SP））を使って説明しなさい

答えと解説

Q1 誤り。正常圧水頭症が原因で起こる認知症は、シャント手術を行うことで認知症の症状が改善する場合がある。 ［到達目標①］

Q2 誤り。せん妄は認知症と異なるが、認知症患者はせん妄を起こさないわけではなく、逆に、せん妄があるからといって、必ず認知症だというわけではない。 ［到達目標①］

Q3 誤り。アルツハイマー型認知症では、見当識に関する記憶の障害は、最初は時間、次に場所、月日の順で起こる。 ［到達目標①］

Q4 誤り。認知症は脳神経の疾患であり、中核症状（認知機能障害）の1つは記憶の障害であるが、断片的に記憶が残っていることもある。ケアの工夫によって、記憶をつなぎ合わせて自分で行動できる場合もある。 ［到達目標②］

Q5 誤り。急性期病院の入院時に興奮して大声をあげる高齢者は、入院したことによる混乱状態にある。薬物による鎮静は身体拘束にあたるため、薬物はできるだけ使用しない。まずは、入院したことや治療の必要性などをていねいに繰り返し話したり、看護師が精神的な安定を促すようなタッチなどの非言語的なコミュニケーションを行うことで、落ち着きを取り戻す場合もある。 ［到達目標②］

Q6 正しい。コミュニケーションをとる方法は、患者の個別性に応じて一人ひとり異なる。 ［到達目標③］

Q7 正しい。 ［到達目標③］

Q8
① 【短期記憶障害】記憶の障害から、入院していることを忘れてしまう。
② 【記憶の障害】認知症の人は最近の記憶が障害されているが、過去の長期記憶は残っていることもある。このケースも、息子を亡くなった夫と誤認している。
③ 【短期記憶障害＋見当識障害】短期記憶障害と場所の見当識障害のため、自分の病室がわからず、廊下を行ったり来たりしている。
④ 【短期記憶障害＋判断力の低下】記憶の障害のため、点滴治療をしていることを忘れている。また点滴の意味が理解できないため、ルート類を抜こうとする。 ［到達目標②］

Q9
【脳の機能障害（NI）】中等度認知症で難聴のため、看護師が説明しても病院にいることや治療中であることが聞き取れないし、理解できない。
【身体の健康状態（H）】動くと息苦しさが増強し、また興奮状態である。
【生活歴（B）】はじめての入院であり、病院のベッドでの生活に慣れていない。
【性格傾向（P）】元教師という職歴から、この患者は自立心が強く、あまり他人の世話になりたくない性格かもしれない。そのため、ケアの拒否がみられている可能性がある。
【社会心理（SP）】看護師とうまくコミュニケーションがとれず、本人にとっては一方的に押さえつけられて点滴をされているように感じているのかもしれない。 ［到達目標③］

Step 2
[中級]

学習の目的

- 認知症に関する適切な専門知識をもち、急性期病院に緊急入院したため混乱したり、様々なストレスから起こる行動・心理（BPSD）がみられる認知症の人に対して、適切な援助が実践できる

到達目標

1. 4つのタイプの認知症の特徴について理解できる
2. 認知症の人の看護実践に活用できるパーソン・センタード・ケアについて理解できる
3. 認知症の中核症状のために起こりやすい行動に対する看護（院内デイケア / アクティビティケア）について理解できる
4. 認知症の人がよい状態を維持するための看護（意図的なコミュニケーションの方法）について理解できる
5. 急性期病院で認知症のある高齢者に起こりやすいせん妄について理解できる
6. 認知症のある高齢者の転倒・転落予防に対する援助（身体拘束を行わない安全を重視した援助）について理解できる
7. 認知症の人の身体疾患のアセスメントと治療に関連する看護の方法について理解できる

Step2 【中級】

1 4つのタイプの認知症のそれぞれの特徴について理解できる

　Step 1（初級）では、代表的な認知症のタイプであるアルツハイマー型認知症と血管性認知症について解説しましたが、近年、レビー小体型認知症や前頭側頭型認知症と呼ばれるタイプもあることがわかってきました。これらはそれぞれ、アルツハイマー型や血管性認知症とは異なった特徴的な症状がみられ、ケアもそれぞれのタイプに合わせて行う必要があります。

　急性期病院では、認知症と診断されていない高齢者も多く、認知症を疑う症状がある場合は早期に受診することが大切です。つまり、認知症の早期対応をすることも、急性期病院の看護師の役割の1つです。認知症と診断されても、それぞれのタイプに合わせたケアや治療を行うことで、認知症の進行を抑えることが可能です。そのことを本人や家族に伝え、家族の負担や本人の苦痛を少しでも軽減するように支援していきましょう。

レビー小体型認知症

概要

　レビー小体（Lewy Body；図2-1-1）とは、中枢および末梢の神経細胞に出現する細胞内封入体をいいます。主成分はα-シヌクレインと呼ばれるたんぱく質です。α-シヌクレインの蓄積は、パーキンソン病をはじめとする神経変性疾患の原因といわれています。

　パーキンソン病はレビー小体が中脳に蓄積されますが、レビー小体型認知症の場合は、大脳皮質にも広くみられます。レビー小体が多く集まっている場所では神経細胞が障害され、減少しているため、神経伝達がうまく行われなくなり、認知症の症状が出現します。症状は非常に変化しやすく、調子のよいときと悪いときを繰り返すのが特徴です（図2-1-2）。

　近年、レビー小体型認知症は第二の認知症とも呼ばれ、アルツハイマー型認知症に次いで多くなっています。発症率は、男性が女性の約2倍といわれています。レビー小体型認知症は、1976年に日本の研究者の小阪憲司氏によって発見された新しい認知症です。

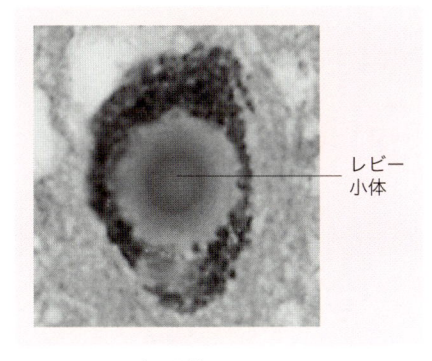

図 2-1-1　レビー小体
（FrontalCortex.com）

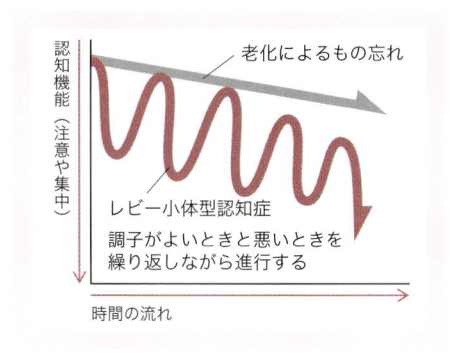

図 2-1-2　老化によるもの忘れとレビー小体型認知症の症状の違い

特徴的な症状

1. 幻覚・幻視

　レビー小体型認知症の大きな特徴として、初期からの幻覚、特に幻視が現れることが多いことがあげられます。

　幻視とは、実際には存在していないものが、存在するものとして生々しく見える症状で、「部屋に知らない人がいる」「子どもが部屋に座っている」などと言うことがあります。特に、夜間の薄ぼんやりした状況で物の影が人間に見えたり、天井や壁のしみが顔に見えたりなど、視覚性の認知障害は暗くなると現れやすくなります。

　幻覚は強い不安や興奮を引き起こすため、本人の気持ちを理解して、「そんな状況が見えるのは、さぞおつらいことでしょうね」と共感を示し、どのような幻覚・幻視があるのかをていねいに聞くことが、ケアの第一歩です。そして、一度本人の体験を受け止めてから、本人以外には見えないことを伝えます。ここで見えていることを否定すると、本人の気持ちを受け止めたことにならないので、気をつけましょう。

　幻視が起こりやすい状況をできるだけ少なくする環境の整備も重要です。寝具の位置を変えたり、照明を変えたりして、幻視が見えるような状況を少なくしていきます。

2. 運動機能障害

　レビー小体型認知症の特徴の1つに、パーキンソン症状[*1]といわれるパーキンソン病に似た歩行障害や姿勢反射障害があります。歩行障害などに対しては、パーキンソン病と同様のリハビリテーションが効果的です。

　また、注意力障害があるため、転倒の危険性が増加します。転倒すると骨折などの外傷を受けやすく、寝たきりにつながります。レビー小体型認知症の人はつまずきやすく、少しバランスを崩しただけでも転倒してしまう危険があるので、いきなり後ろから声をかけたり、動作を促すために衣服を引っ張ったりすることは避けましょう。動作が遅くなるのは仕方がないことなので、急かさないようにしてください。

＊1：パーキンソン症状
筋肉がこわばって、動きが鈍くなったり、硬直したりする、手足が震える、姿勢が前かがみで猫背になる、とても小さな声しか出なくなるなど、パーキンソン病にみられるような症状をいう。

3. 自律神経障害

　パーキンソン病と同様に、自律神経障害も起こります。起立性低血圧は、立ち上がったときに血圧の大幅な低下がみられる症状ですが、重度の場合は繰り返し失神を起こすこともあります。失神によって転倒し、骨折すると、立位歩行が困難な状態になる場合もあります。よって、急な動作を避けることが大切です。起きるときは、身体の向きを変えながら、時間をかけて動くようにします。起き上がったときに、足踏みをしたり、深呼吸をすることで、血圧の変化を抑えることができます。

　自律神経障害としては、起立性低血圧以外に、便秘、多汗、排泄の失敗などもみられます。ストレスをためないようにして、便秘を予防するために食事バランスを考えたり、水分をこまめにとるようにします。

4. レム睡眠行動障害[*2]

　睡眠中に大声でどなったり、暴れたりします。レム睡眠時に夢をみていることが多く、夢と同じ行動を起こします。畳に布団を敷いて寝ているのならばよいのですが、ベッドだと落下する危険性があります。

　ベッドの下にクッションになるものを敷くと、起きたときに転倒してしまうことがあるので、柵などを付ける工夫をしましょう。しかし、暴れたときに柵に頭や手足を打ってケガをする危険性があるので、柵を取りつける場合は柵を柔らかいタオルなどで巻くなどの工夫が必要です。

　また、できればベッドは高さを調節できるものを選び、夜間は低床にして、ベッドからの転落による外傷を予防しましょう。

治療

　レビー小体型認知症は、アルツハイマー型認知症と同様に、神経伝達物質の1つであるアセチルコリンが脳内で減少しています。認知症治療薬のアリセプト®[*3]（ドネペジル塩酸塩）は、脳内でアセチルコリンを分解する役割をもつ酵素であるアセチルコリンエステラーゼの作用を阻害して、脳内のアセチルコリンの濃度を高め、神経伝達を助けます。

　パーキンソン症状に対しては、パーキンソン病の治療薬を用います。認知症の症状が強いときにはアリセプト®を、パーキンソン症状が強いときにはパーキンソン病の治療薬と使い分けます。

前頭側頭型認知症

概要

　アルツハイマー型認知症と同様、前頭側頭型認知症も神経変性疾患の1つで、他の認知症より若年で発症するとこが多いのが特徴です。脳の萎縮部位が

＊2：レム睡眠行動障害
睡眠には、急速な眼球運動を伴うレム睡眠と、ゆっくりと目が動いているノンレム睡眠がある。通常の睡眠では、ノンレム睡眠とレム睡眠が1つの単位を形成し、80〜120分ごとに、一晩で3〜5回繰り返されている。一般的に、夢をみる睡眠であるレム睡眠時には、筋肉が弛緩して動かなくなるのが特徴的であるが、レム睡眠行動障害では、レム睡眠時に身体が動くようになるため、不快感や恐怖感を伴う夢の中で大声を上げ、起き上がったり、手足を激しく動かしたりすることがある。

＊3：アリセプト®
一般名：ドネペジル塩酸塩。アルツハイマー型認知症の治療薬として最初に承認された薬。様々な剤形・容量があり、軽度から重度まで、服用量を変えて幅広く使われる。2014年にレビー小体型認知症の治療薬として追加承認された。

アルツハイマー型とは異なり、前頭側頭型認知症では、前頭葉（意思や思考、感情を司る）や側頭葉前方（聴覚や味覚、記憶や判断力、感情などをコントロールする）の萎縮が目立ちます。

はじめに現れる症状としては、もの忘れではなく、自分が思ったとおりに行動してしまうなどの性格や行動の変容がみられます。

特徴的な行動・心理

相手の話を聞かずに一方的にしゃべる、他人の家に勝手にあがるなど、それまでその人がもっていた人格や行動が変わってくるのが特徴です。周囲に無関心になり、自発性の低下などの症状と、社会的なルールに反する行動をとる「脱抑制」と呼ばれる行動や、同じ行動を繰り返す「常同行動」などの症状が繰り返し現れます。

前頭側頭型認知症では、バナナやクッキーなどを好む人が多いようですが、これも常同行動の1つといえます。脳内のセロトニン[*4]不足（落ち込み、無気力などを引き起こす）を補うために、アミノ酸、セロトニンの前駆物質であるトリプトファンを多く含むバナナやその他の甘いものを大量に摂取するといわれています。[*5]

一方、前頭側頭型認知症では、アルツハイマー型認知症の主症状である記憶の障害や視空間認知の障害などは目立たないことも、大きな特徴です。

*4：セロトニン
ノルアドレナリン、ドパミンとともに、体内で重要な役割を果たしている三大神経伝達物質の1つ。精神を安定させる作用をもつ。

*5 『バナナ・レディー前頭側頭型認知症をめぐる19のエピソード』(アンドリュー・カーティス著, 医学書院, 2010)に次のようなエピソードがある。
牧師の妻ドーンは、かかりつけ医が睡眠促進に、酒ではなくホットミルクとバナナをとることを勧めたのをきっかけに、一度に5～6本のバナナを食べ始めた。その後、「ほかの食べ物は胃を悪くする」と言い張って、1日3～4リットルのミルクと数束のバナナによる食事療法を始めた。…1日に何度も電話してきて、自分のための十分なミルクとバナナがあることを確認した。…彼女の話は幾分まとまりに欠け、本題から離れやすく、的はずれな部分があった。やや躁的にもみえたが、無関心で洞察を欠いているところもあった。神経心理学者は常同性と集中力欠如に気づいたが、知能や記銘力は驚くほど正常であった。

表 2-1-1　代表的な 4 つの認知症の症状の特徴

アルツハイマー型認知症	● アミロイドβたんぱく質やタウたんぱく質など異常たんぱく質が大脳皮質に蓄積することによって発症する ● 症状は短期記憶の障害から始まり、時間・場所・人の順番で見当識障害が進行する ● 理解・判断力の低下、使い慣れたものが操作できなくなる失行、物の形や位置関係がわからない失認、個々の動作はできても手順を忘れる実行機能障害などの障害が起こる
血管性認知症	● 脳血管障害のため脳が障害されることにより発症し、脳梗塞の発作に伴い、悪化する ● 症状として、意欲・気力の低下や、障害された脳の部位の影響によって麻痺や失語、歩行障害、嚥下障害がみられる ● 血管性認知症の人に対しては、他の認知症の人に対するよりもゆっくりと話をすると、理解されやすい傾向がある
レビー小体型認知症	● レビー小体が大脳皮質へ蓄積することによって発症する ● パーキンソン症状が出現しやすく、運動機能の微調整ができずに転倒しやすい傾向がある ● 症状のよいときと悪いときの差が激しく、悪いときは起き上がれないこともある ● 「いないはずの人が目の前にいる」などのありありとした幻視が見える
前頭葉側頭型認知症	● 前頭葉の脳の萎縮によって発症する ● 記憶の障害よりも、他人への配慮や社会のルールを無視した衝動的な行動をとるようになることが特徴 ● 同じ食べ物を食べ続けるなどの常同行動がみられる

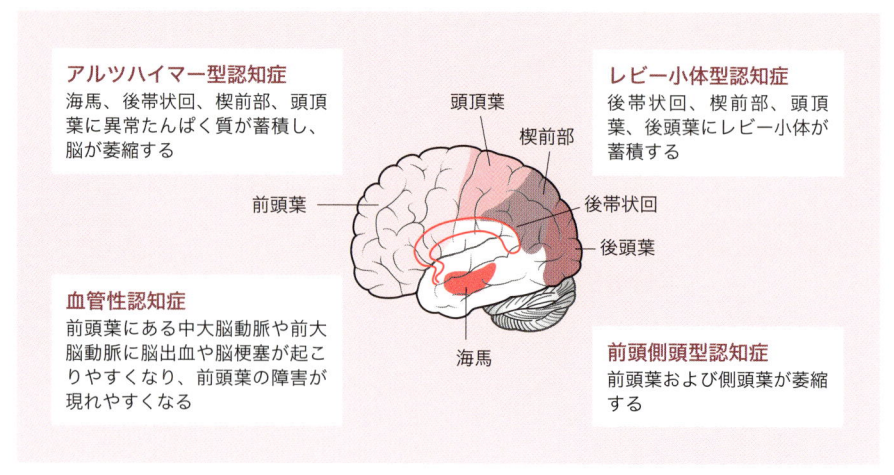

図2-1-3 4つのタイプの認知症の脳の障害部位

治療

現在、前頭側頭型認知症の進行を抑えたり、症状をコントロールする薬物はなく、対症療法が中心となります。特徴的な行動を薬物で抑えるのではなく、それぞれの行動の裏にあるその人の人生や過去の出来事をアセスメントし、それぞれの行動を維持できるように、残存能力を生かした作業療法を取り入れるなどのアプローチを行います。

代表的な4つの認知症の特徴

ここまで代表的な4つの認知症について学んできました[*6]。それぞれのタイプの認知症の症状の特徴を表2-1-1に、脳の障害部位を図2-1-3にまとめました。

＊6　認知症の症状を示す疾患としては、ほかに進行性核上麻痺、正常圧水頭症、慢性硬膜下血腫、頭部外傷後遺症などもある。

Step2【中級】

2 認知症の人の看護実践に活用できるパーソン・センタード・ケアについて理解できる

認知症の人の潜在的ニーズ

認知症の人の気持ち

　認知症の人は、私たちからみると不可解な行動ばかりしています。認知症の人がどのような気持ちで過ごしておられるのか、考えてみたことはありますか。

　認知症の人の気持ちは、私たちと変わりません。しかし、自分の考えや気持ちがうまく表現できない状況にあります。さらに、記憶の障害のため、病院への入院などの環境の変化によって、混乱したり、場所や日付がわからなくなって、不安やストレスなどを感じたりしている極めて厳しい状態にあります。

　中等度アルツハイマー病の人が書いた文章を図 2-2-1 に示します。看護師は、認知症の人はこのような心理状況にあることを理解し、ケアの中で配慮していく必要があります。

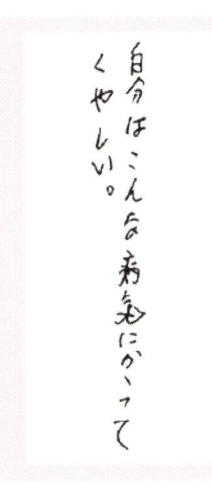

図 2-2-1　中等度アルツハイマー病の人が書いた文章

（水野 裕：実践パーソン・センタード・ケア―認知症をもつ人たちの支援のために，p.23, ワールドプランニング，2008）

パーソン・センタード・ケアを実践に生かそう

　パーソン・センタード・ケアの概要については Step 1（初級）で学びました。Step 2（中級）では、それをどのように実践に活用していけばよいかを考えてみましょう。

　パーソン・センタード・ケアを提唱したキットウッドは、認知症の人が人としてあり続けるために最低限必要なニーズを5枚の花びらの絵で表しています（図 2-2-2）。5枚の花びらは、「くつろぎ(comfort)」「共にあること(inclusion)」「自分が自分であること(identity)」「たずさわること(occupation)」「愛着・結びつき(attachment)」のニーズを表し、互いに重なり

合い、関連しあっています。真ん中の「愛(love)」というニーズは、あるがままに受け容れ、心から思いやり、慈しむことを求めているといえます。これらは、すべての人に共通するニーズでもありますが、認知症の人は自分でこれらを満たすことができないため、他者の援助によりこれらのニーズを満たす必要があるのです。

　急性期病院の現場で看護師が認識しているニーズは、食事、排泄、入浴などであり、認知症の人のニーズとのずれが大きいのが現状です。ニーズが放置されたままであることが、認知症の人のストレスから起こる行動・心理(BPSD)の原因となっているのです。これらは、看護師のケアが不適切なために引き起こされているのかもしれません。

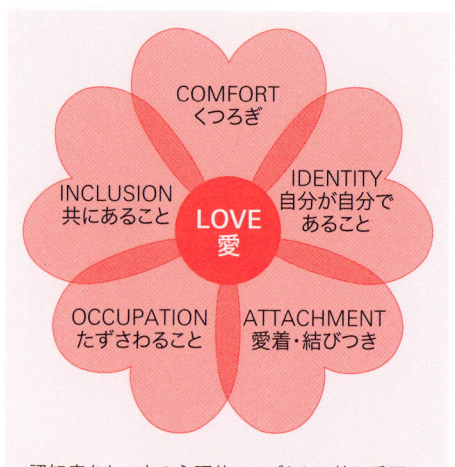

図 2-2-2 認知症の人が人としてあり続けるために最低限必要なニーズ

認知症をもつ人の心理的ニーズとして特に重要とされるのが、「共にあること」「くつろぎ」「自分が自分であること」「愛着・結びつき」「たずさわること」で、その人を大切に思う「愛」がその中心にある

(ブラッドフォード大学保健衛生学部認知症ケアグループ(水野 裕 監訳):DCM(認知症ケアマッピング)理念と実践 第8版 日本語版第4版, 認知症介護研究・研修大府センター, 2015)

　親しい人と安心した時間を過ごすこと(くつろぎ)や、なじみの関係にある看護師と一緒に活動する(共にある)ことが、認知症の人にとってはとても大切なのです。実行機能障害のために自ら行動することができない認知症の人には、何らかの活動に参加してもらう(たずさわる)、コミュニケーション障害のために親しい人とうまく交流ができない認知症の人には、「愛着・結びつき」の援助を行うようにします。認知症の人は記憶の障害のため、自分自身のことさえもわからなくなっているので、自分が自分であることに関する支援は大変重要です。

　パーソン・センタード・ケアでは、認知症の人が自身で満たすことができなくなったこのようなニーズに着目します。パーソン・センタード・ケアでは、パーソンフッド(personhood)[*1]を維持することが大切であるといわれています。認知症の人が一人の人として周囲に受け容れられ、尊重され、それを「実感」していることが大切なのです。そのためには、患者-看護師関係を乗り越え、相手の気持ちを大事にし、尊敬しあうこと、互いに思いやり、寄り添い、信頼しあうという相互関係を大切にしていきます。

　つまり、認知症の人が、「自分が周囲から受け容れられ、尊重されていると実感することが重要なのです。認知症の人に対して常に関心をもち、「なぜ、そのような行動をとるのだろうか」と、その人の行動や言動をいつも気にかける、あるいはその人のことを深く思う、そんな人と人とのつながりを大切にする気持ちが、このニーズの中心にある「愛」です。そのような患者-看護師役割を超えた人と人の深いかかわりをもった援助が、認知症の人への看護の基盤になります。

*1:パーソンフッド
一人の人として、周囲に受け容れられ、尊重され、それを実感している、その人のありさまを示す。人として、相手の気持ちを大事にし、尊敬しあうこと。互いに思いやり、寄り添い、信頼しあうという相互関係を含む概念。

個人の価値を高める行為(PE)と個人の価値を低める行為(PD)

認知症の人のニーズを満たすために、どのようなケアやかかわりを行えばよいでしょうか。認知症の人へのケア実践について、キットウッドは「個人の価値を高める行為(PE)」と「個人の価値を低める行為(PD)」(図2-2-3、表2-2-1)に分けて説明しています。

個人の価値を高める行為(PE)は、認知症の人のよい状態を維持し、その人のもてる力を発揮させ、生きる意欲を向上させます。しかし、個人の価値を低める行為(PD)はよくない状況に陥らせ、認知症の人の生きる意欲を低下させることにつながります。

看護師は認知症の人に対して、知らず知らずのうちに、個人の価値を低める行為(PD)のようなかかわりをしてはいないでしょうか。検温時に認知機能の検査をする際に、何のために検査をするかといった理由を伝えなかったり、一方的に質問するだけ、というような行為をしてはいませんか？このようなことは、個人の看護師の問題というよりは、病院におけるケアの文化の反映でもあるのですが、このようなケアを積み重ねることで、認知症の人の意欲を低下させたり、「何をしてもわかってもらえない」と思うことで無気力になったりして、その結果、認知症の悪化を引き起こしてしまいます。

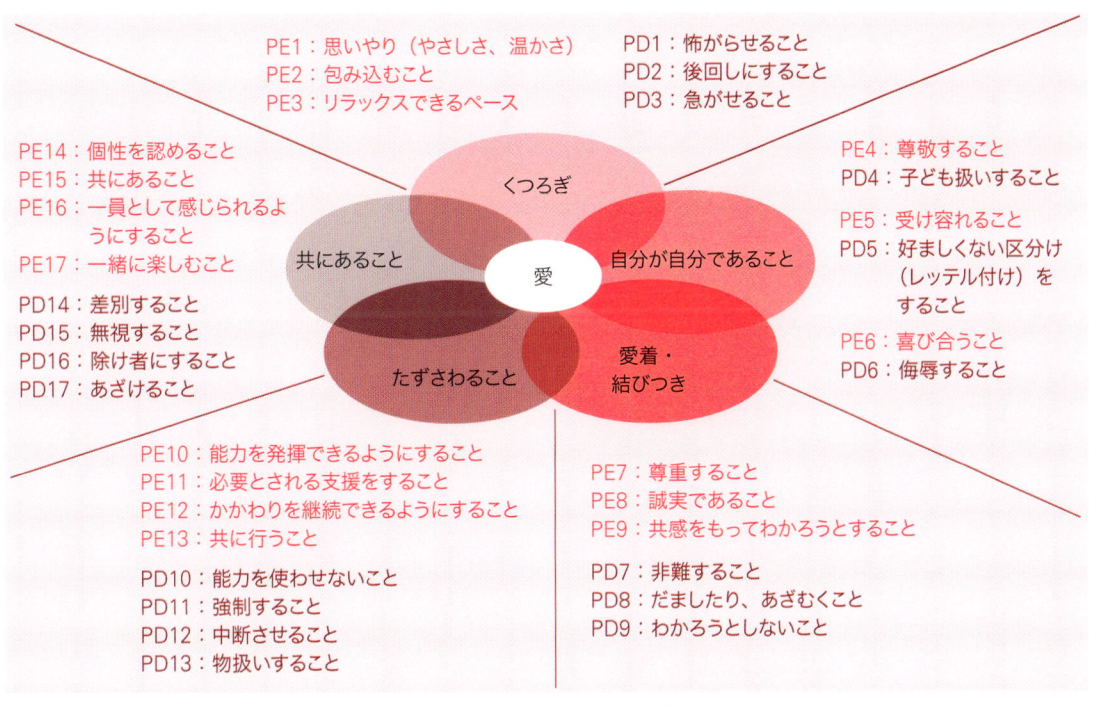

くつろぎ
- PE1：思いやり（やさしさ、温かさ）
- PE2：包み込むこと
- PE3：リラックスできるペース
- PD1：怖がらせること
- PD2：後回しにすること
- PD3：急がせること

自分が自分であること
- PE4：尊敬すること
- PD4：子ども扱いすること
- PE5：受け容れること
- PD5：好ましくない区分け（レッテル付け）をすること
- PE6：喜び合うこと
- PD6：侮辱すること

愛着・結びつき
- PE7：尊重すること
- PE8：誠実であること
- PE9：共感をもってわかろうとすること
- PD7：非難すること
- PD8：だましたり、あざむくこと
- PD9：わかろうとしないこと

たずさわること
- PE10：能力を発揮できるようにすること
- PE11：必要とされる支援をすること
- PE12：かかわりを継続できるようにすること
- PE13：共に行うこと
- PD10：能力を使わせないこと
- PD11：強制すること
- PD12：中断させること
- PD13：物扱いすること

共にあること
- PE14：個性を認めること
- PE15：共にあること
- PE16：一員として感じられるようにすること
- PE17：一緒に楽しむこと
- PD14：差別すること
- PD15：無視すること
- PD16：除け者にすること
- PD17：あざけること

中心：愛

図2-2-3　個人の価値を高める行為（PE）と個人の価値を低める行為（PD）

（ブラッドフォード大学認知症ケアグループ（水野 裕ほか 訳）：DCM（認知症ケアマッピング）8版 マニュアル 理念と実践，認知症介護研究・研修大府センター，2012より医療法人社団和恵会パーソン・センタード・ケア推進委員会作成）

表 2-2-1 認知症の人の心理的ニーズと、個人の価値を高める行為（PE）、個人の価値を低める行為（PD）

くつろぎ くつろぎは、やさしさ、親密さ、やすらぎをもたらす。安心感を強め、不安感を減らし、人々をリラックスさせる	PE1：思いやり（やさしさ、温かさ）	●相手に対して、誠実な姿勢で心からの思いやりや親愛の情を示すこと 例：褥瘡の創部のガーゼ交換の際に痛みがあり、褥瘡ケアを拒否していた認知症の人に、看護師が「傷が早くよくなるために、ガーゼ交換がどうしても必要なんです。おつらいでしょうが、私が手を握っていますので、交換させてください」と、ゆっくりわかりやすい言葉で説明した
	PD1：怖がらせること	●相手に脅し文句をかけたり、恐怖心を与えることによって、無理に従わせること 例：褥瘡処置を受けることを拒否した認知症の人を、二人のケアスタッフが腕をつかみ、「今、交換しないと、悪くなります」と脅して、処置室に移動させた
	PE2：包み込むこと	●相手が関心を向けてほしいときや、ニーズを満たしてほしいと望んでいるときに、安全、安心感、くつろぎを最優先した対応をすること 例：認知症の人が、そばを通りかかった人に泣きながら手を伸ばしていた。看護師は相手の手を取り、「どうしたのですか」と聞いた
	PD2：後回しにすること	●相手がコミュニケーションを求めているのに、気づかないふりをして対応しないこと 例：認知症の人が、そばを通りかかった人に泣きながら手を伸ばしていたが、これまでも何度も同じことがあったので、看護師は無視して立ち去った
	PE3：リラックスできるペース	●相手がリラックスできるペースと雰囲気を創り出すような支援の重要性を認識すること 例：認知症の人に対して、看護師が食べ物の話題で会話を楽しみながら、何を食べたいかを会話を通して巧みに引き出し、食事のメニューを決める手助けをした
	PD3：急がせること	●相手には理解できないような速さで説明したり、指示したりすること 例：食事の選択メニューに関して、認知症の人の返事を待つことなく、看護師が本人の代わりにメニューを選んでしまった
自分が自分であること 自分が何者であるかがわかる。過去と連続して現在があるという感覚がもてる	PE4：尊敬すること	●相手の経験や年齢に見合った対応をすること 例：認知症の人から繰り返される訴えを看護師が傾聴し、相手の年齢にふさわしい敬語を使って対応し、その訴えの背景にあるニーズを探し出した
	PD4：子ども扱いすること	●相手がまるで幼児であるかのように、庇護者ぶった態度で扱うこと 例：認知症の人が排泄を失敗したとき、看護師が「オムツは触らないの。そんなにオムツを引っ張ってはダメ。いつも、汚しちゃうでしょ」と言って、排泄の介助をした
	PE5：受け入れること	●どんな障害をもっていても、どんな行動や行為を示したとしても、一人の人として相手の価値を認めること 例：入院の際に混乱しており、日常生活に支障がある認知症の人であっても、家族や関係者からその人の以前の姿の情報などを引き出して、相手を受け容れる姿勢を示す
	PD5：好ましくない区分け（レッテル付け）をすること	●相手の特徴や、それとわかるような好ましくない区分け（レッテル付け）で呼んだり、扱ったりすること 例：看護師が「この病棟には手のかかる認知症の人がいるので、他の患者と離して、この房室に入ってもらっているんです」と他の患者の家族に話した
	PE6：喜び合うこと	●相手のできることや、やったことを認め、励まし、共に喜ぶこと 例：認知症の人が、点滴を自己抜去せずに継続してくれたことに対して、本人の努力を認め、感謝の気持ちを示した
	PD6：侮辱すること	●相手を、無能である、役に立たない、価値がない、障害がある、などと言うこと 例：看護師が認知症の人に、「私がやってあげるから、触らないで。あなたにはできないから」と冷たく言った
愛着・結びつき 人は不安なとき、親しい人や、なじんできたものとの結びつきを求める	PE7：尊重すること	●相手を一人の人として認め、受け容れ、支援し、尊重すること 例：認知症の人がトイレに行こうとして、間に合わず、床を汚してしまったが、看護師は相手が動揺しないように、また他の患者に気づかれないように十分配慮した対応をとった
	PD7：非難すること	●相手がしたこと、できなかったことについて責めること 例：言語的な訴えがうまくできない認知症の人がトイレに行こうとして、間に合わず、床を汚してしまった。看護師は「トイレに行きたいのなら、言ってくれればよかったのに」と非難した
	PE8：誠実であること	●相手が何を望み、どう感じているかに気を配って、誠実で、隠し事をしないこと 例：看護師が認知症の人に「この薬は不安を減らすためのものです。今、飲みたくなかったら、もう少し後にしましょうか？」と提案した
	PD8：だましたり、あざむくこと	●うそやごまかしで相手の注意をそらしたり、相手を思うように操ること 例：看護師が認知症の人に「今すぐこの薬を飲まないと、とても具合が悪くなってしまいます」と言って、無理やり薬を飲ませた
	PE9：共感をもってわかろうとすること	●相手が体験している現実を理解し、支持すること 例：「夫が心配しているので、家に帰る」と言う認知症の高齢女性に、看護師は相手の気持ちを受け止め、夫と過ごした日々について話してもらうなどして、共感をもってかかわった
	PD9：わかろうとしないこと	●相手にとっての真実（現実）をわかろうとしないこと 例：「亡くなった主人に会った」と言う認知症の高齢女性に対して、看護師が「ご主人は亡くなったの！昨日も言ったでしょう」と指摘した

たずさわること 能力を引き出し、使えるようにする。必要とされる支援をする	PE10：能力を発揮できるようにすること	●相手のできることを見出し、その能力を発揮できるように援助すること 例：認知症の人が自分で服を着られるように、一人ではできない部分のみ看護師が介助したところ、着ることができて、本人もできたことに満足した	
	PD10：能力を使わせないこと	●相手がもっている能力を使わせないこと 例：時間をかければ歩行できる認知症の人を、時間節約のため、看護師が検査室まで車イスで移動させた	
	PE11：必要とされる支援をすること	●相手がどのような支援をどれだけ必要としているかを見極めて、支援を提供すること 例：認知症の人が使いやすいように看護師がスプーンを調整したところ、自力で食事を摂取できるようになった	
	PD11：強制すること	●相手が望むことや意思を無視して、選択の余地を与えずに、何かを強制的にさせること 例：テレビを観ているので検査室に行きたくない様子の認知症の人を、看護師が車イスで無理やり検査室に連れていき、強制的に検査を受けさせた	
	PE12：かかわりを継続できるようにすること	●相手が何らかの活動などにどの程度深くかかわっていたり、継続したいと思っているのかを見極め、手助けをすること 例：認知症の人の病室に夫が面会に来ていた。食事時間になったが、血圧も安定している様子だったので、看護師は病室で夫婦二人がお茶と軽食をとれるように配慮した	
	PD12：中断させること	●相手がかかわりをもっているものを無理やり中断させること 例：面会に来ている夫に、看護師が「検査があるので、もう面会できません」と話した	
	PE13：共に行うこと	●何かをするとき、相手の意思を確認して、共に行うこと 例：看護師が認知症の人に「採血の後、どこか行きたいところはありますか？」とたずね、その後、相手が望む場所に車イスを押して一緒に行った	
	PD13：物扱いすること	●認知症の人をあたかも厄介なもののように扱うこと 例：認知症の人が車イスで眠っていたが、看護師は声をかけたり、挨拶することもなしに、急に車イスの向きを変えて、廊下に移動させた	
共にあること 人との交流がまったく生じていないところに、人と人との関係を促進し、自分はこの人たちの和に入っていて、歓迎されているし、受け入れられている、と感じられるようにする	PE14：個性を認めること	●相手の一人ひとりの個性、特性を認識し、先入観のない寛容な態度でかかわること 例：認知症の人が病棟のフロアで、それぞれ手芸や習字など好みの活動をして楽しんだ	
	PD14：差別すること	●相手をあたかも社会のくずであるかのように、差別すること 例：認知症の人が看護師のバインダーを興味深そうに触っていたところ、看護師が「やめて！触らないで」とどなり、取り上げた	
	PE15：共にあること	●自分も会話や活動の輪に入っていると感じられるように相手を支援し、励ますこと 例：看護師が認知症の人に「○○さん、今日はいかがですか？」と声をかけ、その後、巧みに励ますことにより、本人は家族に今朝の様子を話すことができた	
	PD15：無視すること	●相手がそこにいるのに、まるでいないかのように、会話や行動を続けること 例：看護師が、目の前にいる認知症の本人には見向きもせずに、その人の排便状況、食事状況や機嫌はどうだったかについて、家族と話をした	
	PE16：一員として感じられるようにすること	●相手の能力や障害にかかわらず、その場の一員として受け容れられていると感じられるようにすること 例：認知症の人に対して、看護師が「□□さんは仲良しの××さんの隣に座りますか？彼女が□□さんのことを探しておられましたよ。今朝は、私たちもみんな、□□さんの姿が見えなくてさびしかったんですよ」と話した	
	PD16：除け者にすること	●相手を物理的に、あるいは心理的に、仲間はずれにすること 例：ある認知症患者のことについて、看護師が他の患者に「△△さんにあんまり近づかないほうがいいわよ。あの人はセクハラだから、彼は活動に入れないの」と話した	
	PE17：一緒に楽しむこと	●一緒に楽しいことをしたり、ユーモアを言い合ったりして過ごすこと 例：看護師が足元が不安定な認知症の人と、「（こうなるのは）ちょっと飲みすぎたせいじゃないかしら」と、笑いながら会話した	
	PD17：あざけること	●相手をバカにしたり、屈辱を与えたりすること 例：認知症の人がうまく食事がとれなくてご飯を鼻につけてしまったことに対して、看護師が笑った	

認知症の人の行動をパーソン・センタード・ケアから考える

ここでは、認知症のある高齢者の行動について、パーソン・センタード・ケアの視点から考えてみましょう。

いわゆる「徘徊」に対するパーソン・センタード・ケア

> 認知症のある高齢者Yさんは、病棟の入口と裏口の間の廊下を何度も行ったり来たりしていた。看護師はYさんと手をつないで、付き添って一緒に歩いていた。話を聞いてみると、Yさんは「自宅に帰りたい」一心で、何度も廊下を行き来していたようだった。Yさんは重度の認知症で、自分の思いを言語的に表現できなかったが、移動能力はあったので、行動として示していたのだった。

見知らぬ病院に入院したとき、「家族に会いたい」「家に帰りたい」と思うのは当然のことです。一見不可解に思える行動でも、これらは認知症の人からのメッセージなのです。単なる認知症の症状として考え、「徘徊」「帰宅願望」と決めつけることは簡単ですが、その前に少し立ち止まって考えてみましょう。まず、認知症の人がその行動を起こす原因や理由を、本人に聞いてみてください。本人は答えないかもしれませんが、それはわからないからではなく、答えたくないからなのかもしれません。認知症の人とのコミュニケーションには時間がかかりますが、静かな場所で、1対1でじっくりと向き合う時間を、ぜひつくっていただきたいと思います。

> Sさんは、夜中の2時に起きて、病棟の入口と出口の間の廊下を10分間に2～3回行き来している。看護師が「どうされましたか」と声をかけ、理由を聞いてみると、「家に帰りたい」と言う。家に残された夫のことが心配で仕方がない様子で、自分が検査目的で入院していることも忘れているようである。

残された夫のことを心配しているSさんに、「ご主人様のことが心配なんですね。娘さんが家に来て、泊まってくださると聞いていますよ」と話をすると、少し落ち着いた様子で、笑顔もみられるようになりました。また、Sさんは入院の目的もわからない様子なので、「最近、心臓の調子が悪いので、検査のために2日間の入院が必要です」とゆっくり繰り返して伝えると、安心した様子で入眠されました。

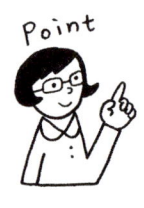

【ケアのポイント】 ゆっくりと時間をかけて、検査入院したことを繰り返し伝える。本人は家に残された夫のことを心配しているので、不安な気持ちを十分受け止めて、わかっている情報を伝えることで安心してもらう。

いわゆる「帰宅願望」に対するパーソン・センタード・ケア

> Gさんは、午後に一人で過ごしていると、「自宅に帰る」と何度も興奮して訴える。看護師が理由を聞くと、「家族の夕食のしたくをしなければならないので、帰る」と言う。Gさんには記憶の障害もあり、入院していることを忘れてしまっている様子である。「入院していますからダメですよ」と言うと、怒り出してしまった。

　「ご家族に会いたいのですね」「ご家族のことがご心配なんですね」と話しかけると、Gさんは「いつも6人の食事をつくっているのよ。私がいないと家族が困るのよ」と答えたので、看護師は「そうですね。ご心配ですね。6人の食事をつくっていたなんて、大変でしたね」と言って、対応しました。Gさんの気持ちを受け止めようと話を聞いていると、表情が柔らかくなってきました。家族が面会に来ると、笑顔もみられました。入院していることや家族の夕食について、娘がGさんにていねいに繰り返し話をして、「明日も来るから」と娘が言うと、「明日、待てばいいんだね」と、安心した様子でした。

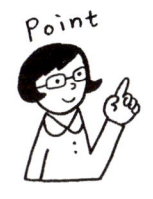

【 ケアのポイント 】　認知症の人が「自宅に帰る」と言うときは、「一人で不安」「家族に会いたい」という本人の気持ちが行動の裏にある。「入院中なので帰れません」という否定的な言葉を使わず、相手の気持ちを受け止め、不安な気持ちを緩和するために話を傾聴する。

いわゆる「もの盗られ妄想」に対するパーソン・センタード・ケア

> Jさんは、「財布がなくなった」と看護師に言ってきた。昨日も同じことを言ってきていた。看護師は最初は真剣に対応していたが、同じことを何度も繰り返すので、次第に無視するようになった。明日の検査のことを説明したが、何もおぼえていないようだった。

　Jさんの財布をナースステーションで預かり、財布をなくしてしまったとJさんが不安なときは、ナースステーションに一緒に行き、預かっている財布を見てもらうようにしました。「あってよかった」と言うJさんに、明日の検査のことなどを聞くと、検査の内容はわかっていないようでしたが、何かしなければならないことがあることはおぼえていたので、検査の注意事項と財布は看護師が預かっていることを本人がわかるように紙に書いて説明し、オーバーテーブルの上に置いておきました。

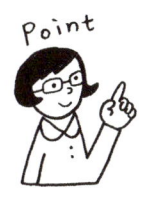

【 ケアのポイント 】　財布をナースステーションで預かっていることを、そのつど本人と家族に伝える。記憶の障害があっても、文字を読めれば、紙に書いたものを見せると思い出すことができる人もいるため、検査や治療のことはわかりやすく文字に書いて伝える。

Step2 [中級]

3 認知症のある高齢者に起こりやすい行動に対する看護について理解できる

認知症の中核症状と、それによって起こる生活障害

入院した認知症のある高齢者に起こりやすい行動

1. 入院したことや病気であることが理解できない

　認知症の中核症状(認知機能障害)は、急性期病院に入院した認知症のある高齢者に様々な影響を与え、入院生活を困難にさせます。認知症があると、見当識障害や記憶の障害などのため、入院したことや病気の治療の必要性を理解することができにくくなります。看護師が病気のことや入院したことを説明しても、少し経つと「ここはどこなの？」「何でそんなことをするの？」と聞く人もいます。看護師が相手にわかりやすいような言葉遣いやスピードで話していないため、看護師の言うことが理解できていないのに、何とかその場をやりすごさなければならないと考えて、「はい、わかりました」と適当に答えてしまう、ということもしばしばみられます。よって、病気の治療のために入院したことを、本人が理解できる言葉を使って、本人が理解できるスピードで、繰り返し伝えることが重要です。

　以前から患っていた慢性疾患が悪化して入院した人であれば、認知症であっても長期記憶の中で病気だったことや内服治療をしていたことをおぼえていることも多いので、その人が理解できる言葉を用いて残っている記憶を引き出し、現在の病気につなげて話をしましょう。

　骨折などの急性疾患で入院した場合は、短期記憶の障害のため、骨折したことを忘れてしまっていることも多いです。そのつど説明したり、外傷の部位を軽く触ってもらい、入院していることを認識してもらう必要があります。

2. ナースコールを押さない

　認知症が軽度であればナースコールを使用することは可能かもしれませんが、中等度になると記憶の障害や理解力の低下から、一般の入院患者と同じようにはナースコールを活用できない場合が多いことを、看護師は理解しておく必要があります。

　一方、文字が読める場合は、使い方を文字で書いて示せば、ナースコールを

使うことができる人もいます。個々人の残された機能に合わせて、本人が自ら行動できるようなケアを工夫していくことが大切です。

3. 治療やケアに対して拒否する

「入院したことが理解できない、病気であることが理解できない」認知症の人が、治療やケアに対して抵抗を示すことがあります。治療やケアの必要性を繰り返し説明して本人が納得すれば、拒否はなくなります。

そのためには、コミュニケーションを基本とした看護師の援助が必要です。拒否するからといって安易に身体抑制をしてしまうと、不信感につながり、患者と医療職との人間関係が崩壊してしまいます。

4. 身体症状を適切に訴えることができない

認知症があると痛みや苦痛を言語的に表現することが難しくなります。その理由として、痛みの閾値が高くなっているという報告もありますが、言語的な表現ができない「失語」という障害の影響もあります。

大腿骨頸部骨折は通常、激しい痛みを訴えますが、認知症の人の場合は歩いてしまうなどの行動をする場合もあります。歩行の状況や苦痛はないかなど、本人の表情を観察して、総合的にアセスメントする必要があります。

5.「家に帰る」と言って、病院から出て行こうとする

これも「入院したことが理解できない、病気であることが理解できない」認知症の人が、「何をされるのだろうか」という不安が募ったために起こしてしまう行動です。

看護実践に生かす様々なアクティビティケア

認知症の人の5つの心理的なニーズ(p.80 図2-2-2)を満たすためのケアとして、アクティビティケアを活用できます。アクティビティケアに参加することで、自分も活動に「たずさわること」と、他の高齢者と「共にあること」のニーズが満たされ、治療の場でありながらも楽しみを感じることで、「くつろぎ」や他の高齢者との「愛着・結びつき」などを実感することができます。

アクティビティケアは、看護師から材料を提供するのではなく、本人が興味をもつ活動を行うのが最も適切です。本人の好きな活動をすることが、自分らしさを発揮することにつながります。

Hall[1]は、認知症のある高齢者は認知機能が障害されるため、感覚刺激を受容して処理する能力が減少し、ストレス閾値が低下することにより、不安行動を起こしやすい、という漸減的ストレスモデル(Progressively Lowered Stress Threshold；PLST)を提唱しています(図2-3-1)。Gerdner[2]は、PLSTを用いて認知症のある高齢者に個人の好みの音楽を聴取させることによって、ストレスが軽減し、興奮行動が減少したことを実証しています。これらのことから、その人の人生にとって意義のあるアクティビティを用いることが大変重要だとい

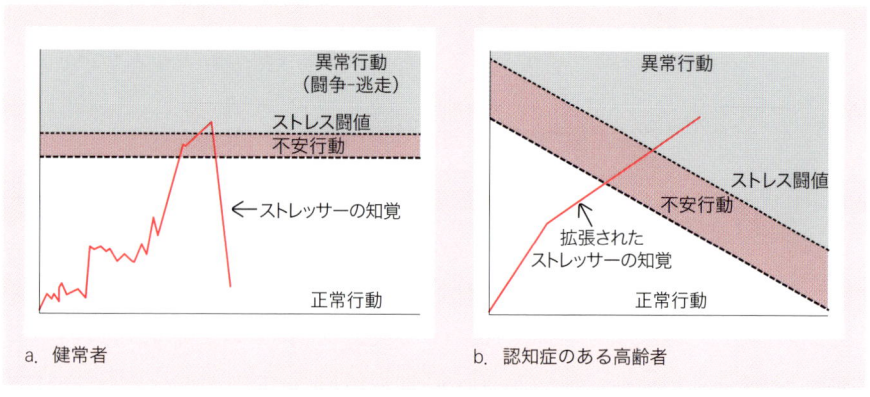

図 2-3-1 健常者と認知症のある高齢者のストレス閾値（漸減的ストレスモデル）
(Hall, G.R., Buckwalter, K.C. : Progressively lowered stress threshold : a conceptual model for care of adults with Alzheimer's disease, Arch Psychiatr Nurs, 1 (6) : 399-406, 1987)

うことがわかります。

　アクティビティケアには、回想法や音楽療法のほか、運動、園芸、絵画、化粧、アロマセラピー、囲碁や将棋などがあります。これらは、人が生活するうえで誰でも一度は興味をもち、趣味として、あるいは生活そのものとしてかかわりをもつことが多い生活活動です。理学療法士や作業療法士と連携して、転倒予防体操や運動などを取り入れてもよいでしょう。

　本人が楽しんでできる方法を、積極的に取り入れましょう。本人の価値観や生き方、趣味・趣向、身体状況を理解して、「できること」「できないこと」を見極めながら、その人に合ったアクティビティを選択し、実施します。本人が主体的に参加できるように、複数のメニューの中から選んでもらったり、自分の趣味や特技を披露してもらう時間にしてもよいでしょう。本人だけでなく、ケアをする人たちも一緒に楽しみながら行うことによって、ケアする人とされる人の垣根が取れて、人と人がかかわることの重要性を感じることができます。

長期記憶をケアに活用する

　病院では、検査の時間や点滴をしていることなど、おぼえなければならないことがたくさんありますが、短期記憶に障害があると、入院後に経験したり、説明されたりしたことを忘れてしまうことも多いです。しかし、苦痛を感じたり、恐怖を感じた経験は、強く心に残っています。これらの苦痛の経験は、認知機能の悪化やさらなる精神的不安を引き起こし、認知症の症状を悪化させます。

　一方、認知症の症状があっても、子どもの頃の思い出や、働き盛りの頃の記憶など、長期記憶と呼ばれるものについては、鮮明におぼえていることも多いようです。よって、昔話、苦労話、自慢話などを聞かせていただくことで、昔の心地よい気持ちを再現させることが、入院生活の中でできるケアの1つです。それにより、話を受け止める看護師との信頼関係も良好になります。また、同じような年齢や認知機能の程度の他の高齢者と話をすることによって、共感を得たり、交流の場が広がったりします。

昔話をケアに生かす：回想法

　回想法は、アメリカの精神科医ロバート・バトラーが提唱した心理療法の1つです。過去の懐かしい思い出を語り合ったり、誰かに話したりすることで脳が刺激され、精神的な安定や不安を軽減させる効果が期待できます。他の高齢者と会話をすることで、コミュニケーションの機会を得ることができ、一定期間続けることで認知機能が改善することが明らかになり、高齢者のリハビリテーションに利用されるようになりました。

　回想法には、ファシリテーターが中心となってグループで行う方法と、個人で行う方法があります。昔の写真や若い時代に流行していた映画や音楽など、過去の出来事を思い出しやすくするための道具を活用しながら、思い出話に耳を傾けます。思い出話をすることで、自分の人生を振り返ったり、記憶の障害によって薄れていく自分自身を取り戻したりすることにもつながります。

　病棟では、看護師が昔話を聞いたり、本人が最も輝いていた時代（仕事や子育ての頃など）の写真などを持ってきてもらって、話をしたりするのもよいでしょう。写真がなければ、回想法のための写真集[3]などを活用することもできます。

懐かしい歌を看護に生かす：音楽療法

　音楽療法は、音楽を聞いたり歌ったりしたときの生理的・心理的・社会的な刺激などから、心身の健康の回復・向上を図ることを目的としています。歌唱や演奏を行う能動的音楽療法と、音楽を聴くなどの受動的音楽療法の2つに分かれます。

　懐かしい歌[*1]を歌ったり、聞いたりすることで、回想法と同様に、過去の懐かしい思い出がよみがえったり、誰かに話したりすることで脳が刺激され、精神的な安定や不安の軽減といった効果が期待できます。専門家である音楽療法士がピアノなどの生演奏をしながら、歌を促していきます。Gerdnerは対象者それぞれに個別の音楽を用いることで効果があることを示しています[2]。

　筆者が以前行った認知症のある高齢者の音楽療法に関しての研究[4]では、MMSE（ミニメンタルステート検査）の下位尺度の「言語」や、高齢者用多元観察用尺度（MOSES）[*2]の「イライラ感・怒り」の項目が有意に改善し、認知症音楽療法評価表（MT式）[*3]では、「社会性領域」「歌唱」「身体運動」で有意な改善がみられました。これらのことから、認知症のある高齢者に音楽療法は効果があることが示唆されたといえるでしょう。

高齢者集団ケア（院内デイケア/アクティビティケア）

　急性期病院は身体疾患の治療を行う場ですが、認知症のある高齢者にとっては見慣れない場であり、不安や混乱が生じて、それが急性期病院における認知症の人の様々なストレスから起こる行動・心理（BPSD）の悪循環を引き起こします。これらに対応するために、認知症のある高齢者やせん妄などの認知障害

---

*1　わが国の高齢者に共通した懐かしい歌としては、「ふるさと」「東京音戸」「青い山脈」などがある。

*2　高齢者用多元観察尺度（Multidimensional Observation Scale for Elderly Subject：MOSES）
ADL、精神・行動面の評価に用いる。下位尺度として、「セルフケア」「失見当識」「抑うつ」「イライラ感・怒り」「引きこもり」の5つがあり、40項目から成る。各項目の評価基準が具体的に提示されているため、評定しやすい。

*3　認知症音楽療法評価表（MT式）
評価項目は、①歌唱、②リズム、③身体運動、④表情、⑤発語、⑥指示理解、⑦集中力、⑧参加意欲、の8項目がある。①～④を「情動反応」領域、⑤～⑧を「社会性」領域とする。

を伴う高齢者に集団ケア（院内デイケア / アクティビティケア；図 2-3-2）を行う取り組みが始まっています。

院内デイケアは最初、精神科治療病棟などで開始されましたが、急性期病院に入院中の認知症やせん妄などのある高齢患者を特定の場所に集めて、昼夜リズム障害の改善や認知症予防を目的に、集中的にケアを行う方法として、急速に広がっています。対象者を病院内の特定の場所 1 か所に集めて実施するタイプと、病棟の食堂などフロア全体を使って実施するタイプがあります。

アクティビティケアはケアに音楽や体操などのレクリエーションを取り入れたもので、もともとは高齢者施設で実施されていましたが、現在では急性期病院の院内デイケアの中でも実施されています。

治療中心の入院生活の中では、様々な苦痛や不安を感じ、また安静や行動の抑制により身体機能が低下しやすくなります。そこで、高齢者の集団ケアでは、せん妄や ADL の低下を予防し、健康障害の回復や治療を促進するとともに、退院後、できるだけその人の望む生活が送れるように支援することを目的とします。退院後の状況を予測して、移動能力の維持向上のために、院内デイケア / アクティビティケアを取り入れている施設も多くあります。

院内デイケア / アクティビティケアの目標を表 2-3-1 に示します。

病院における集団ケア、院内デイケアの取り組み

1. 病院全体の院内デイケアとしての取り組み

病院の全病棟から患者を特定の場所に集めて、アクティビティを行う方法です。全病棟で実施するため、病院全体のシステムとして、看護部だけでなく、各診療科の担当医、リハビリテーション部などとの連携が必要になります。事

表 2-3-1　院内デイケア / アクティビティケアの目標

早期離床により、心身ともに退院後の生活に適応できるようにする	● 入院の原因になった身体疾患の治療が成功して、身体的には回復しても、必要以上の安静のために廃用症候群を生じ、寝たきりになったり、認知症が悪化してしまっては、その人の生活の質や予後に悪い影響を及ぼす。入院前と同じレベルの状況にまで戻して退院できるために、院内デイケア / アクティビティケアによって心身の機能を維持・向上させる
治療などにより起こるせん妄を緩和する	● 認知症のある高齢者は、治療などによりせん妄を起こすことがある。院内デイケア / アクティビティケアに参加することで、現実に対する理解が促進されたり、昼間活動することで夜間に十分な睡眠が得られ、せん妄の発生を緩和させることにつながる ● 入院生活において、楽しみをみつけたり、他の高齢者と交流することで、穏やかに過ごすことができるようになる
行動の抑制による廃用症候群を予防する	● 認知症のある高齢者を身体拘束することで、現実見当識障害などが生じ、認知症が悪化する。また、動きを抑制することで、廃用症候群になりやすくなる。院内デイケア / アクティビティケアにより心身の機能を活性化させ、廃用症候群を予防する
退院後の生活をイメージし、退院支援につなげる	● 院内デイケア / アクティビティケアに参加することで、本人がもっている能力を生かし、活動性が高まることで、本人・家族が退院後の生活をイメージしやすくなる ● 活動の様子から、認知機能や身体機能の状況を適切にアセスメントでき、介護保険の申請や、認知症の診断の必要性を評価することができる

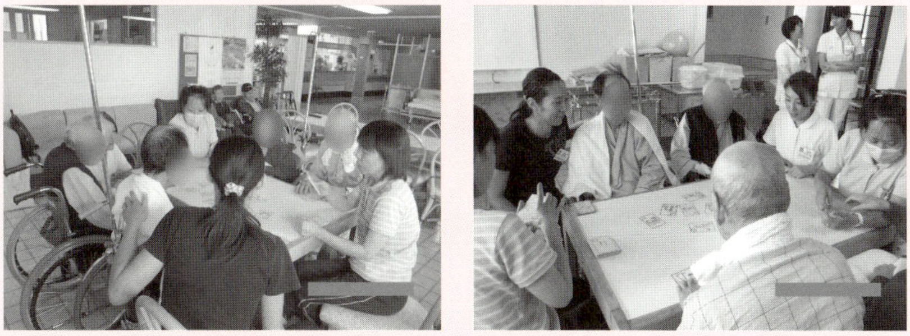

図 2-3-2　なごみケア（高齢者集団ケア）

(聖隷三方原病院 A5 病棟)

前に基準やマニュアルなどを作成して、対象者を選定します。

　通常であればベッドに1日中寝ている高齢者が、院内デイケアの日は起き上がってイスに座り、歌や手芸、体操などを実施することは、廃用症候群や寝たきり、生活リズム障害の予防につながります。

2. 病棟ごとに行う集団ケアとしての取り組み

　認知症やせん妄のある高齢者を対象に、病棟内で集団ケアを行います。病棟内なので各診療科を超えた協力体制をとる必要はありません。病棟内の空いたスペースで実施するため、担当看護師や担当医も立ち寄ることができます。

　本人が本来もっている力をみることにより、看護師のその人に対する見方も変わってきます。看護助手も一緒に参加するとよいでしょう。病棟内での集団ケアは手軽に取り組めるので、実施してみてはいかがでしょうか。

認知症のある高齢者の自立機能や状態像のアセスメント

　認知症のある高齢者に集団ケアを取り入れる際には、本人の自立機能や状態像をアセスメントし、評価することが大切です。ここでは、アセスメントに利用できる尺度を2つ、紹介します。

認知症高齢者の自立機能のアセスメント（日本語版ケア依存度スケール）

　認知症のある高齢者は、認知機能だけではなく、実行機能障害、失行・失認などやADLの低下などから自立機能が低下することが大きな特徴です。日本語版ケア依存度スケール（Care Dependency Scale; CDS；図2-3-3）は、Hendersonの基本的看護ケアの構成要素に基づいて、オランダのDijkstraが認知症のある高齢者および精神障害者を対象にケア依存の程度を評価し、個人のニーズに合わせた看護実践のために開発されたアセスメント指標です。CDSは、認知症のある高齢者のセルフケア能力や自立機能の低下による心身の依存の程度を、Hendersonの基本的看護ケアの構成要素の14項目を基盤とした

16項目を評価することで、個人のニーズを分析できる実践的な看護アセスメントツールでもあります。この尺度を使用することで、自立を促す看護援助の実践を目指しています。

　日本語版 CDS は、Henderson の「呼吸」に関する項目は含まれていませんが、本尺度の構成項目は Henderson の基本的看護ケアの構成要素の 14 項目に準じており、認知症のある高齢者の生活に合わせた項目や、心身の機能に合わせた評価内容となっています。なお、Henderson の「運動と姿勢の維持」に対応する日本語版 CDS の項目は「体位」と「移動」に関する 2 項目、Henderson の「コミュニケーション」に対応する項目は「コミュニケーション」（コミュニケーション能力）、「他者との交流」（他者とのコミュニケーションの頻度）の 2 項目から構成されており、日本語版 CDS は最後のケア依存度に関する総合評価も含めて全部で 16 項目となっています。

　15 項目および総合評価の 16 項目に対する依存の程度を評価します。基本的には、1 ＝「完全に援助が必要」、2 ＝「多少の援助が必要」、3 ＝「半分程度の援助が必要」、4 ＝「少しの援助が必要」、5 ＝「援助が必要でない」の 5 段階で評価を行い、自立しているほど点数が高くなります。

　CDS を用いることで、現在のケア依存度を評価できるので、現在の状況を評価するだけでなく、ケアの状況も含めた ADL が評価でき、次の自立段階に向けて目標がより明らかになります。項目 1 ～ 4、6、8 は、基本的 ADL に関するケア依存度に関する項目です。項目 5 の「昼夜のリズム」は、認知症のある高齢者に多くみられる夜間に歩き回ることに関するもので、項目 9「自分の身の安全：危険回避に関する依存の程度」は、転倒予防とも関連がある項目であり、この項目の援助が必要な場合は、転倒予防対策が必要です。項目 10・11 は、コミュニケーションや他者との交流に関する項目です。項目 12 は施設内での規則や価値の項目、項目 13 は日常の活動の実行機能能力、項目 14 は施設外のレクリエーション、項目 15 は学習能力の項目であり、病院に入院した場合はこれらの活動は少ないかもしれませんが、実施していないことで機能が低下する可能性もあるため、これらの項目も合わせて評価する必要があります。

GBS スケール

　GBS スケール（認知症状評価尺度；図 2-3-4）は、認知症の総合的な状態像の把握や推移の判定に有用な評価尺度として、世界的に広く使われています。認知症の重症度とともに質的差異も評価できる尺度ですが、認知症の診断が目的ではありません。

　評価項目は、運動機能 6 項目、知的機能 11 項目、感情機能 3 項目、認知症に共通なその他の症状（精神症状）6 項目の各 6 段階評価としています。本尺度により、認知症に関連した行動の変化を評価することが可能です。病棟でのパーソン・センタード・ケアの介入や高齢者集団ケア／院内デイケアなどの際に本尺度を用いて評価することで、ケアの効果などを判断できます。

日本語版ケア依存度スケール
(Care Dependency Scale-Japanese Version)

　本尺度は、ケアに対する依存度を評価するためのもので、病院、老人施設、通所サービスなどを利用する認知症患者および精神障害者を対象としています。
　記入上の注意事項：本尺度の評価は、対象者を日常的にケアしている看護師、ケアワーカーが行ってください。本尺度は15項目から構成されており、依存の程度によって各項目5段階で評価します。16項目は総合評価として対象者の全般的な依存度について評価するようになっています。対象者の状況に該当する番号を必ず1つだけ選んで○をつけてください。各項目に対して5段階のうちのどれかを必ず選んでください。

1. 食事：食事に関する依存の程度

1	1人では食事ができない。
2	1人で食事はできるが、適切な量を口に運ぶことは難しい。魚の骨を取るなどの食事の簡単な準備の介助が必要である。（注：下膳は準備に含まない）
3	見守りがあれば自分で食事の簡単な準備ができ、食物を口に運ぶことができる。介助がないと必要十分な量は決められない。
4	少しの見守りがあれば食事の簡単な準備および食事ができる。
5	1人で食事の簡単な準備および食事ができる。

2. 排泄：排尿・排便に関する依存の程度

1	完全に失禁である。
2	排泄のコントロールができないため、オムツ、尿器、導尿、下剤などの介助が必要である。
3	その人にあった定期的な誘導があれば、たいていの場合、排泄が可能である。
4	ほとんど1人で排泄が可能であるが、時には不適切な場所で行うことがある。
5	排泄が1人でできる。（例：排泄介助はまったく必要ない。パッドを用いて自分でコントロールする。）

3. 体位・姿勢：適切な体位・姿勢の保持に関する依存の程度

1	1人では体位・姿勢を変えることができない。
2	多少は日常生活動作における適切な体位・姿勢が1人でとれる。（例：上半身を起こしたり、体の向きを変えるなど）
3	移動動作の際に声掛けなどの促しがあれば適切な体位・姿勢がとれる。
4	ほとんどの日常生活動作で適切な姿勢がとれる。（例：適切な体位・姿勢が保持できるが、わずかに不安定な部分が残る。）
5	どのような日常生活動作でも適切な体位・姿勢がとれる。

4. 移動：移動に関する依存の程度

1	1人では移動ができず、補助具も使用できない。
2	補助具を使用すれば、介助なしでもある程度は移動できる。
3	ほとんど自分で移動できるが、時々手すりや補助具を使用することもある。
4	たいていの場合、補助具を使用せずに移動ができる。
5	1人で移動できる。

5. 昼夜のリズム：昼夜のリズムに関する依存の程度

1	昼夜のリズムの感覚がまったくない。（例：昼夜の区別がまったくできない）
2	昼夜のリズムの感覚がややずれている。（例：夜間の一定時間に必ず目覚める。早朝4時頃に必ず起床する。）
3	昼夜のリズムの感覚はあるが、就寝・起床の介助が必要である。（例：ベッドへの移動の促し・介助、睡眠薬の使用など）
4	昼夜のリズムの感覚があり、1人で休息を確保でき、ほとんど介助を必要としない。
5	正常な昼夜のリズムを認識しており、1人で十分な休息を確保できる。

6. 更衣：衣類の着脱に関する依存の程度

1	1人で衣類の着脱ができない。
2	衣類の着脱が少しは1人でできるが、順番どおりに行うことはできない。
3	衣類の着脱がある程度は1人でできるが、時に見守りと介助が必要である。
4	衣類の着脱がほとんど1人でできるが、ボタンを留めるなどの細かな動作には介助が必要である。
5	1人で衣類の着脱ができ、細かな動作もできる。

図 2-3-3　日本語版ケア依存度スケール

#	
7.	体温：体温調整に関する依存の程度
1	寒い、暖かいといった温度感覚がわからない。
2	寒い、暖かいといった温度感覚はある程度はわかるが、体温調整に関する適切な行動がとれない。
3	寒い、暖かいといった温度感覚がわかり、多少は体温調整に関する適切な行動をとれる。（例：毛布を掛けるなどの行動がたまにできる）
4	寒い、暖かいといった感覚を表現でき、ほとんどの場合、体温調整に関する適切な行動ができる。
5	1人で外部の環境に対して体温調整ができる。
8.	清潔、整容（個人衛生）：清潔、整容に関する依存の程度
1	1人で清潔、整容に関する動作ができない。
2	1人で清潔、整容に関する多少の動作はできるが、動作の開始に声かけなどの促しや部分的な介助が必要である。
3	1人で清潔、整容に関するいくつかの動作はできるが、見守り、声かけなどの部分的な介助が必要である。
4	1人で清潔、整容に関するほとんどの動作はできるが、見守り、声かけなどの部分的な介助を必要とすることもある。
5	1人で完全に清潔、整容に関する動作ができる。
9.	自分の身の安全：危険回避に関する依存の程度
1	1人では身の危険を避けることができない。（例：他者から殴られる、自傷行為がある。）
2	多少は周囲を察知し、危険を避けることができる。自傷行為もほとんどみられず、他者からの攻撃に対して身を守ることが多少できる。
3	部分的に周囲のいくつかの危険を察知して1人で避けることができる。他者からの攻撃に対して身を守るための介助を自分から求めることができる。
4	ほとんどの場合、周囲の危険を察知して1人で避けることができ、他者からの攻撃に対して身を守ることができる。
5	1人で身の安全を守ることができる。
10.	コミュニケーション：コミュニケーションに関する依存の程度
1	言葉で自分を表現できないが、態度や身振りで知っている人に感情やニーズを伝えられる。
2	多少は言語および非言語的に自己表現できる。感情やニーズを表現するために音声を発したり、音を立てたりする。他の人が伝えたいことは口調を通して理解する。
3	簡単な言葉や特定の身振りによって自己表現が可能であり、まわりの人からの簡単な短い言葉を理解できる。
4	言葉や文章、特定の身振りで自己表現し、他者からの簡単な言葉や身振りを理解できる。
5	言語・非言語的にコミュニケーションを行い、お互いに意思疎通ができる。
11.	他者との交流：社会的交流に関する依存の程度
1	他者との交流ができない。楽しい経験には喜び、おもしろくない経験にはつまらないと一方的な反応を示す。
2	多少は他者と交流をもち、自分にとって重要な人に反応を返す。（例：家族、親戚、友人、親しい職員の区別がつき、簡単な返事をする。）
3	限られた回数であるが、重要な人との交流ができる。（例：たまには家族、親戚、友人、親しい職員などと個人的な話ができる）
4	ほとんどの時間、重要な人と主体的に社会的交流を行い、これらの触れ合いに何らかの意義を見出すことができる。（例：たびたび家族、親戚、友人、親しい職員などとの個人的な交流が得られ、楽しむことができる）
5	常に重要な人と主体的に社会的交流を行い、これらの触れ合いに意義を見出すことができる。（例：家族、親戚、友人、親しい職員などとの個人的な交流を楽しむことができる）
12.	規則と価値の感覚：病院の規則や社会的規律に関する依存の程度
1	施設内の環境に合った適切な行動がとれない。（例：施設の生活の日課が守れない）
2	時々であるが、施設内の環境に合った適切な行動をとることができる。
3	施設内で適切な行動はとれるが、プライバシーの感覚が欠けている。（例：施設の日課に沿って行動できるが、プライバシーを守ることができない）。
4	施設内外においてどのように行動すべきか知っているが、いつも適切に行動をとっているわけではない。部分的にはプライバシーの感覚をもっている。（例：トイレのドアは必ず閉めるが、他者がいてもカーテンを閉めずに着替えをする）
5	施設内外において常にどのように行動すべきかを知っており、必要なプライバシーを主張したり、適切な行動がとれる。

図 2-3-3 つづき

13.	日常の活動の計画・実行（遂行）：日常の活動を順序立てて行う能力に関する依存の程度
1	日常の活動の計画・実行ができない。（例：施設の日課の活動に参加できない。）
2	介助があれば簡単な日常の活動の計画・実行ができる。 （例：クレヨンを持たせたり、塗り方を指示すれば順序立てて塗り絵などができる。）
3	いくつかの日常の活動を計画・実行できるが、声かけなどの促しが必要である。 （例：塗り絵を見せて声をかければ塗り絵などが順序立てて行える。）
4	1人で一定の間活動の計画・実行に集中でき、これらの活動から良い気分でいる。（例：職員から指示されたものであるが、塗り絵を順序立てて10分以上継続して取り組む。）
5	1人で順序立てて日常の活動が遂行でき、これらの活動から満足感が得られる。（例：自ら色を選んだり、工夫して塗り絵を行い、できあがった作品に満足気である。）
14.	施設外レクリエーション活動：ケア現場を離れてのレクリエーション活動の参加に関する依存の程度
1	1人ではレクリエーション活動に参加できない。自分の周囲で起こる事柄を楽しむことはできるが、施設外のレクリエーション活動の参加には介助が必要。
2	常時の見守りがあれば1人で施設外のレクリエーション活動に多少参加できる。活動へのかかわりが多少であっても、たびたびそれを楽しむことができる。（例：職員の見守りで施設外の老人クラブに参加し、参加の程度はわずかだが、楽しむことができる。）
3	見守りがあれば1人で施設外のレクリエーション活動に参加できるが、自発的に参加しない。（例：職員の誘導によって老人クラブに参加する。）
4	見守りがあれば1人で施設外のレクリエーション活動に参加できる。
5	施設外のレクリエーション活動に1人で参加できる。
15.	学習能力：過去に獲得した知識および技能（例：料理を作る、唱歌を歌うなど）の維持・習得に関する依存の程度
1	過去に獲得した技能（例：料理を作る、唱歌を歌うなど）ができない。
2	頻繁な繰り返しによって、残存技能を維持できる。（例：昔よく歌った唱歌にも練習が必要であり、新しいことはできない。）
3	繰り返しにより、簡単で新しい技能は習得できるが、残存技能の維持には練習が必要である。（例：ハンドベルなどの新しいことには繰り返し練習して何とかできるようになり、昔よく歌った唱歌にも練習が必要である。）
4	簡単で新しい技能の習得が可能であり、残存技能はほぼ保たれている。（例：ハンドベルなどの新しいことは繰り返し練習して何とかできるようになり、昔よく歌った唱歌はよくおぼえている。）
5	複雑で新しい技能の習得が可能であり、残存技能は完全に保たれている。（例：ハンドベルを練習して歌に合わせて合奏できるようになり、昔よく歌った唱歌もよくおぼえている。）
16.	総合評価：全体的なケアに対する依存度 最後に対象者はどのケア依存度に分類されるか選んでください。
1	完全にケアに依存している。
2	多くはケアを必要とする。
3	部分的にケアが必要である。
4	わずかなケアが必要である。
5	完全に自立しており、まったくケアの必要がない。

（原作者 Dijkstra の許可を得て、筆者が作成）

A. 運動機能

	0	1	2	3	4	5	6
1 着脱衣の障害	介護なしでできる		ボタン・ジッパー等に介助を要する		着脱衣にスタッフの介助を要するが、積極的に協力する		まったくスタッフに着せてもらわねばならない
2 摂食行動の障害	自分自身で介助なしでできる		自分自身で摂食するが指導と介助が必要		つねに指導を要し、時々は介助が必要		まったくスタッフに食べさせてもらわねばならない
3 身体活動の障害	介助なく歩ける、あるいは杖を使うことはありうる		支持具（歩行枠、車輪つきの枠等）を要する		他人の介助を要する		椅子に座りっきりか寝たきりである
4 自発活動の欠如	運動機能は正常であり、自発的な活動もある；公衆電話をかけることや売店で買い物をすることができる		正常の人よりも不活発で座っていることはしばしばだが、ちょっとした刺激で自発的に活動する		たとえば身内の訪問のような強い刺激によってのみ自発的に動く		自発的活動を見せない；直接勧告、例えば食堂、ベッド等へ行くように命令されて、あるいは生理的要求（例えばトイレへ行く）によってのみ動く
5 個人的衛生管理の障害	介助なく洗面・髪をとかす、髪にブラシをかける、歯を磨くなど清潔にすることができる		シャワーや入浴に介助を要するが、それ以外の洗面所の動作は一人でできる		介助を要するが、自発的にする部分もある		すべてにおいて介助を要する
6 用便の管理不能	用便を完全にコントロールできる		時々失禁があるが、それ以外は注意または利用者がすぐにトイレに行けるような介助あるいは差込便器の使用で管理できる		頻繁に（週に数回）尿失禁する。そして（または）時々大便失禁する		つねに小便そして（または）大便を失禁する

B. 知的機能

	0	1	2	3	4	5	6
1 場所に関する見当識障害	地理的にどんな所にいるか、どの施設・居室にいるか知っている。すなわち場所の見当識は完全		場所に関する見当識にある程度欠陥があるが、居室あるいは自宅における見当識はある		見当識障害がある。すなわち居室あるいは自宅に関して見当識を欠く		完全に場所に関する見当識が障害されている
2 時間に関する見当識障害	年月日・曜日を知っている		年月は知っている（が、曜日と日を知らない）		季節を知っている		時間に関する見当識が完全に障害されている
	9 評価不能						
3 自己に関する見当識障害	自分の姓名・職業・年齢と誕生日を正確に知っている		自分の姓名は知っているが、その他の自己の詳しい知識を欠く		何らかの介助をして、はじめて自分の姓名を思い出せる		自己に関する見当識が完全に障害されている
4 最近の記憶の障害	最近の記憶の障害がない。すなわち最近24時間のうちに起きたことを知っている		最近の記憶にある程度の障害があるが、それはより詳しく会話をした時や検査をした時、初めて明らかになる		表面的な会話で明らかになる程度の最近の記憶の障害		最近の記憶は完全に失われている；いまあったことを思い出すことができない

図 2-3-4 GBS スケール（認知症状評価尺度）

	0	1	2	3	4	5	6
5 昔の記憶の障害	昔の記憶の障害がない；詳細な会話において、幼年期と青年期に利用者にとって重要な人物の名、重要な政治的なあるいは他の出来事を思い出す		前記のような質問に答えられない；若い頃の重要な人、重要な政治的な出来事を思い出すことが困難である		昔の記憶に関して多くの障害がある。それらは表面的な会話で明らかになる；例えば家族の名前・人数・住所などを思い出せない		昔の記憶は完全に失われている
6 覚醒度の障害	完全に覚醒している		時々軽く眠そうにみえる		眠けがあるようにみえるが、軽い励ましのみで利用者を覚醒させておくことができる		傾眠、すなわち眠そうである。利用者を覚醒させておくことができるが、すぐに再び眠ってしまう
7 集中力の障害	集中力に困難はない。すなわち面接の状況下でも、TV番組の筋を理解するときも、文章を読むときも考えを集中することができる		時々集中力を失う。すなわち、時々話し合っている話題からわき道へそれる。そして、読書やTV番組についていくことに困難を伴う		明らかに集中困難があり、そのために会話の筋を保つことやTV番組や新聞記事などの筋道を理解することが困難である		重い集中力欠如があるので、意味のある会話ができない
8 速い動作の困難	必要なときは急ぐことができる		無理に急がされたときは、動作が明らかに劣ってくるが、求められていることをすることができる		無理に急がされたときには動作がひどく障害されてしまうので単純な仕事さえできない。そして利用者はイライラして落ち着きがなくなり、そして（または）混乱してくる		反応は大変鈍く、急がなければならない仕事にはまったく反応しない
9 放心状態	正常に落ち着いている		時々放心状態である		中等度ではあるが、常に放心状態である		常に放心状態であり、目的のある意味のある仕事をすることができない
10 冗漫さ ☐9 評価不能	自分自身を正常に表現する		時々冗漫になり細部の描写ばかりになる。しかし話題を保つことに困難はまったくない		常にお喋りで飽くことなく細部の話をし、「要点にふれること」が困難であり、話題から脱線することが多い		自分が言いたいと思っていることを表現することが不可能であり、くどくどした細部のなかで自分自身を見失ってしまう
11 注意力散漫	刺激に対して正常に注意を保っている		時々関係のない刺激に注意をはらう		注意は目立って常に散漫である		注意力はひどく散漫であり、意味ある活動は不可能である

C. 感情機能

	0	1	2	3	4	5	6
1 感情鈍麻	感情機能の障害はない；異なった状況で適切に反応しうる。すなわち、悲しみ・喜び・憎悪・恐れ・怒り等を感じることができる		時々障害がみられる；感情機能を示すが、以前利用者に特徴的にあった「微妙」なニュアンスが失われている		喜び・悲しみ等を示すが、それは粗野で表面的な形で表される		感情機能はまったく消失している。すなわち、悲しみ・喜び・憎悪・恐れ・怒り等を示すことができない
2 感情不安定 ☐9 評価不能	正常に感情反応をコントロールできる		強い感情的な刺激に対して、抑制のない、あるいは大袈裟な形で泣いたり、あるいは笑ったりする		それほど強くない感情的刺激に対してさえ、抑制のない反応をする		感情反応をコントロールする能力は完全に消失している

	0	1	2	3	4	5	6
3 動機付けの低減	自分のおかれている状況で活動と仕事に対し正常にやる気を起こす		仕事を始めるのにかなりの励ましを必要とする。そして常に消極的な関心しか示さない		明らかにやる気がなく、いかなる仕事を始めて仕上げるのにも絶えざる励ましを必要とする		まったくやる気がなく、自発的に仕事を始めることは決してない；非常に強い刺激によっても、利用者を参加させることはできない

D. 認知症に共通なその他の症状

	0	1	2	3	4	5	6
1 錯乱	明確な思考が可能で、周囲に対しゆがみのない接触を保てる		時間・場所・自己の見当識が保たれているにもかかわらず狼狽し疑惑的にみえる		明らかに錯乱し、ある状況で予想されるような振る舞いができない		完全に錯乱しており、意味のある交流と活動は不可能である。人格は完全に破壊されている
2 焦燥	焦燥を示さない。平静である		時々、特に連続した質問を受けると焦燥を示す		誘発するはずもないような接触によって、しばしば抑制できないような焦燥を示す		あらゆる接触によって抑制できない著しい焦燥を呈する
3 不安	著しい不安を呈することはまったくない		時に不安を呈し、物事に対して不必要に悩むが感情をコントロールすることはできる		常に際立って不安であり、些事に悩む。しかし、気分を紛らすことはできる		非常に著しく不安であり、目的のある行為を遂行することができない；些事に悩む。気分を紛らすことはできない
4 苦悩	精神的にも身体的にも苦悩を示していない		一時的に漠然とした精神的な不快を示すが、その状態はコントロールされている		すぐ恐慌発作のレベルに達しうるようなびまん的な精神的不快感を常に示す；その状態は身体硬直と発汗と動悸のような自律神経症状が特徴である；利用者は気分を紛らすことができない		遷延化した恐慌発作を伴う著しいびまん性の精神的不快感を示す；戦慄の感情そして（または）死の苦悩が生じ、圧倒されてしまう
5 感情の抑うつ	感情水準は正常		時々意気消沈して自責の念が強いようにみえるが陽気な感情の時期が優位である		明らかに抑うつ的であり、それは口頭のみでなく顔の表情と姿勢で明らかである（例えば家族と友人に見捨てられたと感じたり、痛み、疲労、早期覚醒、睡眠障害を訴える）		極度に抑うつ的であり、そのために大多数の状況に反応することができない
6 落ち着きなさ	運動面での落ち着きなさを示さない；そして活動は正常であり落ち着いたときもある		ある種の落ち着きなさを示す；すなわち会話の間に何度か姿勢を変え、手足をじっとさせておくことが困難で、そしてしばしばさまざまな物をいじくりまわす		明らかに落ち着きがなくじっと座っていることができず、会話の間も、例えば手をもんだり、すぐ立ち上がったり、近くにあるものに手を触れたりする		ほとんど止まることなくあちこち徘徊する。そして、短い時間でさえじっと座っていることができない

教示：以下の質問表を用い、最近の利用者の状態を評価せよ。おのおのの質問について0、1、2、3、4、5、6の得点に評価せよ。評価者が利用者の状態に対比していると思える選択項目に×印をつけよ。もし利用者の状態が限定された項目のいずれにも対応せず、それらの中間的なところに対応するなら1、3、5に印をつけよ。3つの設問では9（評価不能）に印をつけてよい。繰り返し評価する場合、毎日同じ時刻に施行せよ。

図 2-3-4 つづき

(Gottfries, C.G. et al. : A new rating scale for dementia syndromes, Arch Gerontol Geriatr, 1：311-330, 1982/ 慶應大学精神神経科臨床精神薬理研究班 訳)

引用文献

1) Hall, G.R., Buckwalter, K.C. : Progressively lowered stress threshold : a conceptual model for care of adults with Alzheimer's disease, Arch Psychiatr Nurs, 1 (6) : 399-406, 1987.
2) Gerdner, L.A. : Effects of individualized versus classical "relaxation" music on the frequency of agitation in elderly persons with Alzheimer's disease and related disorders, Int Psychogeriatr, 12 (1) : 49-65, 2000.
3) 鈴木正典 編著：認知症予防のための回想法―看護・介護に活かすアプローチ，日本看護協会出版会，2013．
4) 鈴木みずえほか：痴呆性高齢者の音楽療法の評価手法に関する研究，老年精神医学，14 (4) : 451-462，2003．

column

「なぜ」という視点から ケアを考える

鈴木美佳（静岡市立清水病院　認知症看護認定看護師）

　当院の入院患者の半数以上（平成26［2014］年度は69.0％）は、65歳以上の高齢者で占められています。しかし、看護職員はこれまで認知症看護について学習する機会はほとんどなく、個人の学習に任されていました。そのため、認知症ケアに関する知識が十分とはいえず、安全優先の看護が行われているのが現状でした。

　ベッドから起き上がり、転落の危険がある患者に対して、その理由を確認せず、身体拘束が行われていました。そこで筆者は、身体拘束をする前に、なぜ患者が起き上がったのか、患者が何をしたかったのかを確認するように声かけを行いました。また同時に、患者は適切な言葉で表現することができないため、要求を行動で表している可能性があることも説明しました。

　繰り返しスタッフに説明することで、患者が行動を起こしたとき、その理由を分析するスタッフが徐々に増え、身体拘束に関するカンファレンスから、行動の理由に対するカンファレンスへと変化しました。

　患者の思いを知るためには、患者背景を知る必要があります。患者への理解が深まれば、その患者に適したケアに結びつけていくことができます。

　今後もスタッフ全員が、患者の表面的な行動だけに注目するのではなく、そこに隠された患者の思いに注目できるよう、声をかけていきたいと思います。

column

認知症をもつ人が最初に訪れる急性期病院で課題となるものを克服するための認知症ケア

加藤滋代（藤田保健衛生大学病院　認知症看護認定看護師）

　人口の高齢化に伴って、入院患者もますます高齢化し、大学病院では、後期高齢者であっても手術などの高度医療を積極的に受けるようになってきました。しかし、認知症をもつ人にとって、入院や手術などに伴う日常生活の変化は大きなストレスになるといわれています[1]。

　認知症をもつ人はせん妄をきたす可能性が高く、せん妄の発症率は身体疾患のため入院中の患者の10～30％[2]といわれています。せん妄をきたすと安静が保てず、不眠・不穏となり、点滴ルートを抜くなど看護への障害となります。

　筆者の所属施設は大学病院なので、手術や検査など侵襲の多い治療を受けることから、その治療や副作用により認知症の行動・心理症状（BPSD）に関連した症状が悪化することが多く、従来の看護の方法では身体抑制をせざるを得ない状況にありました。これらの問題のある患者が1か所に集まり、楽しい時間をつくれる方法がないか看護部に相談し、多くの支援を得て、3年前から認知症をもつ人に院内デイケアを導入しています。その結果、積極的に早期離床を促し、活動量を増やすことで、せん妄の改善や認知症の進行予防につながっています。

　また、院内デイケア以外にも、高齢患者に多く発症するせん妄や認知症看護に対する自由参加型の研修を行っています。研修の効果によって、高齢患者が多く入院する病棟のスタッフのせん妄ケア、認知症ケアの実践の質が向上し、それが看護の質の向上にもつながっていると思います。

事例

　脳梗塞で入院したA氏は、薬物治療の影響で、点滴を抜いたり、ベットの上に立ち上がる行動をするため、身体抑制が外せない状態でした。スタッフは誰しも、「A氏は一人暮らしをしていた自宅に帰ることは到底できないだろう」と考えていました。しかし、A氏の身体抑制を外して廊下に出てくる行動から「歩きたいのではないか」と考え、A氏に院内デイケアに参加していただくことにしました。その結果、A氏の生活リズムは整い、リハビリによる訓練で歩行が可能となり、住み慣れた地域に早期に戻ることができました。

　このように、入院前と変わらない状態で地域に戻れるような認知症看護を構築していくことが、認知症看護認定看護師の役割だと考えます。

引用文献
1) 富重佐智子：運動機能障害の発症予測と周手術期看護―大腿骨頸部骨折で手術を受ける高齢者を対象に, 臨牀看護, 28（11）: 1722-1728, 2002.
2) 一瀬邦弘ほか：せん妄へのアプローチ. 一瀬邦弘編：せん妄, 精神医学レビューno.26, p.5-15, ライフ・サイエンス, 1998.

column

当院での院内デイケアの取り組み

加藤滋代（藤田保健衛生大学病院　認知症看護認定看護師）

　近年、入院患者はますます高齢化し、後期高齢者であっても手術などの高度医療を積極的に受けるようになってきました。高齢患者は加齢による身体機能の変化に加えて、疾病や安静による長期臥床が続くことによって起こる心身の機能低下や、認知症の心理・行動症状（BPSD）の出現により、治療の継続が困難となることもあります。

　入院後にADLの低下をきたした高齢患者は、認知機能の低下や廃用症候群の進行などを引き起こしやすくなります。それらが進行すると予測しがたい事故に発展することがあるため、転倒・転落事故防止や治療の遵守を目的に、急性期病院では使用基準に沿ってやむなく身体抑制が実施されています。しかし、身体抑制は高齢患者のさらなるADLの低下を引き起こしたり、入院や手術の契機と相まって、せん妄の悪化や認知症の進行などを招いたりすることにもつながりかねません。また、身体抑制の実施に関しては、看護師は「患者の安全が大事」という思いと、「患者が自由に動けない」という思いの間でジレンマを抱えています。

　そこで当院では、患者の離床の機会を増やすことで不必要な身体抑制を早期に解除させるとともに、せん妄の改善や認知機能の低下予防、BPSDの緩和、QOLの維持向上を目標に、高齢患者およびせん妄や認知症をもつ人を対象にした院内デイケアを2012年1月から開始しました。

　本来、デイケアの目的は、リズムのある生活を送ること、仲間と一緒に活動に参加することで自律性と協調性を培うこと、ゲームや簡単な活動を通して身体機能の維持向上を図ること、です。院内デイケアに参加することで、高齢患者や認知症をもつ人に可能な限り離床の機会を増やし、社会復帰に向けた体力を養わせることができると考えます。

　当院の院内デイケアは開始後3年が経ちましたが、開始当初から現在まで同じボランティアがチームメンバーとしてかかわっています。昨年からは全病棟の診療補助者が輪番で加わり、月曜日には臨床心理士も加わった体制で運営しています。

　院内デイケアでは参加基準を定めており、参加者同士が交流できる場所で、一定時間、季節感を取り入れたレクリエーションやデイケアプログラムを行っています。これにより、個々の患者自身の力が発揮され、高齢患者や認知症をもつ人の機能回復につながりました。

　院内デイケアのように多職種によるチームで患者にかかわるとき、認定看護師は参加者の安全を第一に考えると同時に、共に楽しく過ごせるような人員配置や緊急時の対応方法、社会復帰に向けた体力づくりについてチーム内で定期的に話し合える場をつくるよう努めています。仲間意識を高め合いながら、多職種間の調整を積極的に行うことも、認定看護師の役割と考えます。

Step2 【中級】

4 認知症のある高齢者がよい状態を維持するための看護について理解できる

自分のコミュニケーションについて振り返ってみよう

　あなたは、入院した患者とどのようなコミュニケーションをとっていますか？認知症の人との会話は、表2-4-1に示すようなコミュニケーションになってはいませんか？

　看護師は患者に様々な声かけをしています。表2-4-1に示した一般的な声かけの例はていねいな言い方にも思えますが、一方的な指示を行っているだけです。「あの人は指示を聞いてくれない」と看護師が言っているのを聞いたことがありますが、自分は「コミュニケーションをとっている」と思っていても、指示を伝えているだけなのではないでしょうか。看護師は無意識に、病棟のスケジュールに沿った指示に従うことを患者に強制しているのかもしれません。

表2-4-1　認知症の人への一般的な声かけと、認知症の人に配慮した声かけや対応方法

一般的な声かけ	認知症の人に配慮した声かけや対応方法
「体温を測ります」（本人の反応を待たずに体温計を腋に入れる）	アイコンタクトをきちんと行い、認知症の人の反応を待ってから測定する。反応のない場合は、もう一度「体温計を入れさせてくださいね」と、ゆっくり伝えてから行う
「本日は何日ですか？ ここはどこですか？」	わからない様子であれば、必ずフォローする「今日は4月11日です。桜がきれいに咲いていますよ」
「午後から検査がありますから、昼食は食べないでください」	「検査があるので、昼食は食べないでください」などと書いたカードや紙をベッドサイドの見えるところに置く
「今から検査に行きます」	検査の説明を具体的に行う「今から胸のレントゲンを撮って、回復しているか調べるために検査をします」
「これは点滴なので、触らないでください」	行動を否定しない「これはとても大切な点滴です。大切にしてくださいね」
「なぜ、一人で歩いたのですか？ 危険ですよ」	行動を否定しない「何をしたいと思われたのですか？」

治療のために、患者に医療者の指示に従ってもらうことはある程度仕方のないことですが、しかし一方的に強制するのではなく、患者を一人の人として尊重して、対応していくことが必要です。これが認知症のある高齢者のケアの大きなポイントです。

急性期病院における認知症のある高齢者とのコミュニケーションの方法

急性期病院における認知症のある高齢者とのコミュニケーションの方法を表2-4-2に示します。

相手に声をかけたら、反応を待って、できるだけ会話の時間をもつようにしましょう。意図的に、相手がくつろいだり、安心してもらえるような会話にな

表2-4-2　急性期病院における認知症のある高齢者とのコミュニケーションの方法

アイコンタクトをしっかりとり、患者の視野に入る位置から挨拶し、笑顔で自己紹介を行う	●看護師はあなた（認知症本人）の味方であり、心配なことがあれば何でも相談してほしいことを伝える ●顔色や、反応が返ってくるか、言葉に対して反応があるか、アセスメントする ●看護師のことを認識できるか、病院に入院していることが認識できるか、アセスメントする ●言語的なコミュニケーションができるか、確認する。反応が少ないようであれば、非言語的なコミュニケーションを加えながら、表情や反応を確認して、理解しているかどうか、アセスメントする ●難聴などの聴覚の障害、視力などの視覚の障害があるか、アセスメントする ●相手が座っていたら、肩に触れたり、背中に触れるなど、安心が得られるようなタッチを行う
今日の日付や天気、季節、病院にいることなどの話をする	●日付、時間、天気、季節、病院など、見当識障害の程度をアセスメントする ●尋問するような雰囲気ではなく、温かい雰囲気で行う。間違ったことを言っても否定しない ●今日の日付がわからない場合でも、「カレンダーをご覧になられましたか？ 日付をおぼえていらっしゃいますか？ 急な入院で確認する暇もありませんでしたね。今日は〇月×日ですよ」と、本人の自尊心を脅かさないようなサポートをする ●それでもわからない場合は、カレンダーや時計などを用いて、本人が確認できるように工夫する
身体の苦痛や痛みがないか、心身の苦痛を自分で訴えることができるか、アセスメントする	●痛みや苦痛などについてたずねる。自分で訴えられない場合には、表情や行動で苦痛や痛みがないか、アセスメントする ●痛みのないときと、あるときの表情には違いがある（p.127 図2-7-2参照） ●身体を動かしたときにしか、痛みが起こらないこともある。痛みがはっきりしない場合は、車イスからベッドなどへの移動時に痛みがあるかをアセスメントすることも重要である ●認知症が重度になればなるほど、苦痛の表情を示さない場合もある。身体の動作や精神状態もアセスメントする
これからケアや処置を実施することの了解を得る	●入院や治療している理由や、これから実施するケアについて、本人の認知機能のレベルに合わせて、具体的に説明する ●本人に説明せずにケアを実施すると、興奮したり、ストレスによって起こる行動・心理（BPSD）が悪化したりすることにつながるため、必ず事前に本人に説明し、了解を得る
ケアや処置の不安を緩和させる	●ケアや処置を実施している最中に不安が強い場合は、軽く肩に手を触れるなどして、安心してもらう
ケアや処置の終了後に、痛みがなかったか、アセスメントする	●ケアや処置に関してどのように感じたか、しっかりアセスメントを行う ●協力していただいたお礼を伝える

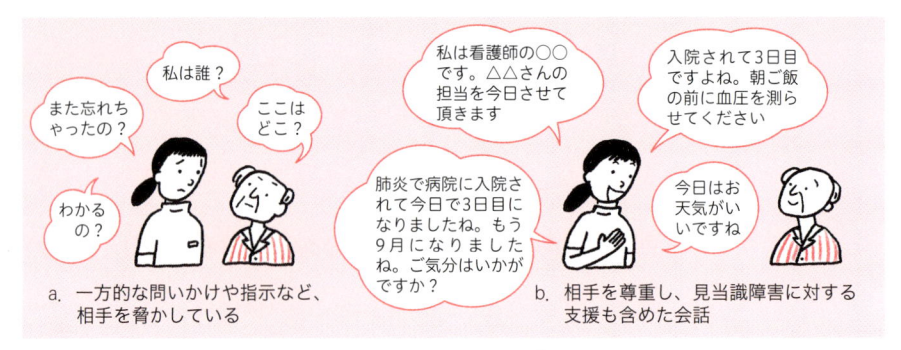

図 2-4-1　認知症のある高齢者とのコミュニケーションのポイント

a. 一方的な問いかけや指示など、相手を脅かしている

b. 相手を尊重し、見当識障害に対する支援も含めた会話

ミラーニューロンシステムの働きにより、目で見た動作と同じ動きを自分が行うように脳が活性化され、他者の体験を自分の体験に置き換えて理解し、共感することができる

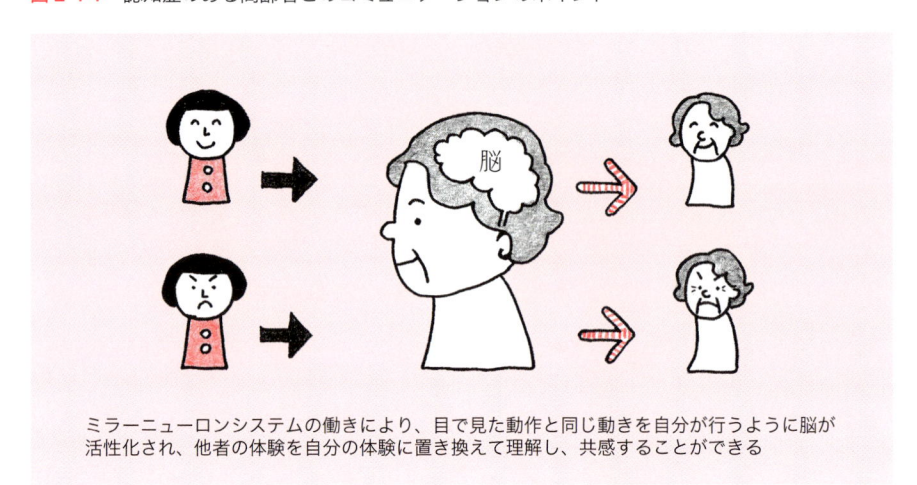

図 2-4-2　相手の心を鏡のように映し取るミラーニューロンシステム

(国立長寿医療研究センター認知症先進医療開発センター編：笑顔で介護を！「にこにこリハ」で心もにっこり，2010（パンフレット）より改変)

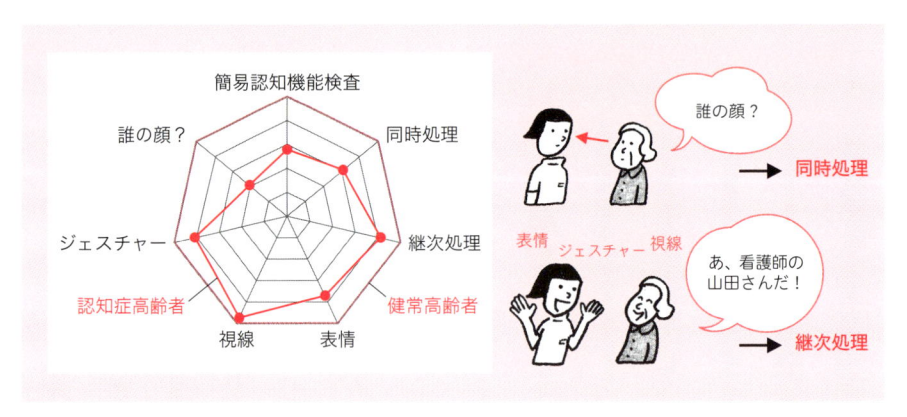

図 2-4-3　非言語性コミュニケーションシグナル

(国立長寿医療研究センター認知症先進医療開発センター編：笑顔で介護を！「にこにこリハ」で心もにっこり，2010（パンフレット）より改変)

るように心がけます（図 2-4-1）。

　人間は、ミラーニューロンシステムの働き（図 2-4-2）によって、目で見た動作と同じ動きを自分が行うように脳が活性化され、他者の体験を自分の体験に置き換えて理解し、共感することができます。よって、看護師の表情はとても

大切です。時々、鏡を見て、笑顔をつくってみてください。病院の勤務は年々複雑になっており、看護師自身もストレスを感じることが多くあるかもしれません。看護師も笑顔でいることで、自分の行動を振り返る心の余裕が生まれてくるのです。

　非言語性コミュニケーションシグナル（図2-4-3）に焦点を当てたリハビリテーション「にこにこリハ」の研究[1]からも、認知症のある高齢者は自分の前にいる人が誰かはわからなくても、相手の表情や視線、ジェスチャーを認識する能力は健常な高齢者とほとんど変わらないことがわかっています。また、認知症があると2つ以上のことを同時に処理することは難しいですが、継次処理することはできます。よって、1つひとつのことに対してていねいにコミュニケーションをとって、対応することが大切です。

認知症のある高齢者に対する非言語的コミュニケーション

　認知症のある高齢者は、看護師の話し方や雰囲気などから、安心できる人か、あるいは自分にとって脅威を与える人かを直感的に判断します。看護師は、「いつもあなたを温かく見守っている」ということを表情、態度、姿勢などで表現し、認知症のある高齢者に安心感を与え、自分の味方だと感じ取ってもらうことが大切です。

　非言語的コミュニケーションとして、コンタクト・ケアのプロセスを図2-4-4に示します。看護師が高齢者の視野に入って、低い位置から温かで安心できるアイコンタクトをとったり、ゆったりとしたペースで話しかけることは、急性期病院であってもとても重要です。急性期病院では医療者主体のペースで治療やケアが行われますが、ほんの数分でも認知症のある高齢者とともに時間を過ごし、タッチなどでスキンシップをとることは、大切な看護ケアの1つです。急性期病院でもこのようなケアが重要であることをチーム全体で認識し、担当看護師が実践できるようにサポートしていくことが重要です。

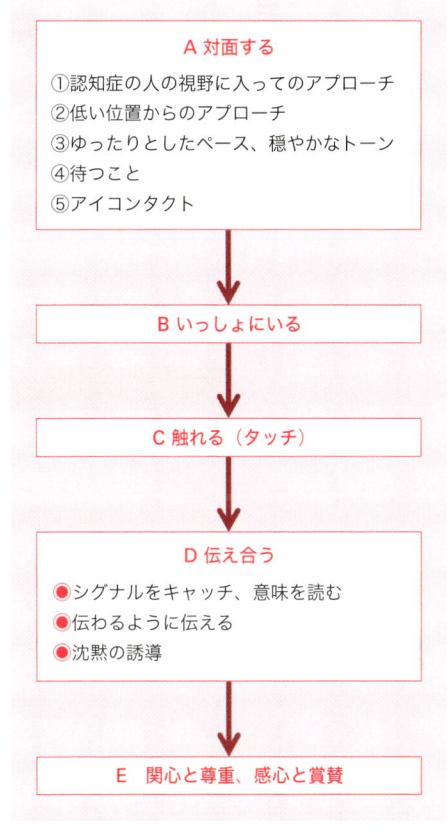

```
A 対面する
①認知症の人の視野に入ってのアプローチ
②低い位置からのアプローチ
③ゆったりとしたペース、穏やかなトーン
④待つこと
⑤アイコンタクト
       ↓
B いっしょにいる
       ↓
C 触れる（タッチ）
       ↓
D 伝え合う
●シグナルをキャッチ、意味を読む
●伝わるように伝える
●沈黙の誘導
       ↓
E 関心と尊重、感心と賞賛
```

図2-4-4　コンタクト・ケアのプロセス
（永田久美子：人的環境づくり（コンタクト・ケア），日比野正己ほか編：図解痴呆バリア・フリー百科，p.98，TBSブリタニカ，2002より改変）

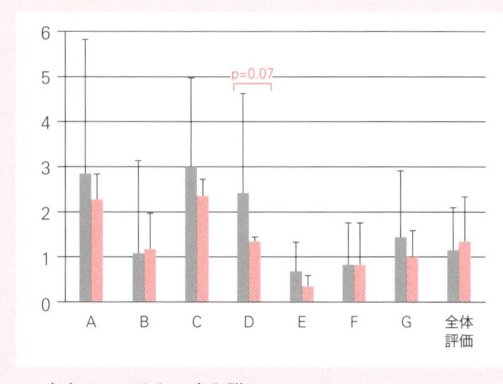

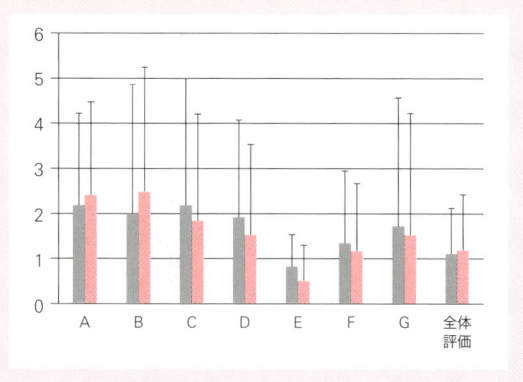

a. タクティールケア介入群   b. コントロール群

A：妄想観念、B：幻覚、C：行動障害、D：攻撃性、E：日内リズム障害、F：感情障害、G：不安・恐怖
得点が低いほどよい状態を示す
タクティールケア介入群で攻撃性の改善の傾向がみられた

図 2-4-5　認知症のある高齢者に対するタクティールケアの効果
(Suzuki, M. et al. : Physical and psychological effects of 6-week tactile massage on elderly patients with severe dementia, Am J Alzheimers Dis Other Demen, 25 (8) : 680-686, 2010)

癒しを目的とした意図的なタッチ：タクティールケア

*1：タクティールケア
タクティールケアを正しく実施するには、所定の研修を受講する必要がある。詳細はスウェーデン福祉研究所に問い合わせていただきたい。

　タクティールケア[*1]は、スウェーデン発祥のタッチケアです。認知症の人へタクティールケアを継続的に行うと、身体の認識や自己意識の向上、身体的・精神的な症状を和らげることができます。すべての認知症の人に適用できるわけではありませんが、心地よさや安心感、痛みの軽減をもたらしてくれます。
　筆者らの研究では、認知症のある高齢者に対して6週間のタクティールケアを実施することで、攻撃性を低下させることができました(図 2-4-5)[2]。

意図的なコミュニケーションの方法：リアリティオリエンテーション

　リアリティオリエンテーションとは、見当識障害を解消するための訓練法で、今日は何月何日なのかとか、季節はいつなのかといった、時間や今いる場所などに関する現実認識を深めることを目的とします。個人的な背景に関する質問や、今いる場所や日付などの質問を繰り返すことで、認知症のある患者に、今、入院中で治療をしているという認識をもってもらいます。そして、本人の残存機能に働きかけることで、治療に協力してもらったり、認知症の進行を遅らせたりすることを目指します。

リアリティオリエンテーションの種類

　リアリティオリエンテーションには、24時間リアリティオリエンテーションと集団リアリティオリエンテーションがあります。

1. 24時間リアリティオリエンテーション

24時間リアリティオリエンテーションは、日常生活における基本的なコミュニケーションの中で、認知症の人に「自分は誰であるのか」「自分は現在どこにいるのか」「今は何時か」といった現実を認識する機会を提供します。

例えば、入院して治療中であること、入院した日や現在の日付、あと何日程度入院が必要か、などを伝えます。さらに認知症の人の注意や関心を、天気、曜日、時間に向けたり、室内に飾られた季節の花、朝食のみそ汁のにおい、旬の魚を焼く香り、登校中の子どもたちの声などを用いて、見当識を補う手がかりを与えます。

2. 集団リアリティオリエンテーション

集団リアリティオリエンテーションは、少人数の認知症の人を集めて、決められたプログラムに沿って、個人および現在の基本的情報、例えば名前、場所、時間、日時、人物などに関する話を進めていきます。

コミュニケーションは看護実践の重要なポイント

認知症の人に対するコミュニケーションの方法について考えてきました。看護師自身が適切なコミュニケーションを実践することで、認知症であっても安心して入院生活を送ることができ、ストレスによって起こる様々な行動・心理が緩和され、治療が進み、身体疾患も順調に回復します。また、そのような状況を家族が見ることで、在宅復帰が可能となります。さらに、看護師の認知症の人への理解も深まっていきます。

コミュニケーションは、急性期病院における看護実践の重要なポイントなのです。認知症の人が訴えている様々な内容は一人ひとり異なりますし、同じ表現をする人はいません。怒ったり、どなったりする行動も、認知症の人からの

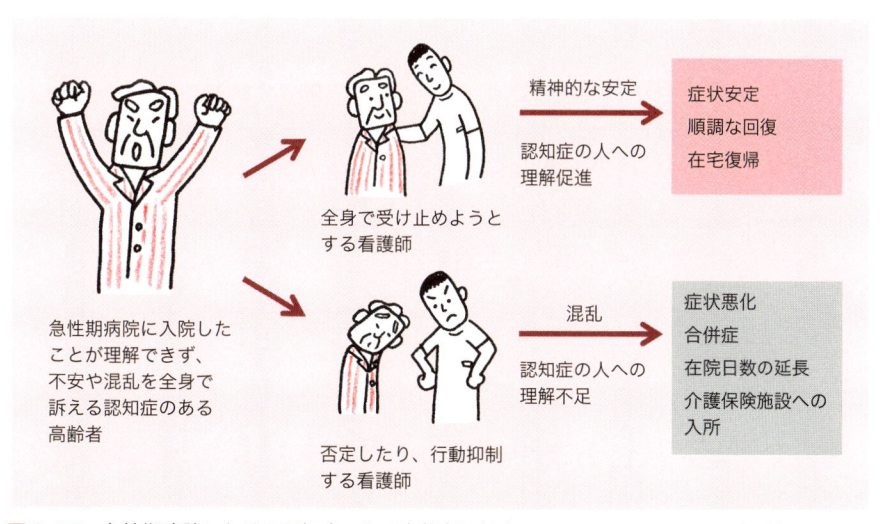

図 2-4-6　急性期病院における認知症のある高齢者に対するコミュニケーションの重要性

訴えと考え、その行動の裏にあるその人の状況を、本人の立場から考えていきましょう。認知症の人が様々な方法で訴えようとする気持ちを、全身で受け止めようとする看護師の態度が重要です（図2-4-6）。すぐに認知症の人の状態が変わらなくても、受け止めようとする態度を続けることが大切です。

引用文献
1) 齊藤千晶ほか：非言語性コミュニケーションシグナルに焦点を当てたリハビリテーション「にこにこリハ」―多施設による試験的介入，日本認知症ケア学会誌，14（2）：494-502，2015．
2) Suzuki, M. et al. : Physical and psychological effects of 6-week tactile massage on elderly patients with severe dementia, Am J Alzheimers Dis Other Demen, 25（8）：680-686, 2010.

参考文献
1) ウナ・ホールデン，ロバート・ウッズ（川島みどり 訳）：痴呆老人のアセスメントとケア―リアリティ・オリエンテーションによるアプローチ，医学書院，1994．

認知症の理解を深める教材2
『ヘルプマン!!』（くさか里樹著，朝日新聞出版）

　フリーの介護士らが、高齢社会の様々な問題に切り込む介護漫画。彼らのやり方はどこまでも、高齢者中心だ。チームの中でも目の前の個人を大切にするあまり、レクリエーションの時間に利用者が大好きなパン屋が来ているからと、他のスタッフと揉めてしまうのも、彼らの信念の強さゆえだが、ケアを経験した人が読み始めたら、多くは正直ハラハラしながらストーリーを追うことになるだろう。しかし、彼らは自らの感覚を最大まで研ぎ澄まし、高齢者の意思を確認し、意欲を引き出していく。ハチャメチャな介護をしていると映りかねない場面は、今の介護現場に足りないものを私たちに突きつける。口から食べるのが当たり前、胃瘻ではなく口から食べたいという意思があれば、それをかなえるために、いちばんの好物を用意する。高齢者の意思を尊重することと、医療や介護との間で家族が迷いを生じさせていたら、地域の様々な人たちをその人が本来あるような生活のために引き込み、高齢者の底力を家族にもみせて、チームをつくっていく、まさしく地域包括ケアだ。介護や医療の常識を疑いたくない人にとっては苦痛なくらい、人としての当たり前が、たとえ高齢者になっても当然であるということを、この漫画は強く訴える。

　読んで、「自分のケアの価値観はどこにあるのだろう」と自問してみるといい。誰の笑顔を引き出すことに、私たちは最大の満足を得ることができているだろうか。医療・介護制度の縛りや家族の都合、介護人材不足などは傍に置いて、ただひたすら高齢者の笑顔を引き出す仕事ができたら、それは私たちにとって何よりの喜びになるのではないか。これまでの医療介護福祉の価値観なんてぶっ壊して、でも一匹狼にならず、チームでそれを目指すことができる環境をつくれたら、私たちも幸せになれるだろう。

（阿部邦彦）

Step2 [中級]

5 認知症のある高齢者に起こりやすいせん妄について理解できる

認知症のある高齢者のせん妄

せん妄と認知症の違い

　認知症とせん妄は異なる疾患ですが、症状が似ている（表2-5-1）ため、病院では混同されることが多いです。しかし、原因が異なるので区別が必要です。認知症では主に記憶が、せん妄では主に注意力が障害されます。
　せん妄は急激に意識水準が変化した状態で、1日の中でも状態は変動し、意識障害、認知機能障害に加え、認知症の人の様々なストレスから起こる行動・心理に類似した症状が出現しますが、一過性のもので、回復すれば症状は消失します。急性期病院に緊急入院して生活環境が一気に変化したときや、術後や

表2-5-1　せん妄と認知症の違い

	せん妄	認知症
発症の時期	●急激に発症する ●夜間にみられる	●徐々に進行する
1日の変化	●日中は落ち着いていても、夜間に悪化する	●1日中ほぼ同じ状態
症状の持続	●数時間から数週間	●数か月から数年以上
経過	●通常は可逆的	●徐々に悪化
意識レベル	●意識の混濁がみられる ●周囲に対して注意を集中する能力が低下する	●ほとんど影響なし
見当識障害	●時間の障害が強い	●時間・場所・人物の順に障害
記憶障害	●主に短期記憶の障害	●短期記憶、エピソード記憶の障害
知覚	●視覚性の錯覚・幻覚が多い	●多くは異常なし
薬物の誘因	●睡眠薬、抗不安薬などが関連する	●少ない
誘因	●脱水、感染、低酸素脳症など	●少ない
治療の可能性	●ほとんどが可能	●基本症状は困難

全身状態の悪化に伴って発症します。せん妄の種類を表2-5-2に示します。
　認知症とせん妄との鑑別は難しいですが、せん妄は1日の中でも症状の変動が激しいのが特徴で、家族からみても「いつもと違う」と感じることが大きなポイントです。せん妄のリスクに関して家族に説明するとともに、家族が「いつもと違う」と感じたら、気軽に看護師に相談できるような関係づくりが必要です。

認知症のタイプ別のせん妄の特徴

　認知症のタイプ別では、せん妄の発生頻度が最も多いのは血管性認知症で、次にレビー小体型認知症といわれています。血管性認知症では特に、夜間の活動過剰による夜間せん妄が多くみられます。
　脳の障害が広範囲に及ぶとせん妄を起こしやすいため、早期のアルツハイマー型認知症や前頭側頭型認知症では、認知症そのものが誘発するせん妄は少ないようです[1]。認知症のタイプ別のせん妄の特徴を表2-5-3に示します。

認知症のある高齢者のせん妄の予防とケア

認知症のある高齢者にみられるせん妄の前兆

　認知症のある高齢者の場合、身体疾患の治療のために急性期病院に入院した

表2-5-2　せん妄の種類

過活動せん妄	●落ち着きがなく、激しく興奮して動き回り、多弁になって会話が止まらない場合がある ●治療を拒絶したり、興奮して動き回る
低活動せん妄	●日中も傾眠状態で、反応が乏しく、会話も少ない ●発見が遅れるとせん妄が長期化し、治療中の疾患や認知症が悪化する恐れがある
混合型せん妄	●過活動と低活動の状況が交互に起こる ●過活動のときは興奮を示し、低活動のときは昼間もうつらうつらして反応が鈍いなどの状態を、交互に繰り返す

表2-5-3　認知症のタイプ別のせん妄の特徴

血管性認知症	●症状の初期にせん妄を起こしやすい ●特に夜間に過活動せん妄を起こしやすい。サーカディアンリズムや深部体温調整リズムが関係する ●多発性小梗塞、高血圧に付随したビンズワンガー病による広範囲な脳の障害があるほど、せん妄を起こしやすい
アルツハイマー型認知症	●せん妄を起こすのは中期以降 ●せん妄発症には、促進要因が関連していることが多い
レビー小体型認知症	●血管性認知症と同様、せん妄を起こしやすい ●治療薬が誘因となり、せん妄が起こることもある

際に、病気についてや入院したことを説明し、本人も「はい、わかりました」と返事をして、その後しばらくは静かに過ごしていても、次第に、視線を合わせられずにキョロキョロしたり、点滴ルートを何度も触ったり、身体を起こす・寝るなどの同じ動作を繰り返すようになることがあります[2]。これはせん妄の前兆でもあります。さらに会話も、話が回りくどくなったり、まとまりがなくなったり、何度も同じことを聞いてきたり、興奮して「家に帰る」「やめ

表 2-5-4　せん妄の前兆（観察ポイント）

行動面	● 視線を合わせられず、キョロキョロしている ● ルート類を何度も触ったり、身体を起こす・寝るなどの同じ動作を繰り返す ● 周囲の音（例えばテレビ）や看護師の動きに気をとられる ● 突然激しく怒り出す（日中は穏やかなのに、夕方や夜になると怒り出す）
会話の状況	● 話が回りくどくなる、まとまりがなくなる ● 何度も同じことを言ったり、聞いてきたりする ● 会話がかみ合わず、質問と別の内容を答えてくる ● 夕方になると激しく痛みを訴える、または痛みをまったく訴えない

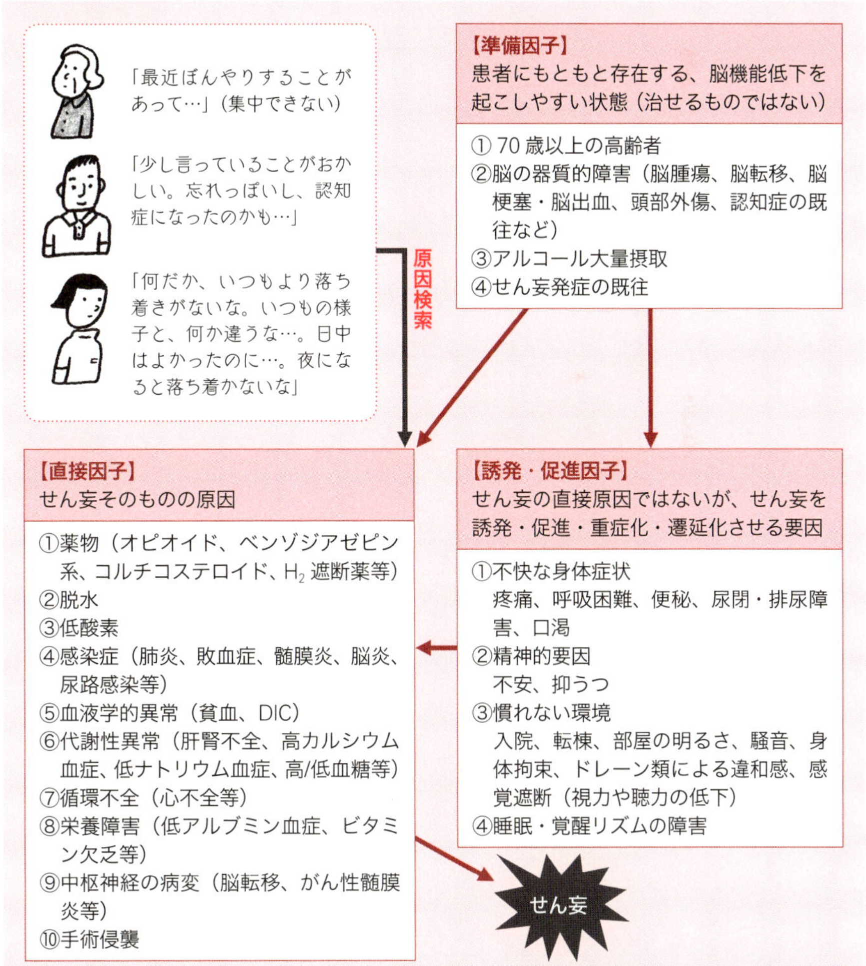

「最近ぼんやりすることがあって…」（集中できない）

「少し言っていることがおかしい。忘れっぽいし、認知症になったのかも…」

「何だか、いつもより落ち着きがないな。いつもの様子と、何か違うな…。日中はよかったのに…。夜になると落ち着かないな」

原因検索

【準備因子】
患者にもともと存在する、脳機能低下を起こしやすい状態（治せるものではない）

① 70 歳以上の高齢者
② 脳の器質的障害（脳腫瘍、脳転移、脳梗塞・脳出血、頭部外傷、認知症の既往など）
③ アルコール大量摂取
④ せん妄発症の既往

【直接因子】
せん妄そのものの原因

① 薬物（オピオイド、ベンゾジアゼピン系、コルチコステロイド、H_2遮断薬等）
② 脱水
③ 低酸素
④ 感染症（肺炎、敗血症、髄膜炎、脳炎、尿路感染等）
⑤ 血液学的異常（貧血、DIC）
⑥ 代謝性異常（肝腎不全、高カルシウム血症、低ナトリウム血症、高/低血糖等）
⑦ 循環不全（心不全等）
⑧ 栄養障害（低アルブミン血症、ビタミン欠乏等）
⑨ 中枢神経の病変（脳転移、がん性髄膜炎等）
⑩ 手術侵襲

【誘発・促進因子】
せん妄の直接原因ではないが、せん妄を誘発・促進・重症化・遷延化させる要因

① 不快な身体症状
　疼痛、呼吸困難、便秘、尿閉・排尿障害、口渇
② 精神的要因
　不安、抑うつ
③ 慣れない環境
　入院、転棟、部屋の明るさ、騒音、身体拘束、ドレーン類による違和感、感覚遮断（視力や聴力の低下）
④ 睡眠・覚醒リズムの障害

せん妄

図 2-5-1　せん妄の発症要因
（矢野和美：せん妄のハイリスクと発症の予防法，緩和ケア，26（2）：98-103，2016 より改変）

ろ」とどなり声をあげたりします(表2-5-4)。

　過活動せん妄の場合は、その激しい行動からせん妄が発見されやすいですが、認知症の人は痛みや苦痛があっても訴えることができなかったり、「痛くない」「大丈夫」などと答えてしまうことがあり、せん妄の徴候が見落とされやすいため、注意が必要です。

せん妄の予防

　せん妄の発症は、準備因子、誘発・促進因子、直接因子の3因子(図2-5-1)から考えます。

　準備因子としては、高齢、脳器質疾患(脳梗塞、神経変性疾患)、認知症などがある患者に起こりやすい傾向があります。誘発・促進因子としては、音や光などの感覚刺激や睡眠障害、身体拘束などが、直接因子としては薬物、代謝性障害、敗血症、脱水、感染症などがあり、この3因子が複雑に絡んでせん妄が発症するのです。

　最も重要なのは、せん妄は全身疾患であるということです。予防としては、直接因子となっている薬物の影響を減らしたり、疾患の身体管理を行うなど、対応可能なものをまず実施します。せん妄の3因子に関するアセスメントとケアを表2-5-5に示します。せん妄の予防は、認知症のある高齢者の生活の場の変化、疾患・治療に伴う苦痛・制限、生活パターンの流れに注意しながら行う必要があります。

表2-5-5　せん妄の3因子に関するアセスメント、ケア

準備因子	● 認知症の診断を受ける。診断のない場合でも、記憶障害、特に短期記憶障害の有無を確認する ● 日常生活の様子やADL、IADLの様子を確認する ● 以前にせん妄の既往がある人は、再度せん妄を発症しやすい。前回の入院でいつもと違った様子がなかったか、家族に既往を確認する ● カレンダーや時計、湯呑みや箸などの愛用品、写真などを持参する ● 好きなテレビ番組や趣味・活動などについて情報収集し、会話を楽しむことができる話題を提供する ● メガネ、補聴器、義歯などは入院前と同じように日中は装着し、夜間は外して、睡眠が妨げられないようにする ● できるだけ同じ看護師が担当する
誘発・促進因子	● 認知症があると、疼痛や呼吸困難などの苦痛を訴えないことも多い。看護師がアセスメントし、症状緩和に努める ● せん妄時は入院・治療の理由が理解できておらず、不安や恐怖を感じている。看護師は味方であることを認識してもらい、できるだけ不安が軽減できるようにかかわる ● ルート類による苦痛や点滴漏れなどがないかを確認し、苦痛をできる限り軽減する。ルート類はできるだけ早期に抜去できるように、担当医と検討する ● 身体拘束は準備因子を悪化させるため、行わないのが原則である ● 昼夜の生活リズムが整うように昼間は覚醒を促し、可能な限り活動性を高める。夜間は照明を暗くし、雑音を少なくして、安眠できるように工夫する
直接因子	● 発熱、低酸素、感染症などのせん妄のリスクがないか、アセスメントする ● 脱水や尿路感染症を起こしていないか、尿量や水分摂取量などを確認する ● せん妄に関係する睡眠薬などの薬物を確認する

A：意識・覚醒・環境認識のレベル

現実感覚

夢と現実の区別がつかなかったり、物を見間違えたりする。例えば、ごみ箱がトイレに、寝具や点滴のびんがほかの物に、さらに天井のしみが虫に見えたりするなど。
　　　①ある　②なし

活動性の低下

話しかけても反応しなかったり、会話や人とのやりとりがおっくうそうに見えたり、視線を避けようとしたりする。一見すると「うつ状態」のように見える。
　　　①ある　②なし

興奮

ソワソワとして落ち着きがなかったり、不安な表情を示したりする。あるいは、点滴を抜いてしまったり、興奮し暴力を振るったりする。時に、鎮静処置を必要とすることがある。
　　　①ある　②なし

気分の変動

涙もろかったり、怒りっぽかったり、焦りやすかったりする。あるいは、実際に、泣いたり、怒ったりするなど、感情が不安定である。
　　　①ある　②なし

睡眠−覚醒のリズム

日中の居眠りと夜間の睡眠障害などにより、昼夜が逆転していたり、あるいは、1日中、明らかな傾眠状態にあり、話しかけても、ウトウトしていたりする。
　　　①ある　②なし

妄想

最近新たに始まった妄想（誤った考えを固く信じている状態）がある。例えば、家族や看護師がいじめる、医者に殺されるなどと言ったりする。
　　　①ある　②なし

幻覚

幻覚がある、現実にはない声や音が聞こえる。実在しないものが見える。現実的にはあり得ない、不快な味やにおいを訴える（口がいつも苦い・渋い、いやなにおいがするなど）。体に虫が這っているなどと言ったりする。
　　　①ある　②なし

B：認知の変化

見当識障害

見当識（時間、場所、人物などに関する認識）障害がある。例えば、昼なのに夜だと思ったり、病院にいるのに自分の家だと言うなど、自分がどこにいるかわからなくなったり、看護スタッフを孫だと言うなど、身近な人の区別がつかなくなったりするなど。
　　　①ある　②なし

記憶障害

最近、急激に始まった記憶の障害がある。例えば、過去の出来事を思い出せない、さっき起こったことも忘れるなど。
　　　①ある　②なし

C：症状の変動

現在の精神症状の発症パターン

現在ある精神症状は、数日から数週間前に、急激に始まった。あるいは、急激に変化した。
　　　①ある　②なし

症状の変動性

現在の精神症状は、1日のうちでも出たり引っ込んだりする。例えば、昼頃は精神症状や問題行動もなく過ごすが、夕方から夜間にかけて悪化するなど。
　　　①ある　②なし

→ せん妄の可能性あり

【検査方法】
1) 最初に、「A：意識・覚醒・環境認識のレベル」について、上から下へ「①ある、②なし」についてすべての項目を評価する。
2) 次に、もしA列において、1つでも「①ある」と評価された場合、「B：認知の変化」についてすべての項目を評価する。
3) 次に、もしB列において、1つでも「①ある」と評価された場合、「C：症状の変動」についてすべての項目を評価する。
4) 「C：症状の変動」のいずれかの項目で「①ある」と評価された場合は「せん妄の可能性あり」とし、ただちに精神科にコンサルトする。

★注意：このツールは、患者面接や病歴聴取、看護記録、さらに家族情報などによって得られる全情報を用いて医学スタッフが評価する。さらに、せん妄の症状は、1日のうちでも変転するため、少なくとも24時間を振り返って評価する。

患者氏名　　　　　　　　　様（男・女）（年齢　　歳）

身体疾患名（　　　　　　　　　　　　　　　　　）

検査年月日　　　　年　　　月　　　日

図 2-5-2　せん妄スクリーニング・ツール（DST）

（町田いづみ：ツールを用いたせん妄の早期発見，脳外科看護，3（2）：12-17，2004）

せん妄のスクリーニング

せん妄のスクリーニング・ツール（Delirium Screening Tool；DST[3]）を図 2-5-2 に示します。DST は従来のせん妄のスケールを改善し、認知症との鑑別ができるように工夫されたものです。このようなツールを活用して、せん妄の可能性をアセスメントしていきます。

せん妄発生時のケア

認知症のある高齢者のせん妄発生時の看護を図 2-5-3 に示します。本人の不安な気持ちに共感したり、現在の気持ちを引き出す言葉がけも重要です。不安が増強した際や夜間の不眠時などには患者に付き添い、直接因子となっている身体的環境を早急に整えます。

同じスタッフが継続して親密にかかわること、特に非言語的なコミュニケーション、タッチやタクティールケア、リアリティオリエンテーションを繰り返すことでせん妄が軽減したという報告[4]もあります。激しく興奮しているときには、人から触れられるとさらに興奮が増す場合が多いので、落ち着いたときにタッチやタクティールケアなどを実施することで、言葉によるコミュニケーションよりも効果的に不安や孤独感が軽減し、落ち着く場合も多いようです。

直接因子である身体的環境を整える
- 直接因子は何かを確認する（脳機能に影響を及ぼす身体疾患、肺炎、尿路感染、脱水、低酸素、睡眠薬の内服、手術などの侵襲、など）
- 主治医と連携して、原因を明らかにし、できるだけ除去・緩和する

↓

苦痛や不快感を緩和する
- 痛み（創痛、腰背部痛）、ルート類などの不快感をできるだけ緩和する
- ルート類は、身体症状の回復に伴い、できるだけ減らすように、担当医と連携する

↓

不快感や恐怖を緩和して、安心できる環境を整える
- 「つらいですね」「家に帰りたいですね」など共感の言葉をかける
- うまく言葉にできない苦痛や不安があるようならば、その原因を探したり、本人の潜在的ニーズに着目して、本人の状況に合わせて対応する

↓

昼夜の生活リズムを整える
- 日中は覚醒しているようにして活動量を増やし、夜間は睡眠できるように工夫する
- 騒音対策をしたり、照明の明るさを調節したりするなど、生活環境を整える
- その人の好みに合わせて、心地よいタッチを行ったり、音楽を使用したりする

図 2-5-3　認知症のある高齢者のせん妄発生時の看護

せん妄時には、認知症のある高齢者は看護師に対して非協力的であったり、興奮したり、動き回るなどの行動もみられます。このようなときは、本人はどんな気持ちでいるのかを考え、その気持ちに向き合うことが大きなポイントになります。各人の気持ちはそれぞれ異なりますが、それぞれの人に合ったコミュニケーション方法を考えてみましょう。

引用文献
1) 金子 稔ほか：高齢者せん妄を伴う認知症，老年精神医学雑誌，17（6）：616-623，2006．
2) 酒井郁子，渡邉博幸：せん妄のスタンダードケアQ&A100―どうすればよいか？に答える，南江堂，2014．
3) 町田いづみ：ツールを用いたせん妄の早期発見，脳外科看護，3（2）：12-17，2004．
4) 鈴木智子ほか：緊急入院した高齢患者に対するせん妄予防を目的とした看護を振り返る―タクティールケアとリアリティー・オリエンテーションを用いた実践，認知症ケア事例ジャーナル，9（1）：30-37，2016．

column

術後疼痛に対する鎮痛薬の積極的な使用と早期離床によりせん妄の悪化を防いだ事例

佐藤晶子（聖隷三方原病院　老人看護専門看護師）

　70歳代の男性Yさんは軽度の認知症があります。転倒して左大腿骨骨幹部を骨折し、手術を受けるために入院となりました。入院時の情報収集の際、昨年、心臓カテーテル検査のため入院したときのYさんの様子について、「暴れて大変だった」と家族が話されました。

　Yさんは高齢で認知症があり、せん妄の既往があることから、せん妄ハイリスクとアセスメントしました。そして、骨折して手術を受けるYさんにとって、疼痛や動けないことがせん妄の発症や悪化の因子になると考え、対策として、積極的な鎮痛薬の使用と術後の早期離床を計画しました。

　手術直後、Yさんは混乱した様子で、ルート類を引っ張ったり、つじつまのあわない言動がみられましたが、自ら痛みを訴えないYさんに対して、看護師から痛みがないかをたずねたり、つらそうな表情や手で足をさするしぐさを観察して、鎮痛薬を使用し、入眠することができました。

　せん妄症状は夜間のみでおさまり、Yさんは翌朝食事を自分で召しあがり、定期的に鎮痛薬を内服しながら離床を進め、車イスへの移乗や座位・起立訓練が開始となりました。

＊

　認知症のある高齢者はせん妄を合併しやすいことを念頭におきながら、予防策を講じることが重要です。そのためには、治療の経過を含め、全体をとらえたうえで、せん妄の発症・悪化因子を予測し、苦痛や不快を取り除く、生活リズムを整える、といったケアの視点が求められます。

Step2 〔中級〕

6 認知症のある高齢者の転倒・転落に対する援助について理解できる

認知症のある高齢者はなぜ転倒しやすいのか

　認知症のある高齢者は病棟内でたびたび転倒します。脳神経障害や加齢などの影響から、歩行や移動などの能力が低下しているだけでなく、認知症の中核症状（認知機能障害）のため、移動に際して介助の必要性を説明しても、勝手に歩いていってしまったり（記憶障害）、空間の位置関係が理解できなかったり（視空間認知障害）、転倒の危険を判断する能力や注意力が低下している（注意力障害）ため、認知症のない同年代の高齢者と比べると、著しく転びやすい状況にあります（表2-6-1）。

　高齢者が転倒した場合、大腿骨頸部骨折などを起こしやすいため、介護保険制度では介護予防として、地域高齢者を対象とした転倒予防教室が実施されています。高齢者の転倒は、歩行やバランス機能の低下が重要な要因となっていることから、個別の状況に合わせた独自の運動による歩行機能の改善が効果的だといわれています。しかし、認知症のある要介護の高齢者には運動療法は難しく、効果的かつ絶対的な方法はないため、転倒につながるリスクに対して、ていねいに対応していく必要があります。

表2-6-1　転倒に関連する認知症の中核症状（認知機能障害）

中核症状	転倒との関連
記憶障害 新しいことがおぼえられない、思い出せない	●介護の必要性をおぼえていない ●物を置いた場所がわからない、おぼえられない
見当識障害 時間、場所などがわからない	●時間・場所などがわからず、歩き回って転倒する ●見守り体制の十分でない夜間に活動量が増加する
視空間認知障害 物は見えるが、何かは認識できない	●空間認知の障害のため、物の位置がわからず、つまずいたり、ぶつかったりする
失認・失行 適切な動作ができない	●衣服や履き物を正しく着用できないため、バランスを崩して転倒しやすい
注意力障害 注意力が障害される	●注意深い行動がとれない ●注意喚起を理解できず、転倒する

認知症のある高齢者の転倒を引き起こしやすい危険な行動

　認知症があると、認知症の中核症状の影響により、転倒につながる危険な行動を起こしやすいといえます。しかし看護師は、一方的にその行動を制止するのではなく、本人の視点に立ち、その人が危険な動作を起こす原因は何かを考えることが大切です。

　認知症のある高齢者の転倒につながる危険な行動を表 2-6-2 に示します。筆者らの研究[1]では、これらの 11 項目の行動がみられる人は、これらの症状のない人と比べて 1.6 倍転倒しやすいことが明らかになっています。認知症の人すべてが転倒するのではなく、これらの危険な行動を起こすことが、危険に対する判断力の低下した高齢者を転倒させているのです。これらの行動に関しては、認知症の人の様々なストレスから起こる行動・心理(BPSD)への対策と同様に、パーソン・センタード・ケアを用いて原因について考え、本人の視点に立った対策を検討する必要があります。

認知症のある高齢者の潜在的ニーズへの的確な対応

　認知症のある高齢者が目的もなく歩き回る行動(いわゆる徘徊)をするときには、危険を予測する判断能力が低下しており、転倒しやすい状況にあります。また、高齢者にはそれぞれの生活や価値観、独自の生活スタイルがありますが、高齢者施設などで集団生活をしている人はそれらのニーズを満たす状況であることが少なく、そのために不安や苦痛が増大して、転倒しやすい状況を引き起こしています。

　筆者らは、認知症のある高齢者の転倒予防に関するフォーカスグループインタビューを行い[2]、これらの人の転倒の特徴を導き出しました(図 2-6-1)。認知症のある高齢者は、人生の中で培われた独自の価値観、生活習慣などをもつ、自分の意思をもった人ですが、コミュニケーション障害のため、不安や孤独感を訴えたり、排泄や身体の苦痛などに関する自らのニーズを満たすように要求

表 2-6-2　認知症のある高齢者の転倒につながる危険な行動

- 突発的な行動をとる
- 興奮して動き回る
- 看護・介護援助に対して抵抗する
- 車イスの座位姿勢バランスが崩れる
- 危険に対して意識せずに行動する
- 指示に従わず、一人で行動（移乗、トイレ、歩行など）しようとする
- 状態が悪いときでも、ふだんと同じような行動をとる
- 車イスから急に立ち上がったり、歩き出そうとしたりする
- 実際にはできない行動（歩行、立位、移乗など）を、自分一人でできると思って行動する
- 尿意・便意を感じると、突発的にトイレに行こうとする
- 尿意・便意が気になって、落ち着かない

(Suzuki, M. et al. : Impact of fall-related behaviors as risk factors for falls among the elderly patients with dementia in a geriatric facility in Japan, Am J Alzheimer Dis Other Demen, 27 (6) : 439-446, 2012)

- 認知症のある高齢者は、人生で培われた独自の価値観、生活習慣などをもつ、自分の意思をもった人である
- しかし、コミュニケーション障害などのため、自らニーズを満たすことができない
- その結果、転倒につながる危険行動を引き起こしやすく、中核症状である注意力や判断力の欠如から、転倒を起こしやすい

↓

- 日常生活の援助を基盤として、中核症状の障害に合わせた援助が転倒予防の基盤となる

↓

- 認知症のある高齢者のそれぞれの価値観や独自のニーズが満たされて、生活が落ち着けば、転倒は起こりにくい

図 2-6-1　認知症のある高齢者の転倒の特徴

(鈴木みずえほか:臨床判断プロセスを基盤とした認知症高齢者の転倒予防看護質指標の有用性—急性期病院と介護保険施設の比較による検討, 老年看護学, 19 (1):43-52, 2014 をもとに作成)

したりすることができず、そのことにより、転倒につながる危険行動を引き起こす傾向にあります。加えて、認知症の中核症状である注意力・判断力の欠如や、視空間認知障害のため障害物の位置確認が十分できないことにより、さらに転倒を起こしやすくなっている状況です。

認知症だからといって、特別な転倒予防対策が必要ということではなく、食事、排泄、清潔、活動などの日常生活の援助を基盤とした各人の中核症状の程度に合わせた看護の実践が、転倒予防の基本となります。それぞれの人の価値観に沿った支援を行い、独自のニーズが満たされ、生活が落ち着けば、認知症があっても、転倒は起こりにくくなると考えます。

転倒のリスクアセスメントと対策

転倒のリスクアセスメント

転倒リスク(危険性)をアセスメントし、あらかじめ予防対策を検討しておくことが大切です。転倒のリスク要因には以下のものがあります。

1. 過去の転倒経験

過去に何度か転倒したことがある高齢者は、転倒を繰り返しやすい傾向があります。過去の転倒の状況を詳しくアセスメントすれば、転倒しやすい時間や状況などの転倒の傾向がみえてきます。

2. 移動動作(一部介助、急激な悪化)

移動動作時に転倒が起こることは多いです。特に、移動動作が一部介助の場合や、移動動作能力が急激に悪化した場合に転倒しやすくなります。

3. 排泄動作（一部介助、急激な悪化）

夜間にトイレに行って、転倒を繰り返す場合は、トイレに行った時間や排尿パターンを表などに記入して、把握しておきましょう。本人からトイレ介助を求めてこない場合は、看護師から何気なく、トイレに行くことを誘ってみることも必要です。

ただし、看護師が頻回にトイレのことを言うと、かえってストレスを感じる場合もあるので、タイミングや時間などを十分に考えて、行いましょう。

転倒予防対策

1. 認知症のある高齢者の視点を重視したケアの工夫

認知症のある高齢者の行動を抑制したり、身体拘束することは、一時的に安全を確保できるかもしれませんが、その後の看護師との関係の悪化につながります。なぜ転倒を引き起こす危険な行動をするのか、本人に聞いてみることが重要です。

返事がない場合は、その人はどんなことをしたいと思ったのか——トイレに行きたいのか、動きたいのか、家に帰りたいのか、などを考えて、その人のニーズに対応した、心が穏やかになるケアを実践し、安全な行動へと誘導することが、転倒予防の基本です（図 2-6-2）。「立ち上がってはダメ。動かないで」というような行動を抑制するケアでは、転倒の危険はさらに増大します。

2. 1日をトータルに考えて行うケアの工夫

夜間に歩き回ると転倒しそうだとか、車イスから急に立ち上がるとふらつきそうなどと、看護師は場面ごとに転倒のリスクを考えてしまいがちですが、そうではなく、1日をトータルに考えて転倒予防対策を行うことが必要です（図 2-6-3）。

夜間に起きて歩き回るのは、昼間にうとうとしていたなどの原因があります。また、病室のベッドに臥床したままで長くいると、心身の廃用症候群が進み、転倒しやすくなります。急性期病院でも高齢者集団ケアを行い、院内デイケアやアクティビティケアなどを取り入れると、転倒予防にも効果があります。

*1 p.89 も参照。

認知症のある高齢者は、私たちと同じように、意思も経験ももっている

- 認知症のある高齢者のその人の世界を理解する
- どのように感じているか、思っているのか、転倒を引き起こす危険な行動をなぜするのか、聞いてみる
- 返事がない場合は、どんなことをしたいのか、どんなニーズがあるのかを考えて、その人のニーズ（トイレに行きたい、動きたい、家に帰りたいなど）に対応し、心が穏やかになるようなケアを実践し、そして安全な行動へと誘導する
- 「立ち上がってはダメ、動かないで」という行動を抑制するケアでは、転倒の危険はさらに増大する

図 2-6-2　認知症のある高齢者の視点を重視した転倒予防対策

図 2-6-3　1日をトータルに考えた転倒予防対策

高齢者がしたいこと（ニーズ）に対応するケア
・ニーズを満たそうと危険な行動をとってしまうのが認知症のある高齢者の転倒の特徴
・転倒しそうな高齢者に対して、「何かお困りですか？」と聞いてみる
・本人がしたいことに安全に対応する手段を考える：
　　　トイレまで「歩きたい」のか？「排泄したい」のか？
・待てない人からケアを行う

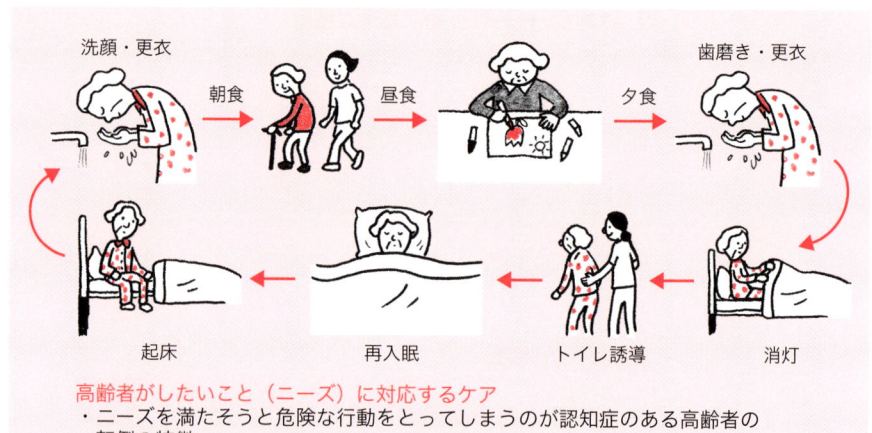

生活の質を高める
・食べる、寝る、排泄する、楽しみなどのケアの充実

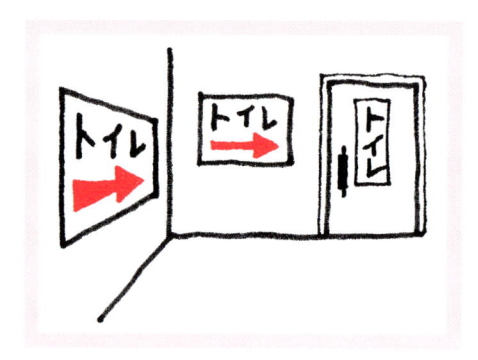

図 2-6-4　トイレ標識の例

3. 環境の整備

　病棟では、認知症のある高齢者はトイレの場所や自分の部屋がわからなくなることが多くあります。トイレの標識があっても、それだけではトイレだと認識できない人もいます。「トイレ」「便所」「お手洗い」などと紙に書いて貼っておくと、わかりやすいでしょう。病室からトイレまでが遠い場合は、「トイレはこちらです→」などと書いた貼り紙をしておくと、効果的かもしれません（図 2-6-4）。

4. 生活の中にリハビリテーションを取り入れる

　病棟の生活の中でリハビリテーションを行えるように、理学療法士と連携して、転倒予防プログラムを作成します。病棟の日課として、散歩やアクティビティケアを取り入れることも有効です。

5. センサーマットの活用

　センサーマットは、転倒を予防するというよりも、認知症のある高齢者の生活リズムやトイレの時間などを把握するために使用します。センサーマットをまたいだときや、センサーの誤作動でアラーム音が鳴ることもあるので、必ずしも「センサーの活用＝転倒予防」ではないことを認識しておきます。「今日はいつもよりも身体の動きが固く、ふらつきが大きい」など、アセスメントや観察・見守りのために活用することが重要です。

引用文献
1) Suzuki, M. et al. : Impact of fall-related behaviors as risk factors for falls among the elderly patients with dementia in a geriatric facility in Japan, Am J Alzheimer Dis Other Demen, 27 (6) : 439-446, 2012.
2) 鈴木みずえほか：認知症高齢者の転倒予防看護質指標の有用性―急性期病院と介護保険施設の比較による検討，老年看護学，19（1）：43-52，2014．

column

身体状況に応じた転倒リスクのアセスメントとADL支援
患者の「できること」「できないこと」を見極め生活リハビリとして支援することの重要性

阿部ゆみ子（聖隷三方原病院　認知症看護認定看護師）

　80歳代の女性Uさんは、認知症と診断され、要介護2です。デイサービス利用中にけいれん発作が起こり、意識障害をきたしたため入院となりました。

　入院後、抗けいれん薬の治療を開始し、徐々に意識レベルは改善しました。廃用症候群予防のためリハビリテーションも開始されましたが、筋力低下が著しく、自力で立位をとることが困難な状態でした。ADLを見極めて、離床センサーを使用し、離床動作が見られたときは看護師が訪室して、何を目的に動こうとしたのかを本人に確認していましたが、入院2日目、ベッドサイドの床に座っているところを発見されました。

　看護チームのカンファレンスで、現在のUさんの状態や環境などを確認し、離床センサーを継続使用するとともに、ベッドを壁側に付けて、降りる側を統一しました。また、床に衝撃吸収マットを敷いて、転倒時の外傷が最小限となるようにしました。

　身体機能が改善してきた後は、場面や時間帯に応じたUさん個別の対応を検討しました。看護師が声かけをして、自分でできることを促し、見守る支援を行ったり、日々のかかわりを通してADL維持に努めたところ、Uさんは転倒することなく自宅へ退院することができました。

＊

　急性期病院での入院は、治療のために様々なチューブ類が挿入・装着されたり、安静臥床などを強いられて行動が制限されたりしてしまいます。入院時は意識障害などのために活動がみられなくても、経過の中で自分で動くことが可能となると、転倒の危険は高まります。

　患者に入院の経緯や現在の状態をわかりやすく説明するとともに、安全を確保しながら、患者の尊厳や機能維持に努めることが大切です。トイレ歩行の際に少し遠回りして窓から一緒に景色を眺める、離床して食事をとった後は、洗面所で口腔ケアを行うなど、生活場面のかかわりの中でできることを工夫しながら、患者本人を知ることは、患者-看護師間の信頼関係が構築でき、そこに安心感が生まれます。また、これらの生活リハビリを通してADL支援を行うことで、転倒リスクの軽減にもつながります。

Step2〔中級〕

7 身体疾患の治療に関連して起こりやすい症状と看護の方法について理解できる

認知症のある高齢者の身体症状とアセスメント

身体症状のアセスメント

　病気が発症したとき、本人の自覚症状はとても大切ですが、認知症のある高齢者は自分からそれを訴えることができにくくなります。認知症があると、進行に伴って脳神経が障害され、身体症状を適切に感じる機能や判断する能力が低下していきます。痛みがあっても、それを痛みというよりは、漫然とした全身の苦痛として感じていることもあります。

　高齢者の場合、痛みが表情に表れにくい場合もあるのですが、看護師のアセスメント不足のために苦痛をそのまま放置してしまうことは避けなければなりません。看護師のアセスメント能力は、認知症のある高齢者の生命予後にもかかわるほど重要なことなのです。いつもよりもソワソワしていたり、表情や顔色が暗かったり、皮膚の様子など、「ふだんの状態とは違う」と感じることが大切です。

1. 軽度・中等度の認知症の人に対するアセスメント

　軽度・中等度の認知症の人の場合、訴えがあっても、必ずしも正しいことを言っているとは限りません。苦痛を適切に訴えることができず、腹部の痛みがあっても「胸が痛い」と言うなど、部位や訴えの内容が実際とは異なっていることもあります。苦痛を訴えてはいても、いつも実際とは違う部位のことを言っているため、認知症の症状の悪化と間違えられる場合もあります。

　また、認知症があると言語能力が低下するため、同じ言葉や同じ訴えを頻繁に繰り返す人もいます。いつも同じことを訴えていると思い、対応せずに放っておいた結果、本当にある身体状態の不調をアセスメントできずに、気がついたときには手遅れ、というケースもあります。さらに、「痛い、痛い」と訴えると看護師がていねいに対応してくれるので、スタッフが自分を構ってくれないと、「痛い、痛い」とたびたび訴える人もいます。

　しかしそのような中であっても、ふだんとは違う状況に気づき、バイタルサインやフィジカルアセスメントを統合させて、身体症状を判断していく必要が

あります。

2. 重度認知症の人に対するアセスメント

　重度の認知症があると、意思疎通がうまくできません。看護師はその人の顔の表情や行動から身体症状をアセスメントしていく必要があります。

認知症のある高齢者の身体症状を把握するために

1. ふだんとは違う症状をていねいにアセスメントする

　「ふだんとは違う症状」をアセスメントするには、平常の様子をきちんと把握しておく必要があります。バイタルサインだけではなく、顔の表情、目の動き、皮膚の色や行動、姿勢、会話に対する反応や理解度など、ふだんの状態を確認しておきます。看護師の感性や認知症の人に対する関心やかかわりの深さが、小さな変化の気づきに影響します。視覚的な観察だけではなく、認知症の人に意識的なタッチをして触れることで得られる皮膚の緊張や弾力、皮膚から伝わる体温なども、重要なアセスメントの情報になります。

2. 日常生活の変化やバイタルサインをアセスメントする

　認知症のある高齢者の日常生活の変化に関する観察項目を表2-7-1に、バイタルサインの変化に関する観察項目を表2-7-2に示します。

表2-7-1　認知症のある高齢者の日常生活の変化に関する観察項目

全体的な体調の変化	
食事や水分の摂取状況	●食事量の変化、好き嫌いの変化、食事に対する訴え、急に起こった食事の拒否や食欲の低下
排便や排尿の状況	●排尿・排便の回数や性状、色
移動状況、睡眠、ADLの変化	●移動状況、睡眠時間 ●いつもは日中起きてテレビなどを観ている人が、起きずに寝てばかりいる、尿漏れなどのない人がたびたび尿漏れしてしまうなどの変化は、健康障害の可能性がある
気分や行動の状況	●様々なストレスから起こる行動・心理に関連した行動の変化と頻度 ●ふだんと違う激しい行動や感情の変化は、何らかの身体の変調の可能性がある
喀痰の量の変化	●重度の認知症で寝たきりの場合は、痰の量が多くなる

表2-7-2　認知症のある高齢者のバイタルサインに関する観察項目

意識状態	●意識状態が悪化すると、せん妄を起こす可能性がある	脈拍	●頻脈、脱水、発熱、心房細動
体温	●発熱：感染症、脱水などの可能性 ●低体温：体温調節の障害	痛み	●胸部、腹部の痛みの有無
血圧	●高血圧：本態性高血圧 ●低血圧：起立性低血圧		

認知症のある高齢者に起こりやすい身体症状とアセスメント

1. 発熱

　発熱は、何らかの感染症の可能性を示す徴候です。急に高熱が出て、悪寒・戦慄の状態になると、原因疾患が治療されても体力が消耗するため、発熱を早期に予防する必要があります。認知症があると、体調がすぐれなくても本人からの訴えがないことも多いため、看護師からみて、元気がなく、顔色が赤いなどの症状がある場合は、体温測定も含めたバイタルサインの測定が必要です。

　発熱時は、発熱に伴う悪寒・戦慄や呼吸状態、末梢の皮膚の色や冷感などをアセスメントするとともに、発熱に伴って脱水傾向になるため、意識障害、意欲の低下、バイタルサインや尿量、皮膚の状態を観察し、脱水に対する援助を行います。さらに、肺炎、尿路感染症、カテーテル感染、インフルエンザなど、発熱の原因をアセスメントする必要があります。一般的には誤嚥性肺炎が生じると発熱しやすいですが、高齢者の場合は肺炎でも高熱や痰が出ない場合もあります。認知症のある高齢者の発熱時の観察項目を表2-7-3に示します。

2. 痛み

　「認知症の人は痛みを感じない」と思われることもありますが、そうではなく、ほかの人と同じように痛み伝達路から痛みを感じています。しかし、その刺激を痛みとして認識できない人もいます。

　前述のように、認知症があると、言語能力の低下によって痛みを適切に訴えられない可能性があります。「日本版アビー痛みスケール（図2-7-1）」は、言語的に痛みを表現できない認知症の人の移動時の痛みをアセスメントするための尺度です。歩行時やベッドから車イスへの移乗時などの移動の場面を観察し、痛みがある場合に声をあげるかどうか、表情（図2-7-2）、ボディランゲージの変化、行動の変化、生理学的変化、身体的変化の6項目をそれぞれ評価し、合計点から痛みの可能性を評価します。

　痛みから高齢者に多い健康障害の可能性をアセスメントする際の観察項目を表2-7-4に示します。

表2-7-3　認知症のある高齢者の発熱時の観察項目

肺炎	●呼吸困難感、息切れ、咳、痰など ●呼吸数、呼吸の深さ、リズム障害と努力呼吸 ●皮膚の口唇のチアノーゼ、湿潤など ＊高齢者の場合は、倦怠感、食欲低下などが発熱より先行する場合がある
尿路感染症	●排尿量、尿の性状、回数 ●尿検査、血液検査
カテーテル感染	●挿入部の痛みや違和感 ●挿入部の発赤や腫脹
インフルエンザ	●食事摂取量の低下、倦怠感など、ふだんとは違う様子 ●咳・痰の有無、呼吸状態 ●関節痛、頭痛、筋肉の痛み

3. 脱水

　認知症のある高齢者は摂食嚥下障害を起こしやすく、水分を摂取しにくくなり、体内の水分量が低下して、脱水が起こりやすくなります。特に、様々なストレスから起こる行動・心理（いわゆる BPSD）などに対して用いられる向精神薬のために過鎮静になり、水分が摂取できない場合も多くあります。脱水は高齢者によくみられる症状なので、表 2-7-5 に示すようなふだんとは違う様子がみ

日本語版アビー痛みスケール

言葉で表現することができない認知症の方の疼痛測定のために
スケールの用い方：入所者を観察しながら問１から６に点数をつける
入所者名：_____
スケールに記入した観察者とその職種：_____
日付：_____年_____月_____日　時間：_____
最後の疼痛緩和は_____年_____月_____日_____時に_____を実施した

問1．声をあげる
　　例：しくしく泣いている、うめき声をあげる、泣きわめいている
　　0：なし　　1：軽度　　2：中程度　　3：重度

問2．表情
　　例：緊張して見える、顔をしかめる、苦悶の表情をしている、おびえて見える
　　0：なし　　1：軽度　　2：中程度　　3：重度

問3．ボディランゲージの変化
　　例：落ち着かずそわそわしている、体をゆらす、体の一部をかばう、体をよける
　　0：なし　　1：軽度　　2：中程度　　3：重度

問4．行動の変化
　　例：混乱状態の増強、食事の拒否、通常の状態からの変化
　　0：なし　　1：軽度　　2：中程度　　3：重度

問5．生理学的変化
　　例：体温、脈拍または血圧が正常な範囲外、発汗、顔面紅潮または蒼白
　　0：なし　　1：軽度　　2：中程度　　3：重度

問6．身体的変化
　　例：皮膚の損傷、圧迫されている局所がある、関節炎、拘縮、傷害の既往
　　0：なし　　1：軽度　　2：中程度　　3：重度

問１から６の得点を合計し、記入する　　　　　　　総合疼痛得点
総合疼痛得点にしるしをつける

0-2	3-7	8-13	14以上
痛みなし	軽度	中程度	重度

最後に疼痛のタイプにしるしをつける

慢性	急性	慢性疼痛の急性増悪

図 2-7-1　日本語版アビー痛みスケール
（Takai, Y. et al.：Abbey Pain Scale：Development and validation of the Japanese version, Geriatr Gerontol Int, 10 (2)：153, 2010）

a. 痛みのないときの顔　　　　　　b. 痛みのあるときの顔

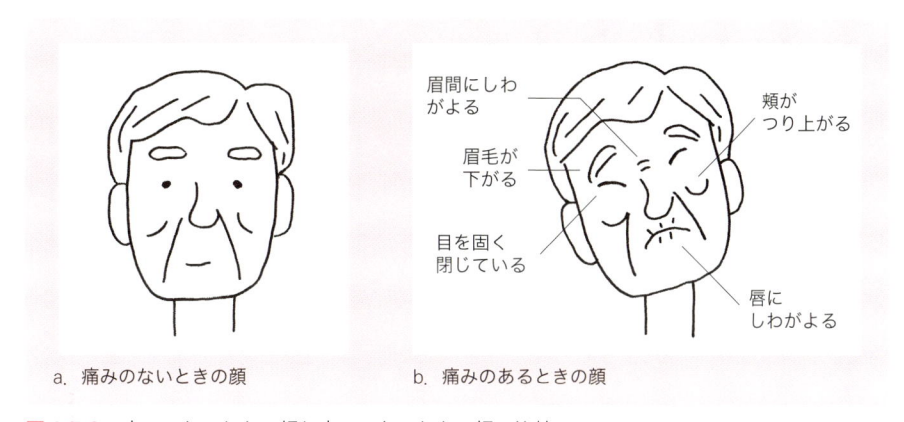

図 2-7-2　痛みのないときの顔と痛みのあるときの顔の比較

(The Australian Pain Society, 2005 を参考に作成)

表 2-7-4　痛みから高齢者に多い健康障害の可能性をアセスメントする際の観察項目

健康障害	観察項目
肺炎（誤嚥性肺炎、細菌性肺炎など）	●発熱、喀痰、呼吸状態、嘔吐との関係
骨折（肋骨・大腿骨頸部骨折）	●皮下出血、発熱、体動時の激しい痛み、身体を動かそうとしない
便秘	●排便量の減少、腹部の膨満感、ガスの停留、嘔吐、食事量の変化
尿閉	●尿量の減少、恥骨上部の疼痛、下腹部の腫脹、冷感、頻脈、血圧上昇、尿漏れ、腎機能に関する血液検査
腸閉塞	●腹部の緊満、嘔気・嘔吐、排便・排ガスの途絶
血圧	●高血圧、筋肉の緊張
関節炎	●関節の腫脹、浮腫

られれば、まず第一に脱水を疑うことが必要です。

　脱水状況は、水分摂取量の不足や、発汗、嘔吐、下痢などから引き起こされます（表 2-7-6）。インフルエンザやノロウイルスによる急性胃腸炎なども原因になります。重症になると血圧障害や意識障害をきたしやすいので、輸液療法や水分の経口摂取量の調整および原因疾患への対処が必要です。

4. 排泄障害

　排泄障害には、排尿と排便の障害があります。認知症のある高齢者の場合は、尿意・便意がわからない排泄コントロール障害のほかに、実行機能能力の低下や失行・失認などの認知症の中核症状のために排泄に関する動作ができなくなることで、機能性の尿・便失禁を起こしやすくなります。

　対応としては、入院・入所前の排泄習慣（和式・洋式）や、排泄回数などのパターンを知っておくことと、排泄に関するタイミングのよい適切な声かけや誘導が重要です。

　ただし、排泄に関して何度も声かけをすることで本人の自尊心を低下させて

表 2-7-5 高齢者に多い脱水の症状・様子（混合性脱水の場合）

- 頭痛
- せん妄
- 血圧低下
- 舌・口腔粘膜の乾燥（有効な診断指標となる）
- 皮膚の乾燥（眼窩の乾燥は有効な診断指標となる）
- 元気がない
- 食欲不振
- 体温上昇
- 見当識障害
- 何かいつもと違う
- 頻脈
- 体重減少
- 意識障害
- 口渇（顕著ではない）
- 歩行時のふらつき増強
- 全身倦怠感
- 尿量減少、濃縮尿（顕著ではない）
- ボーッとしている

（木島輝美：脱水．山田律子ほか編：生活機能からみた老年看護過程＋病態・生活機能関連図，第2版，p.357，医学書院，2012より改変）

表 2-7-6 高齢者における脱水の発生因子

タイプ	状態	発生因子
水分排泄量の増加	嘔吐	●急性胃炎、頭蓋内圧亢進など
	下痢	●細菌、ウイルス腸炎、過敏性腸症候群
	発汗	●発熱、気温の上昇、活動増加など
	多尿	●利尿薬、腎機能低下、糖尿病など
水分摂取量の不足	渇中枢機能低下	●のどの渇きを感じない
	意図的な制限	●夜間排尿や頻尿を避けるための水分摂取量の制限
	身体可動性低下	●口渇があっても、自力で水分を準備、摂取できない
	嚥下機能低下	●飲み込みが困難なため、摂取量が減少
	認知力低下	●水分の必要性を認識できない ●自力で水分摂取ができない
	うつ状態	●食欲低下、活動性の低下

しまうこともあるため、「私もトイレに行くので一緒に行きませんか？」「お部屋に戻る前に、トイレに行きませんか？」と何気なく誘うなどの配慮も必要でしょう。尿意・便意があるときに、ソワソワしてお腹に手を当てるなどのサインがみられたり、「お腹が痛い」「お腹がきつい」などと言う人もいます。言葉の表現には個別性がありますが、これらを見逃さないでトイレ誘導することができれば、機能性の尿・便失禁を引き起こさずに済むかもしれません。気持ちよく排泄してもらうための創造的な工夫が必要です。

また、いわゆるBPSDに対して向精神薬を内服している高齢者は、副作用で便秘を起こす場合があるため、薬物と便秘との関係を明らかにして、医師と処方薬について検討します。前立腺肥大による尿路閉塞などが原因で起こる溢流性の尿失禁もあるので、残尿などのアセスメントが必要です。

排泄障害をアセスメントする際の観察項目を表 2-7-7 に示します。

高齢者の場合、身体機能の低下や活動性の低下から便秘を起こしやすく、便秘傾向にある人が多いです。認知症があると、便秘であることを自分で訴えることができないので、食事量が低下したり、嘔気・嘔吐により便秘が発見されたりします。悪化すると、イレウスなどを起こしやすくなります。

また、入院などの環境の変化によるストレスのため、一時的な便秘を起こす場合もあります。レビー小体型認知症の高齢者の場合は、自律神経症状により

表 2-7-7　排泄障害をアセスメントする際の観察項目

本人の訴えや行動	●本人の訴え、生活習慣
排泄に関する認識	●排泄へのこだわり、排泄や排泄場所に対する認識の程度 ●失行・失認の有無
排泄動作	●移動能力、立ち上がり動作、座位保持能力、下着の上げ下ろし、後始末などの動作の状況 ●一連の排泄動作に関連する実行機能能力と排泄動作の状況
排泄状況	●便・尿の性状、量、回数
腹部の皮膚の状況、腹壁の隆起の有無	●便塊の状態などを視診でアセスメントする
腸蠕動音の聴診	●便秘の場合は左下腹部に便が貯留し、他の部位よりも腸蠕動音が悪いことが多い
腹部の状況	●打診・触診による腸管内のガス貯留の程度（ガスがたまっていると、高い鼓音となる） ●便塊の有無と場所の確認、腹部痛の有無、残尿による下腹部の膨満、便塊の大きさ、硬さの確認
合併症の併発	●尿路感染症、膀胱炎、前立腺肥大症、イレウスなどの発症の可能性

便秘が起こることがあります。高齢者に多いのは、活動性が低下して大腸の蠕動運動が低下することにより便の排泄時間が延長する弛緩性便秘です。寝たきり状態の重度認知症の高齢者では、弛緩性便秘と排便反射が起こらない直腸性便秘の両方が起こりやすくなります。

ブリストル便性状スケール（表 2-7-8）を活用して、便の状態を観察するとよいでしょう。1と2の状態だと腹痛や腹部膨満などを伴います。便秘解消のために下剤を服用することで、6や7のような下痢になることも多いです。便のコントロールがうまくできないと不快感を生じ、行動や感情が安定しなかったり、いわゆるBPSDが起こりやすくなります。

認知症のある高齢者の点滴管理

急性期病院では、認知症のある高齢者が点滴治療を行っているのをよくみかけます。しかし、何度点滴の説明をしても、記憶の障害のため、時間が経つと忘れてしまったり、「点滴」と言われても意味がわからなかったりします。そのため、看護師が「点滴をしますが、いいですか」と聞き、患者から「はい」と返事があっても、実際は点滴の意味を理解できていないため、針を挿入するときに驚いて興奮し、抵抗するということが起こります。

認知症のある高齢者に点滴治療を行うときは、事前にていねいに説明をする必要があります。説明の例を表 2-7-9 と図 2-7-3 に示します。説明した後は、本人が内容をきちんと理解しているかどうかを、アイコンタクトを十分にとりながら、ゆっくりと時間をかけて確認しましょう。抵抗したり、指示に従わないからといって、「点滴をするので動かないでください」「ベッドに横になってください！」「動くとかえって痛みますので、手は動かさないでください」な

表 2-7-8　ブリストル便性状スケール

タイプ	形状
1	硬くてコロコロの兎糞状の（排便困難な）便
2	ソーセージ状であるが硬い便
3	表面にひび割れのあるソーセージ状の便
4	表面が滑らかで軟らかいソーセージ状、あるいは蛇のようなとぐろを巻く便
5	はっきりとしたしわのある軟らかい半分固形の（容易に排便できる）便
6	境界がほぐれて、ふにゃふにゃの不定形の小片便、泥状の便
7	水様で、固形物を含まない液体状の便

（Longstreth, G.F. et al. : Functional bowel disorders, Gastroenterology, 130（5）: 1480-1491, 2006）

表 2-7-9　認知症のある高齢者への点滴についての説明例

❶早くよくなるために、点滴でお薬を入れさせてくださいね
❷今まで点滴をしたことはありますか？
❸こちらが見えますか？（点滴バッグやチューブを示す）普通は口から薬を飲まれますよね。そうすると、お薬が効くまでに少し時間がかかるんです
❹点滴ですと、すぐにお薬が効いて、楽になりますよ
❺点滴は、血管に針を入れてお薬を入れていきます。特別な針ですので、刺すときにチクッとしますが、後はほとんど痛みはありませんよ
❻ご家族がそばにいれば安心ですよね。なるべく痛くないようにしますので、よろしいですか？

どと否定的な声かけをすると、かえって混乱したり興奮したりするので、注意が必要です。

点滴治療を行う際のケアの手順

❶点滴棒や点滴スタンドは、本人に見えないように、頭より後ろの位置に設置する。
❷点滴は利き腕ではない腕に行う。点滴チューブはパジャマの袖から背中側に出して、本人の視野に入らないようにする。
❸文字や絵で説明したものを本人に見える位置に置き、「今は点滴治療中であり、点滴チューブに触らないでほしい」ことを、本人にわかるようにしておく（図 2-7-4）。
❹看護師に用事があるときはナースコールで呼ぶように、ナースコールの周辺に使い方を絵や文字でわかりやすいように示しておく（図 2-7-5）。
❺点滴チューブを触っていたら、点滴中であることを繰り返し説明して、「○

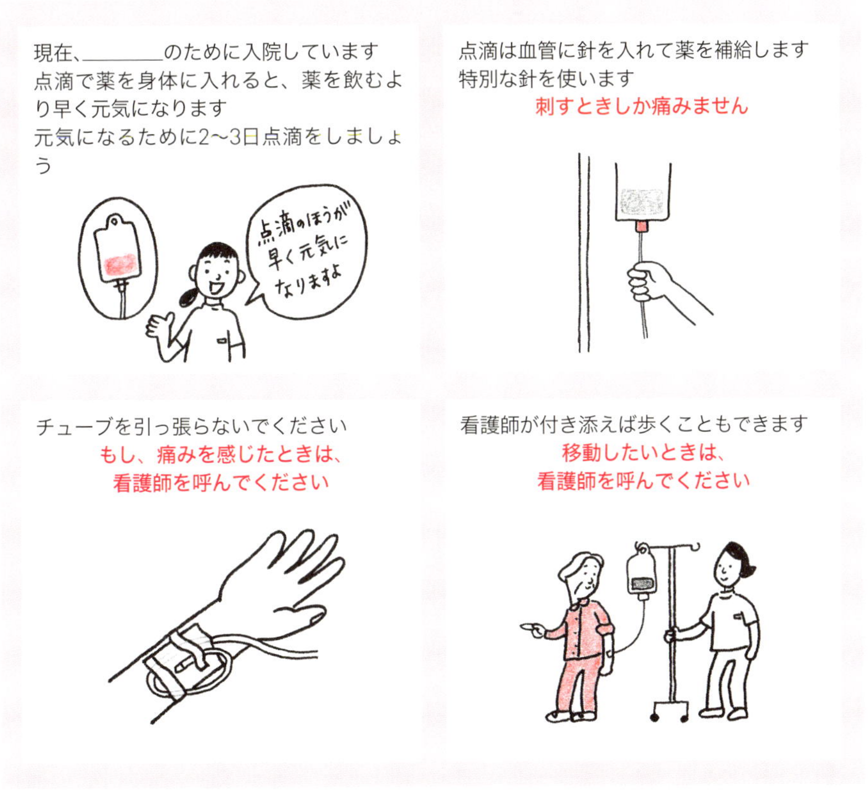

図 2-7-3　認知症のある高齢者へのイラストを用いた点滴についての説明例
(鈴木みずえ　原案・監修：認知症高齢者の看護―パーソン・センタード・ケアの視点，急性期病院編 Vol.1，医学映像教育センター，2015 より改変)

○さんのお身体にとって重要なものですから、大切にしてくださいね」と言う。その結果、チューブを抜かなかったら、「大切にしてくださって、ありがとうございます」と感謝の気持ちを伝える。

❻中等度〜重度の認知症のある高齢者の場合は、点滴による混乱や苦痛をできるだけ軽減させるため、意図的にタッチを行ったり、わかりやすい言葉で点滴についての説明を繰り返す。

点滴管理の手順

❶術後に点滴療法を開始した場合は、水分摂取ができるようになったら排尿量も含めた水分バランスの状況を確認して、順調であれば、できるだけ早く点滴を抜去する。例えば、24時間点滴はできるだけ避け、抗生物質のみの投与とする。

❷点滴漏れや点滴挿入部の苦痛の有無を確認し、挿入部位を変えるなどの対応をする。

❸点滴漏れや挿入部の痛み、点滴テープ装着部位のかゆみや違和感について確認する。かゆみや違和感がある場合は、テープを変えたり、掻痒部位に対するケアや治療を行う。

図 2-7-4　点滴チューブに触らないための工夫

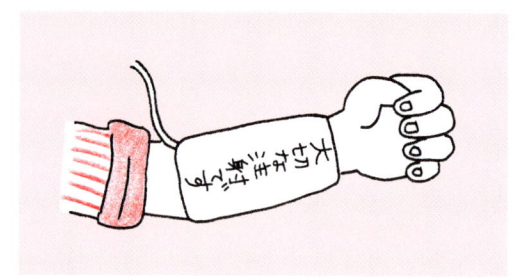

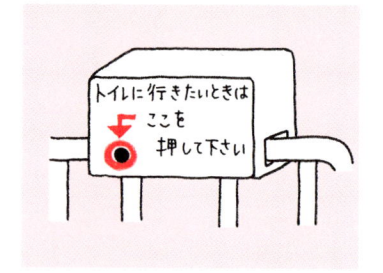

図 2-7-5　ナースコールの使い方をわかりやすく示す工夫

❹点滴チューブは袖口から出すのではなく、袖から首のほうにもってきたり、点滴挿入部が目に見えないように包帯などで挿入部位を巻いたりして工夫する。点滴架台はベッドの頭の部位よりも後ろの位置に移動させると、患者の視野に入らず、本人も気にならない。

❺認知症のある高齢者の点滴の自己抜去のリスクと、身体拘束により本人に与える影響を検討する。末梢点滴なので抜去しても本人に危険が少ない場合は、身体拘束はしない方針であることをチーム全体で確認する。

❻身体拘束をする場合でも、拘束の時間は最少限とし、看護師などのスタッフや家族がいる時間は拘束しないようにする。

尿道カテーテルの管理

　尿道カテーテルは、術後の尿量の測定の目的および尿閉のある疾患や尿路感染症などの場合に行われます。カテーテルを留置することで尿路感染症が起こりやすくなります。認知症のある高齢者は尿路感染症を起こしやすいため、カテーテル留置による急性の尿路感染症が慢性化しないように注意が必要です。

　カテーテル抜去のタイミングは、挿入した目的にもよりますが、腎機能の回復、尿量の安定(1,000〜1,500mm/日程度)、血清クレアチニン値の安定などが目安です。術後の場合は、歩行できるようになったら、担当医と相談して、早期に抜去するようにしましょう。

column

せん妄のある認知症高齢者のカテーテル管理

大久保和実（市立豊中病院　認知症看護認定看護師）

　88歳の男性、Mさんはアルツハイマー型認知症です。妻と二人暮らしで、週2回デイサービスに通っていました。一人で近くのコンビニエンスストアに新聞・雑誌などを買いに行けますが、短期記憶障害があり、同じ雑誌を買ってきてしまうことがたびたびありました。

　ある日、Mさんに38.8℃の発熱があり、救急外来を受診しました。血液検査と胸部X線検査をしたところ、肺炎と診断され、緊急入院となりました。

　入院後、点滴管理が必要となりましたが、Mさんにせん妄がみられるようになり、「家に帰りたい」と繰り返し訴えていました。同時に、点滴ルートを抜こうとする行為が何度もあったため、看護師は点滴ルート刺入部に、「点滴・大切！ 触らないで」と記入し、訪室するたびに、Mさんに肺炎に罹って入院していることを説明しました。そして点滴刺入部を確認しながら、これは肺炎を治すために大切なことを伝え、「大丈夫です。元気になりますよ」と声かけをしました。

　これを何度も繰り返すうちに、Mさんは自ら「大丈夫かな？ ちょっと見てくれ」と自分ではルートを触ることなく、看護師に刺入部を見せるようになりました。

＊

　点滴ルートを抜いてしまうからという理由で、ルートを袖口にテープで固定してしまいがちですが、患者は腕を動かした際に衣服がつっぱり窮屈な状態になります。その不快さからテープを剥ぎ、ルート抜去につながります。

　また、Mさんは「家に帰りたい」と繰り返し訴えていましたが、これは認知症による短期記憶障害のため、入院したことを忘れてしまうからだと考えられます。しかし、看護師が訪室するたびに、Mさんに「肺炎に罹って入院している」ことを説明したことにより、病室にとどまることができました。

　この状態は、まだせん妄ではありませんが、高齢、認知症、発熱、急な環境の変化、安静指示や点滴挿入などによる拘束感があることで生じるストレスは、せん妄の要因としてあげられ、Mさんはせん妄を起こしやすい状態であるとアセスメントできます。まず、必要なことは、せん妄の予防です。せん妄を起こしてしまうとカテーテル管理の工夫も効果が低くなります。せん妄の要因となるものを軽減することが重要です。

　また、「ルート類を抜かれたら困る」と考え、拘束感が増すようなことをするのは、せん妄をより助長するので避けましょう。そして、「認知症だから何を言っても忘れてしまう」「説明しても理解してもらえない」などという先入観をもたずに、ケアの工夫を行うことが大切です。

中級者用アセスメントシート

＊本シートを用いて、ここまで学んだ知識を活用し、短時間でアセスメントして、ケアプラン、評価まで検討できます

認知症アセスメントシート

- ☐ **70歳以上の入院**
- ☐ **治療・ケアを進めるうえでの課題の発生**
  （転倒、脱水、食事摂取不良、コンプライアンス不良（服薬管理、セルフケア、リハビリ））

STEP0 まずせん妄の確認

- ☐ "注意の障害"
  （つじつまが合わない、行動にまとまりがない）
- ☐ 症状の急激な変動
- ☐ 意識障害　または　解体した思考

→ はい → **せん妄への対応を開始 身体要因の検索・治療**

今までに「認知症」の診断を受けている → はい →

STEP1 もしかして認知症？ ↓いいえ

分野	具体的な反応　　👀みる　👄はなす　👂(家族に)きく
記憶	物事を忘れてしまう 👄入院している理由、今後の治療のスケジュール　👄入院してからの期間 👀担当医の説明を覚えていますか？ 👀家族が代わりに答えていないか注意
複雑性注意	集中して一つの物事に取り組むことができない　👀ちょっとした物音で中断する
実行機能	今まで出来ていたことが出来なくなる 👄家族がいないときに熱が出たらどうするか、詳しく聞いてみよう 👀身だしなみやベッドサイド　👀リハビリ、ケア、食事は自主的にできますか？ 👀シャワー、リモコン、電話などの道具を使えますか？ 👂買い物は独りでできますか？（買い忘れ、買い間違い、おつりの計算ができない）
社会的認知	自分の置かれている状況を正しく理解できない 👀まわりの様子をつかんだり配慮したりできますか？（場の雰囲気、状況など）
視空間認知	方向や距離感がつかめない　　　👀部屋を間違える、ベッドに斜めに寝る
言語	言葉がうまく使えない　　　👄代名詞が多い？（あれ、それ）
IADL確認	薬はしっかりと使えていますか？（飲み間違い・飲み忘れ、頓用の使用） 食事の準備はできますか？ 独りでバスや電車を利用できますか？（切符を買う、乗り換える） 電話をかける、金銭管理、洗濯掃除

STEP2　身体の苦痛は？　　　↓必ず自分の目で確認！全身を見直してみよう

注意したい症状	観察項目
疼痛	☐痛みの評価（尺度）　　　　　☐苦しそうな表情・泣く・叫ぶ ☐かばうしぐさ　　　　　　　　☐血圧・脈拍の変化、発汗
低栄養・脱水	☐食事・飲水量を実際に確認　　☐体重変化の確認 ☐口腔のトラブル・嚥下・義歯・かみ合わせ ☐食事の食べ方を実際に観察 　（注意がそれる、気が散る、蓋を取らない、ハシが使えない） ☐口唇、舌、腋窩の乾燥、皮膚のハリ
昼夜のリズム （睡眠）	☐夜はしっかりと眠れているか　☐夜間頻尿 ☐日中の過度な眠気
便秘	☐排便のリズム（経過表で確認）☐腹部の張りや圧痛 ☐食事量の減少

不快に感じる環境では？

□音や光（外からの光、反射）などの刺激　□ルート類　□見当識を失いやすい　□大勢の人

STEP3　対応を工夫しよう

認知機能障害のある（注意が持続しにくい）方との接し方の工夫
環境
□静かな環境
声をかける
□視野に入って声をかける
□目線は低く
□普段よりも一歩踏み込んで
□顔を隠さない、影のかからないよう
□目線をつかんでから話を始める
□複数の刺激を組み合わせる

話す
□会話は短く、具体的に
□ゆっくり、はっきり
□話題は一つずつ
□大事なところは繰り返す
□ゆっくり待つ（10秒ルール）
□話をさえぎらない

項目	認知機能障害への配慮の工夫
記憶障害	□一日のスケジュールを見えるところに置く □親しみを感じている持ち物は見つけやすいところに置く
視空間認知障害	□照明を明るくする、床の反射を減らす □コントラストをつける
実行機能障害	□分かりやすい環境（時間：不意打ちをしない、空間：目印をつける、人：顔写真を置く、ケアの予定表を置く） □選択肢の提示は簡単にわかりやすく □行動をうながす、声をかける □言語以外のメッセージにも気を配る（家族にサポートを依頼する）
言語障害	□要点は書く、メモに残す　□図で示す

STEP4　評価を共有しよう

チーム内で共有	□"できること・できないこと"、"好きなこと・嫌いなこと" □継続して評価することを確認 □治療を進めるうえで予測されること・対応したほうがよいこと
病棟以外のスタッフと共有	□検査や処置で注意をすること、対応上の工夫
コンサルテーションの依頼	□認知機能評価と対応、今後の支援について相談

STEP5　連携・退院支援

退院だけでなく安心して過ごすために必要なことを考える

項目	検討する内容
退院後の治療計画	□退院後に予測されること □服薬管理　（定期内服と頓用、服薬確認・支援） □緊急時対応　（熱発時、痛みが悪化した時に独りで対処できるか） □食事の準備・脱水の予防
支援スタッフとの共有	**看護サマリ、診療情報提供、申し送りに書こう** □認知症、せん妄の状況の共有 □観察を続けたほうがよいこと □家族の支援体制（認知機能障害の可能性を伝えましたか？）
認知症・せん妄のフォロー一体制	□家族・介護者への初期支援（情報提供と引継ぎ） □外来担当医、在宅医への申し送り □専門機関の受診（認知症疾患医療センター、精神科、神経内科、など）

国立がん研究センター　先端医療開発センター　精神腫瘍学開発分野

せん妄アセスメントシート

STEP1 せん妄のリスク

- □ 70歳以上 □ 脳器質障害（脳転移含む） □ 認知症 □ アルコール多飲 □ せん妄の既往
- □ ベンゾジアゼピン系薬剤内服 □ その他（　　　　）

→ 当てはまらない → **経過観察** 状態一括登録「なし」に登録

→ 当てはまれば ↓

POINT　「何か変？」と感じた行動や言動をチェックしよう

STEP2 せん妄症状のチェック

	精神症状	具体的な症状と確認するポイント
見る	□注意の欠如・意識レベルの変容	●ボーっとしている　●もうろうとしている
	□注意の欠如	●今までできていたことができなくなる ⇒内服管理ができなくなる ⇒服装がだらしなくなる、ベッドの周りが散らかっている　など ●視線が合わずに、キョロキョロしている ●ルートを触ったり、体を起こしたり・横になったり、同じ動作を繰り返す ●周囲の音や看護師の動きに気をとられる
話す	□注意の欠如・意識レベルの変容	●質問に対する反応が遅い　　　　●焦燥感が強く、落ち着かない ●目がギラギラしている
	□注意の欠如	●話がまわりくどく、まとまらない　●つじつまがあわない ●感情が短時間でころころと変わる
	□注意の欠如	●何度も同じことを聞く　　　　●話に集中できない ●質問と違う答えが返ってくる
聞く	□注意の欠如	見当識障害（急に出現する場合） （時間）●今日の日付を聞く　　　　●今の時間が何時頃か聞く （場所）●今いる場所について尋ねる⇒自宅から病院までどうやって来るか聞いてみる
	□注意の欠如	短期記憶の障害（急に出現する場合） ●最近あった出来事を覚えているか聞く ⇒朝ごはんのメニューを覚えているか ⇒入院した日にちや治療した日を覚えているか
	□意識レベルの変容	●「ボーっとしたり、普段と比べて考えがまとまりにくいことがありますか？」と自覚症状の有無を聞く
確認する	□急性発症もしくは症状の変動	日内変動や数日での変化 ●上記のような症状の出現や以前と様子の変化がないか、家族や患者と関わっているスタッフに聞いたり、カルテを確認する

当てはまらない ↓

STEP2.5 せん妄ハイリスク対応

- ●せん妄になりやすい注意する時期や要因をアセスメント
- ●せん妄を予防するケアの実施
  - □疼痛コントロール　□脱水の予防
  - □活動を促す
  - □ベンゾジアゼピン系の使用を避ける
- ●せん妄ハイリスクについて共有
  - ・「せん妄ハイリスク」とカルテに記載
  - ・看護計画「急性混乱のリスク状態」を立案
  - ・カンファレンス等で情報や対応方法を共有
  - ・せん妄ハイリスクパンフレットを用いて、患者・家族に説明

その後の次の時に評価を繰り返す
- ・1週間に1回
- ・手術後1病日、3病日、5病日
- ・身体症状の変化、「何か変？」と感じた時

当てはまれば ↓

STEP3 せん妄対応

- ●せん妄の出現時期から原因についてアセスメントし、せん妄の見通しをもって、患者目標を検討
- ●せん妄について共有
  - ・「せん妄症状が疑われる」とカルテに記載
  - ・看護計画「急性混乱」を立案
  - ・状態一括登録で「せん妄」に変更
  - ・医師に「せん妄症状あり」を報告（初回のみ）
  - ・情報共有のための、カンファレンスを検討
  - ・せん妄パンフレットを用いて、患者・家族に説明

※大事なことは、まずせん妄予防とケアがすぐに始まること

体	□	炎症	感染兆候の検索と対応、熱苦痛の緩和
	□	低酸素	低酸素の評価と酸素投与の検討
	□	電解質異常（Na,Ca）	採血データの確認、補正
	□	脱水	飲水励行、脱水補正
	□	便秘	排便の確認、排便コントロール
	□	疼痛	疼痛の評価と適切な疼痛マネージメント
	□	睡眠への障害	睡眠時間中のケア、処置を極力避ける
環境	□	低活動	日中の活動を促す、身体拘束をさける
	□	難聴、視覚障害	眼鏡、補聴器の使用、耳垢の除去
	□	環境変化による戸惑い	安全な環境作り　危険物の持ち帰りを検討 転棟・部屋移動を避ける
心	□	理解力低下	適切な照明とわかりやすい標識 見当識を促す（時計とカレンダーの設置） 家族と友人との定期的な面会
薬	□	せん妄の原因となる薬	中止・減量が可能か検討 ベンゾジアゼピン系、オピオイド
	□	せん妄症状を改善する薬	リスペリドン、クエチアピン、など

国立がん研究センター東病院

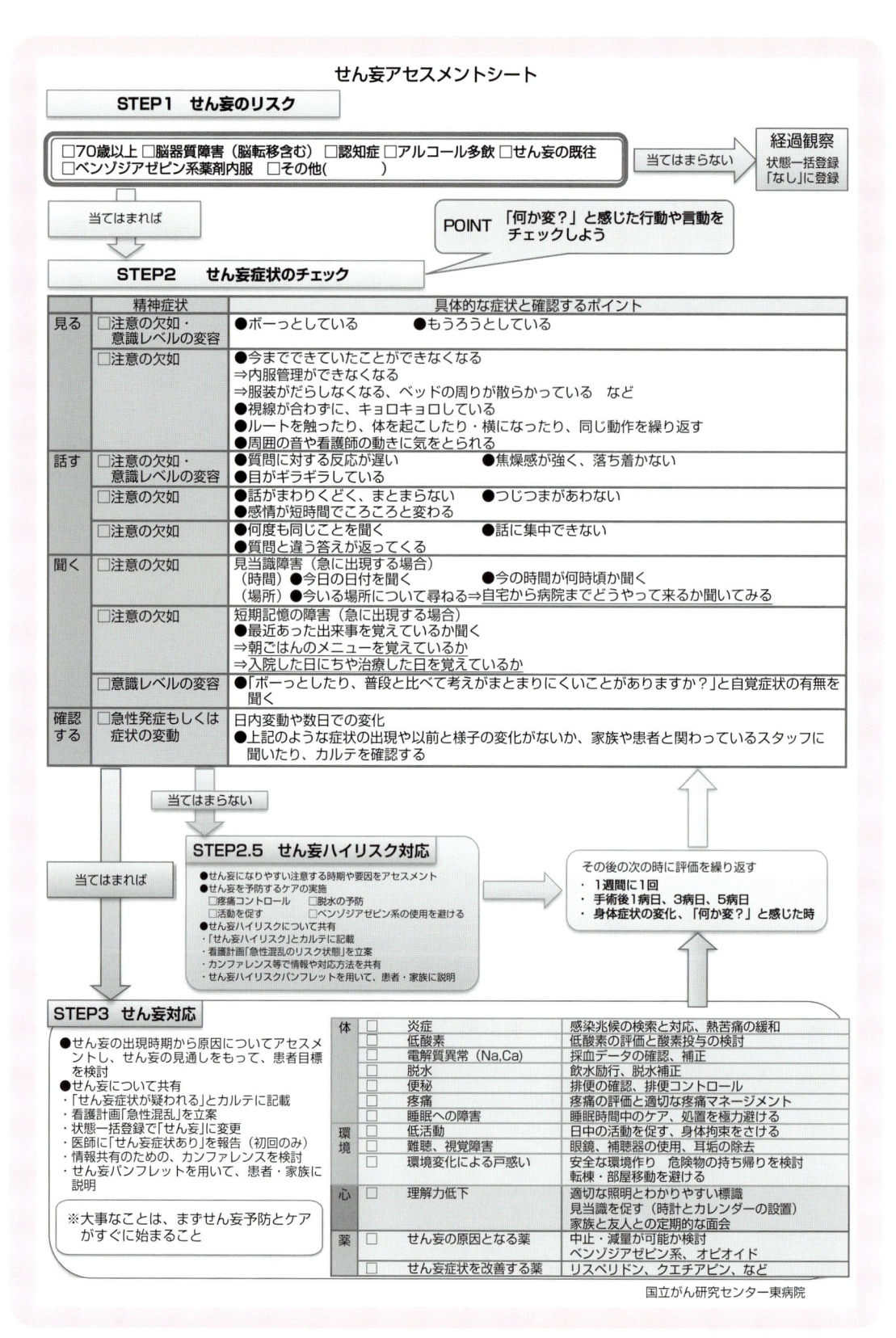

（認知症の人の行動・心理症状や身体合併症対応など循環型の医療介護等の提供のあり方に関する研究会：一般医療機関における認知症対応のための院内体制整備の手引き）

Step2【中級】
事例で考えてみよう−1

　Gさんは78歳の女性で、前頭側頭型認知症です。夫を5年前に亡くしてから一人暮らしをしていました。毎日、午後に近所のスーパーマーケットに買い物に行っていましたが、惣菜などを勝手に持ってきてしまい、店員から何度も注意されていました。店員が理由を聞くと、「これはお父さんの好物で、お父さんが待っているから」と繰り返していたようです。

　Gさんはデイサービスを利用していて、絵手紙など絵を描く作業を集中して実施していました。しかし、昼食時に他の利用者の食事をたびたび横取りして、人間関係が悪化していました。ある日、食事のことで他の利用者と言い争いになり、その際に転倒して、上腕を骨折し、急性期病院に入院となりました。

　入院後、Gさんは「家に帰る」と何度も繰り返し訴えています。また、ほかの患者のお見舞いに来ていた人がエレベーターに乗って帰るときに、一緒にエレベーターに乗り、病院を出ていこうとします。

↓

Q1…どのような援助をすれば、Gさんは落ち着いた生活を送ることができるでしょうか？

答えと解説

Q1
Gさんはデイサービスで他の高齢者と一緒に絵手紙を好んで実施していたことから、病院でも高齢者の集団ケアを実施するとよいでしょう。前頭側頭型認知症の人は、毎日同じ行動を繰り返す（常同行動）傾向があるため、環境や日課は変えないほうがよく、また、できるだけ同じ看護師がGさんの援助をするようにします。
昼食は、他の患者と一緒の場所でとるとトラブルを起こす可能性が高いため、病室で食べてもらうほうがよいでしょう。食事をとったことをおぼえておいてもらうため、お膳はすぐに下げずにサイドテーブルに置いておいたり、食事のメニューを本人の近くに置いておき、食べたものをメニューに一緒に○をつけるなど、工夫をしていきます。

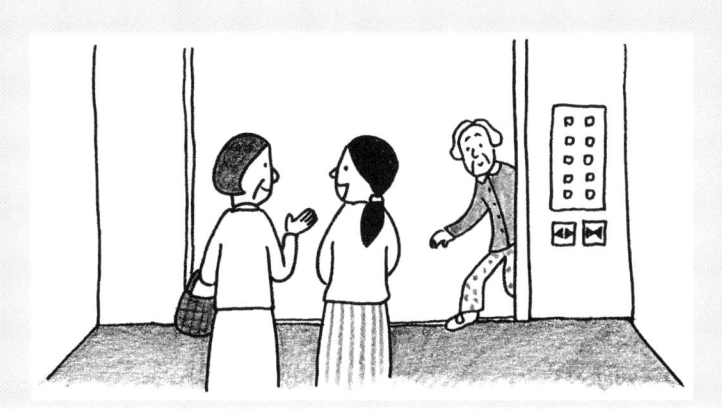

Step2 【中級】
事例で考えてみよう−2

　Hさんは89歳の男性で、中等度の認知症があります。心不全のため、急性期病院に入院しました。車イスへの移乗動作時にふらつきがあるため、排泄時はスタッフが介助する必要があります。

　Hさんは、どうして病院にいるのかがわかっていないようで、夕方から夜間にかけて、「家に帰る」と何度も看護師に訴えます。看護スタッフは「入院中なので帰れません。ベッドで寝ていてください」と言って、対応していました。

　ある日、ナースステーションの前の廊下を何度も行ったり来たりした後で、車イスに移ろうとした際に、後ろに転倒して、頭部を打撲してしまいました。

↓

Q1…Hさんの転倒を引き起こした背景やリスクは何だと考えられますか？
Q2…どのようなアプローチが効果的でしょうか？

答えと解説

Q1
Hさんは、どうして病院にいるのがわからず、家に帰りたくても誰にも対応してもらえず、不安が募っていたのだと思われます。そのため、ナースステーションの前の廊下を何度も行き来していたのですが、身体的に疲れてしまい、車イスに座ろうとしたのでしょう。しかし、視空間認知障害があるためうまく座ることができず、転倒してしまったのだと考えられます。

Q2
「家に帰りたい」というHさんに対して、看護師は「入院しているので帰れません」という否定的な対応しかしていません。認知症のある高齢者とのコミュニケーションは、言葉を理解しあうというよりも、感情を交流しあうことが大切です。看護師は本人の気持ちに寄り添い、不安な気持ちをよく聞く必要があります。
　また、入院の必要性を、ゆっくり、わかりやすく伝えましょう。言語的なコミュニケーションでは十分に伝えられない場合は、身体にやさしくタッチして、「あなたのことを大切に思っている」ということを伝えてください。

Step2（中級）
事例で考えてみよう-3

　Iさんは88歳の男性で、中等度の血管性認知症です。小股歩行で、自宅で繰り返し転倒していましたが、本人は「転んでいない」と言っていました。

　ある日、誤嚥性肺炎のため急性期病院に入院となりました。入院3日目に呼吸状態は改善しましたが、ベッド上安静が続いたため下肢の筋力が低下しており、小股歩行に加えて、ふらつきもみられます。

　「トイレに行くときは看護師が介助するので、ナースコールを押してくださいね」と何度も伝えましたが、一度も押して連絡してきたことはなく、一人でトイレに行っては、ふらついて歩いているところを看護師に何度も発見されていました。頻尿のため、トイレに行く回数は多いようです。

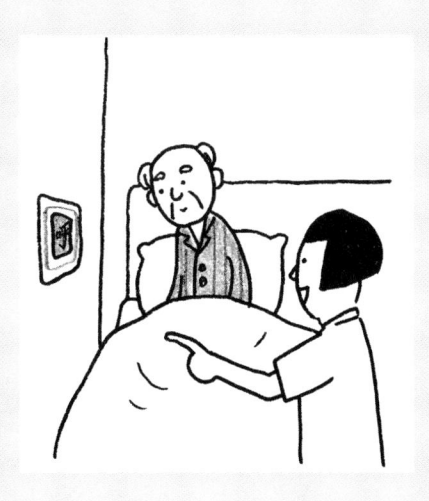

↓

Q1…Iさんの転倒のリスクを危険性の高い順にあげてください
Q2…転倒を予防するには、どのようなケアプランが効果的でしょうか？

答えと解説

Q1
Iさんの転倒リスクは、危険性の高い順に、以下のようにあげられます。
- 小股歩行に加えて、下肢の筋力低下のため、バランスを崩しやすい。
- ナースコールを押すように伝えたが、自分ではナースコールを押さない。
- 頻尿であり、夜間に何度もトイレに行く。

Q2
本人や家族から排尿のパターンを情報収集することが大切です。また、センサーマットを用いて、Iさんがよくトイレに行く時間を確認します。そして、看護師が排泄介助を行う時間を、Iさんとともに計画します。
病室からトイレまでは段差がないように環境を整えて、ベッドは低床で降りやすいものにするとよいでしょう。
Iさんは下肢の筋力が低下しているため、ゆっくり歩行することはリハビリテーションにもなります。リハビリを兼ねたケアプランになるように、理学療法士に相談して、工夫しましょう。

Step2（中級）
演習問題-1 …… 認知症のある高齢者の心理的なニーズ

目的
急性期病院で治療を受ける認知症のある高齢者の心理的なニーズについて考える。

手順
　あなたは85歳です。あなたは今、病院のベッドに寝ています。そこから何が見えるか、どんな音が聞こえるか、どんなにおいがするか、想像してみてください。

＊　＊　＊

　あなたは、ここがどこだか、正確にはわかりません。どうしてここに来たのか、どうしたら家に帰れるのかもわかりません。財布や鍵、携帯電話も見当たりません。

　あなたは、自分のやってほしいことやしたいことを説明することがとても困難です。会話の途中で脈絡を見失い、適切な言葉をみつけることができません。動きがぎこちなく感じられ、当然できるはずだと思っていることさえできず、何をしたらいいのか、どうしていいのか、わかりません。

　あなたのまわりには、白い服を着た人が数名いて、バタバタと動き回って、何かをしているようです。その中の一人が「今から点滴をします」と言いましたが、何のことかさっぱりわからないので黙っていると、針を刺そうとしました。あまりの恐怖に、叫び声をあげ、逃げようとすると、他の白い服の人もやってきて、あなたの身体を押さえつけました。

　「おうちで骨折したんです。今は入院中なので、点滴が必要です」と言われましたが、頭がぼんやりして、その言葉は途切れ途切れにしか聞こえてきません。「テンテキ」と言われましたが、それが何なのか、どうしてなのか、なぜそんなものが必要なのか、意味がわかりません。考え込んでいると、今度は手を縛りつけようとしました。「やめてください」と何度も頼んでも、許してもらえません。気持ちが悪くなり、何度ももがきましたが、最後には針を刺されて、手を縛られてしまいました。動けなくなり、どうしたらよいかわからず、とてもみじめな気持ちになりました。

　「大丈夫ですか？」と白い服を着た人からたずねられましたが、どう答えていいのか、わからないのです。

↓

★話し合ってみましょう

Q1…このような状態で、あなたは自分がどこにいると思うでしょうか？
Q2…あなたの苦痛が増すのはどのようなことでしょうか？ どうしたらあなたの苦痛がいくらかでも和らぐでしょうか？
Q3…点滴を実施する前に看護師がしなければならなかったことは、どんなことでしょうか？

Step2（中級）

理解度確認クイズ

以下の設問に［正しい］［誤り］のいずれかで答えなさい。

Q1　前頭側頭型認知症は、パーキンソン病のような起立性低血圧や歩行障害を起こすことが多く、幻覚がみられることもある

Q2　急性期病院に入院している認知症の人の様々なストレスから起こる行動・心理（BPSD）は、病気のために起こるので仕方がない

Q3　認知症の人の様々なストレスから起こる行動・心理（BPSD）やせん妄が悪化した場合は、向精神薬を用いると効果的である

Q4　認知症の人には、本人がわかる言葉を用いて、日付、季節、場所、病気等を繰り返し伝え、現実に対する理解を促すことで、ケアに協力してくれることがある

Q5　認知症の人のコミュニケーション能力が低下し、急に意思疎通ができなくなったら、認知症が悪化したと考える必要がある

Q6　認知症の人に短期記憶の障害があっても、文字は読める場合は、点滴治療の必要性を示したカードや、自室やトイレの場所などを示した掲示などを利用することで、大きな問題なく生活することができる

Q7　急性期病院では、転倒は術後や入院直後などのせん妄発生時に起こりやすい。認知症の人が転倒を起こしそうな危険な行動をしているときは、口頭で注意すると効果的である

Q8　認知症の人が点滴を引っぱるなどして点滴抜去のリスクが高い場合は、ミトンを使用すると点滴再挿入の苦痛を軽減できる

答えと解説

Q1 　誤り。起立性低血圧や歩行障害などを起こすことが多く、幻覚がみられるのはレビー小体型認知症である。　　　　　　　　　　　　　　　　　　　　　　　　　[到達目標①]

Q2 　誤り。BPSDは認知症の人が抱く苦痛の何らかのメッセージであり、本人の視点からケアを検討しなければならない。　　　　　　　　　　　　　　　　　　　　　　　　　[到達目標③]

Q3 　誤り。向精神薬はBPSDの治療薬ではない。ふらつきなどの錐体外路症状を引き起こすため、BPSDには用いないほうがよい。　　　　　　　　　　　　　　　　　　　　[到達目標③]

Q4 　正しい。　　　　　　　　　　　　　　　　　　　　　　　　　　　　　　[到達目標④]

Q5 　誤り。認知症の人のコミュニケーション障害は、身体疾患の悪化や痛みの増悪などの影響だけで起こるわけではない。その日の気分や感情の変化などによっても、コミュニケーション障害の程度は異なる。よって、本人の表情や行動などをていねいにアセスメントする必要がある。　　　　　　　　　　　　　　　　　　　　　　　　　　　　[到達目標④]

Q6 　正しい。認知症であっても文字が読める人には、文字を活用して理解を促す工夫が必要である。何気ない援助であるが、自立した生活を送れることで、自信をもって生活することができる。　　　　　　　　　　　　　　　　　　　　　　　　　　　　　　　　[到達目標④]

Q7 　誤り。看護師からの「危ないので立たないで！」「動かないで！」という口頭での注意は、そのときは危険を回避できるかもしれないが、看護師がその場にいなくなったら、認知症の人は言葉による抑制から解放されて、さらに危険な行動を起こしやすくなる。
　　　　　　　　　　　　　　　　　　　　　　　　　　　　　　　　　　　　[到達目標⑥]

Q8 　誤り。ミトンは身体拘束であり、できるだけ使用しないようなケアの工夫が大切である。
　　　　　　　　　　　　　　　　　　　　　　　　　　　　　　　　　　　　[到達目標⑦]

Step 3 〔上級〕

学習の目的
- 認知症のある高齢者に起こり得る問題を理解し、院内および地域での多職種連携による看護の実践ができる
- 初級・中級者に認知症のある高齢者のニーズに合わせた適切な看護実践に関する指導ができる

到達目標
1. 認知症本人や家族の視点に立った支援ができる
2. 地域包括ケアシステムにおける保健・医療・福祉の連携について理解できる
3. 看護困難な認知症のある高齢者への対応について、初級・中級者を指導できる
4. 急性期病院にパーソン・センタード・ケアを目指した認知症看護を導入するための研修を企画・実施する
5. 認知症のある高齢者にパーソン・センタード・ケアを目指した看護実践を導入する
6. 認知症ケア加算などの診療報酬に関して理解できる
7. 認知症のある高齢者への看護実践に関する倫理について考えることができる

Step3 【上級】

1 認知症のある高齢者と家族の視点に立った家族への援助ができる

認知症のある高齢者の家族の気持ち

　認知症のある高齢者の家族は、それまで尊敬していた夫・妻、父・母が、徐々にもの忘れの症状が激しくなることで、毎日不安な状況にあります。様々な行動を起こしていることに対して、なかなか受け止められないでいます。

　介護家族がたどる心理的ステップとしては、［第1ステップ］とまどい、否定、［第2ステップ］混乱、怒り、拒絶、［第3ステップ］あきらめ、または割り切り、［第4ステップ］受容、の4ステップがあるといわれています(図3-1-1)。本人と同様に、最初の頃は家族も本人の行動にとまどい、否定的な行動を起こ

［第1ステップ］とまどい、否定
- 高齢者の異常な行動にとまどい、否定しようとする
- 悩みを他の肉親にすら打ち明けられないで、一人で悩む時期

↓

［第2ステップ］混乱、怒り、拒絶
- 認知症の理解が不十分なため、どう対処してよいかわからず混乱し、些細なことに腹を立てる
- 精神的・身体的に疲労困憊して、認知症の高齢者を拒絶しようとする
- いちばんつらい時期。医療・福祉サービスなどを積極的に利用することで乗り切る

↓

［第3ステップ］あきらめ、または割り切り
- 怒ったりイライラするのは自分の損になると思い始め、割り切るようになる
- あきらめの境地に至る
- 同じ認知症の症状でも、家族が受け止めることで問題は軽減する

↓

［第4ステップ］受容
- 認知症に対する理解が深まって、認知症の高齢者の心理を自分自身に投影できるようになる
- 認知症の高齢者をあるがまま、家族の一員として受け入れることができるようになる

図3-1-1 認知症の人の介護家族がたどる4つの心理的ステップ

(杉山孝博：21世紀の在宅ケアーぼけ介護の実例とポイント，p.87，光芒社，2001 より改変)

します。はじめは単にもの忘れを「年齢のせいかな」と思っていても、「○○がない」と言って何度も物を探したり、「食事をくれない」と言ったりすることが繰り返し起こると、家族は「わざと困らせようとしているのではないか」と思うようになり、非常に苦しみ、苦悩します。

看護師は、上述の家族の心理的ステップの段階を把握して、家族から本人の状況を聞くだけでなく、家族の苦悩も同時に傾聴して、一緒にケアの方法を考えていく必要があります。

認知症のある高齢者を介護する家族がたどる心理的ステップ

［第1ステップ］とまどい、否定

家族は、認知症本人の不自然な行動の原因が認知症だと認めることが、容易にはできません。本人の病気を認知症と認めることは、本人の人格を否定するように感じられ、外部の人にも相談できず、パニックの状況になります。

これは、社会の中で認知症に対する偏見が根強く、認知症になることが恐ろしいと考えられていることも影響しています。認知症を予防することは必要ですが、認知症になっても希望をもって暮らせるということを社会が認め、認知症の人が暮らしやすい、やさしい地域づくりがなされることが必要です。

「認知症の人と家族の会」の会報誌『ぽ～れぽ～れ』に掲載された会員からの投稿(図3-1-2)を読むと、家族のとまどい、不安の様子がよくわかると思います。

［第2ステップ］混乱、怒り、拒絶

認知症本人の症状が進行し、対応が困難な時期になると、家族は本人にどう対応したらよいかわからなくなり、家族全体が混乱してきます。介護負担が強く、家族の疲労も蓄積し、本人が家族にわざと嫌がらせをしているかのように感じたり、絶望的な怒りを感じたりします。

前述の会報誌『ぽ～れぽ～れ』に掲載された、別の会員からの投稿(図3-1-

「心配と不安でめまいがしそうです」　　広島県・Sさん、56歳、女性

　私の実家の母は80歳で一人暮らしをしています。今年、アルツハイマー型認知症と診断されました。近所に妹がいて、昨年10月頃、母が近所の人とトラブルを起こしたと知らせてくれました。妹は話がわからず、困ったようです。父は30年程前に亡くなっています。妹夫婦が相談して、病院で検査を受けさせてくれました。私は図書館で認知症の本を借りて勉強し、それで「家族の会」のことを知りました。

　主人の両親はがんで相次いで亡くなったので、私の母の介護を相談するのは少々心苦しいのですが、何とか病気のことは話せました。最近はテレビドラマでも認知症の老人が登場するので、わかってくれたようでした。

　介護の勉強は難しいし、母の介護をしているとめまいになるのではと、とても心配です。母の病気は悪くなり、寝込んでしまうのは目に見えているようで、不安にもなります。

図3-1-2　認知症の人の介護家族からの投稿1

(「認知症の人と家族の会」会報誌『ぽ～れぽ～れ』より
http://www.ninchisho-forum.com/voice/2015-04.html#title003)

> 「逃げたい気持ちをどうしたらいいのか」　神奈川県・Dさん　60歳代、女性
>
> 　85歳の実母はまだ、自分の事は自分ででき、私は月に2〜3度様子を見に行くだけなので、介護の苦しみはまだたいしたことはないだろうと思い、申し訳ないのですが、でも、最近の母の言動は、私が未成年の頃の、指図と干渉に満ちたものに変わってきて、嫌悪感と戸惑いで、どう気持ちを整理したらよいのか、手がかりがほしいです。
> 　弟夫婦が、2世帯住宅で住んでいるのですが、弟夫婦にはきついことを言われ、母の言っていることもどこまでが本心か信じられず、介護はたいしたことないのに、避けたい、関わりたくない、逃げたいと思ってしまう気持ちをどう納めたらよいのか知りたいです。

図 3-1-3　認知症の人の介護家族からの投稿 2
（「認知症の人と家族の会」会報誌『ぽ〜れぽ〜れ』より http://www.ninchisho-forum.com/voice/2015-11.html）

> ぽ〜れぽ〜れ4月号「心配と不安でめまいがしそうです」を読んで
> ——「『不安』は今では『穏やか』に」　山形県・Yさん
>
> 　母は認知症があっても何とか歩ける状況でしたが、転倒して歩行がまったくできなくなったときに、Sさんの精神状況と同じような気持ちになりました。
> 　くらくらとめまいがしそうな「不安」です。母は不安で、私も不安、認知症はあっても母娘なので、娘の気持ちを見ていて、いっそう混乱の状況でした。
> 　2年程経過した今、そのときを振り返ると、母の心身の状況は進み、息をしていることにほっとするような日常ではありますが、母も私も気持ちの上では穏やかに暮らせています。
> 　親身なケアマネさん、頼れる在宅サービス、夫の理解と環境が整ったからです。Sさんも専門職の方々を引き寄せて、一緒にお母さんのこれからの暮らしを考え始めることで、不安は希望や勇気に変わっていきます。
> 　信頼できるケアマネさんを探してみましょう。健康でなければ、お母さんの事を考えるゆとりも少なくなってしまいます。ご自身の身体をご自愛くださいませ。

図 3-1-4　図 3-1-2 を読んだ方からの投稿
（「認知症の人と家族の会」会報誌『ぽ〜れぽ〜れ』より http://www.ninchisho-forum.com/voice/2015-11.html）

3）を読むと、家族は本人の行動に対して強い嫌悪を感じ、介護に拒否を感じている様子がうかがえます。この家庭はフォーマル／インフォーマルな支援を受けておらず、認知症という病気を十分に理解できていない時期でもあるようです。この怒りが家族自身に向けば介護自殺に、認知症本人に向かえば介護殺人などにつながる大変重要な時期でもあり、家族は専門職の支援を求めています。

［第3ステップ］あきらめ、または割り切り

　家族だけで悩んでいても、解決することはできません。家族以外の専門家のサポートを受けたり、認知症本人の残された機能があることに気づくと、次のステップに進めます。

［第4ステップ］受容

　認知症を病気として理解し、認知症になった家族をあるがままに受け入れられるようになります。本人自身も悩み、苦しんでいる様子を理解し、悲嘆や苦

しみを乗り越え、認知症になった家族とともに生きていく力がわいてきます。図 3-1-2 の投稿の内容と同様の体験をされた方からのアドバイスが、同誌に掲載されています(図 3-1-4)。

家族への支援

　認知症の人の家族は、様々な心理的ステップの段階で悩みながら暮らしています。特に、認知症のある高齢者が身体疾患の治療のために入院した場合は、認知症の診断の有無にかかわらず、家族への支援が必要です。診断がまだされていない場合は、第1ステップのとまどいや否定の段階のときは家族は自分から相談してくることは少ないので、看護師から「何かご家族が生活の中で困っていらっしゃることはありませんか」と聞いてみることが重要です。

　本人や家族が早期に受診することができない理由は、周囲の人に認知症に対する差別や偏見があるからです。医療においても、認知症と知ると医療者の態度が変わったり、治療が受けられないこともあります(表 3-1-1)。看護師は家族の心理を十分に理解して、家族が困ったときにはいつでも相談できるような関係づくりをすることも大切です。

早期診断・早期治療を本人・家族に勧める

　症状が軽い段階のうちに認知症ではないかと気づき、診断を受けて適切な治療が受けられれば、薬物療法で認知症の進行を遅らせたり、症状を改善したりできる場合もあります。早期診断・早期治療がとても重要です。しかし、認知症と診断されることによる今後の不安や、社会の偏見を恐れて、受診することができない人もいます。本人の意思がまず大切です。

　「認知症かもしれないので、受診しましょう」と言って、無理やり受診を勧めると、本人から拒否されることがあります。「最近もの忘れがあるから、念のために相談してみたらいかがですか」と言ってみてはどうでしょうか。

　もの忘れの症状が認知症によるものかどうか早期診断し、早期治療につなげることを目的とする専門外来もあります。最近では「メモリー外来」と称しているところもあります。認知症の症状がみられる人には、担当医から、これらの専門外来や認知症を専門とする医師に受診できるように依頼してもらいましょう。認知症について相談できる専門機関(表 3-1-2)はいろいろあるので、本人・家族に紹介するとよいでしょう。

介護保険制度を利用するための連携

　身体疾患の治療が終了しても、後遺症があったり、認知症のための介護が必要になったときには、介護保険制度(図 3-1-5)が利用できることを家族に説明します。申請の手続きなどのサポートが必要になります。病院の医療連携室の医療ソーシャルワーカーなどが担当することもありますが、看護師からも家族に情報を提供していくとよいでしょう。

表 3-1-1　身体疾患の治療を受けている認知症のある人の家族が抱く医療者への不信感

分類	カテゴリー	例
医療者の態度	接する態度が悪い	言葉遣いが悪い人がいた／ヒステリックで、意地悪な看護師もいる
	医療者が適任ではない	スタッフの中には個人的に適任でないのではないかと感じる人がいる／自分の仕事に責任をもっていない人が多い気がする
	人によって対応が不親切	医師によっては対応が不親切である／看護師の経験等で対応の仕方が異なる
	話しかけにくい	忙しい様子で話ができなかった／何か頼みたいこと、質問したいことがあっても、気を使って看護師に話しかけることができない
	個別対応ができない	個々の訴えに細かな対応が困難であった／「十把一絡げ」的な扱いがある
	都合によって対応が変わる	認知症の症状で家族が困ったことを説明すると、機嫌が悪くなり、親身に対応してくれない
	認知症の人に対する乱暴な対応	命令口調で着替えをさせていた／職業慣れしているのか、扱いが乱暴である／技術は高いが、忙しいためか心配りが足りない
	義務的な対応	義務的である／対応が事務的で愛想がない／仕事だからと心ない態度であった
	心ない対応	医師の態度が横柄であった／冷たい対応の人がいる
	家族に頼りきっている	家族が来ていると、排泄の援助をしてもらえない／家族がいると看護師は来てくれない
	認知症とわかると態度が変わる	検査時、「認知症なので」と言ったら、検査する人の態度が変わった
ケアの内容について	不十分な技術	経鼻栄養のチューブを挿入する際、何度も失敗していた／薬の間違い、食前・食後の表示が間違っていたことがあった／本人の落ち着きのなさに注射を断られた。看護師は怖くて打てなかったのだと思う
	認知症の人の相手をしない	見舞いに行った際、トイレで転倒しているのを発見した／点滴がたびたび抜けていることがあった／顔も拭いてくれず、目やにで目が開かない状態であった／口腔内に食物残渣があってもそのままで、口の中で腐って発酵していた／完全看護なのに食事の介助もなされていなかった／排泄などで本人がブザーで連絡しても来てくれない
	医療者中心のケア	ナースコールがよく切れていたことがある／汗びっしょりかいているにもかかわらず、着替えは1日1回だけだと言われ、看護師に着替えを断られた／トイレに行きたいと言うのに、見ると失禁しているので連れて行けないと言われた／医療者側の"責任"ということを強調し、自由に外出ができなかった
	拘束された	動き回るので車イスに乗せて身体を紐で縛った／ベッドに拘束された／鍵つきのつなぎ服を着させられ、オムツを外さないために鍵つきの手袋を買わされた
治療時の対応	十分に治療をしようとしない	「認知症のある老人」ということで、どうでもいいような診察をされた／他の疾患もたくさんあるが、あまり積極的な治療を行う様子ではなかった／的確な診察、検査も行わないまま、間違った診断名をつけた／認知症があるからと検査等をしてもらえなかった
	家族の意向に沿った治療をしようとしてくれない	不本意な治療がなされた／不本意な薬剤による治療を続けられた
	適切な治療がなされていない	不本意な治療がなされ、入院時要支援だったのが、退院時には要介護5になった／発熱があり、肺炎疑いで入院したが、入院期間が8か月にも及び、身体的に適切な治療を受けられていないように思えた

分類	カテゴリー	例
治療時の対応	退院を迫られる	体調を崩し、入院により環境が変化したので、認知症状が悪化し、看護師に暴言をはいたり、他の病室に行ったりするなどしていて、看護師から苦情を言われ、退院を迫られた／他の患者の迷惑になるから転院してほしいと言われた／前向きな治療をする気持ちがないとのことで、無理やり退院させられた
	認知症に対する知識がない	自宅で認知症の症状に気づき、かかりつけ医に相談に行ったが、まったく症状を理解してくれず、長い期間わかってもらえなかった／認知症に関する知識が欠けており、入院している本人に認知症があるのを無視した対応で、本人の気持ちが混迷して感情が不安定になり、暴れてしまい、強制退院させられた
	他の職種と連携をとってくれない	10年以上のかかりつけ医師は、認知症の相談をしても（専門病院の紹介等）適切な対応をしてくれなかった／他の職種と連携をとってくれない
家族への対応	家族の意向・状況を理解してくれない	家族の予定を考慮せずに、一方的に話を進めてしまう／本人や家族に質問したいことがないか確認をとってくれない／患者の受け入れ先が決まっていないのに、突然明日退院と言われ、介護家族の思いなど完全に無視された／退院後の行き先の相談にも応じてくれない
	家族に対する配慮がない	今後どのように過ごしていったらよいのか、何を気をつけなければいけないのか等の指導がなかった／転院する際、世話がかかるから早く出てほしいというような態度を看護師にとられた
	家族に対して心ない言葉をかける	「よくこんなのを受け入れるところがあるもんだなぁ」と言われた／認知症の人は民間の病院を利用するように言われた／「当院は認知症患者を取り扱うところではない」と言われた／症状の悪化を恐れて、安定剤、睡眠剤を断ったら、一部の看護師に「治療を受けるのにふさわしくない」とクレームをつけられた
	家族への説明を十分にしてくれない	入院中、預けておいたお金の不明金があった／詳しい病状の説明がなかった／定期の外来受診では、どの程度認知症が進行しているのかほとんど説明がなく、問診だけで終わる
認知症の人に対する対応	認知症の人を無視する	認知症高齢者の相手をしない／排泄などで本人がブザーで連絡しても来てくれない
	認知症の人を人間扱いしない	医師、看護師、介護士は認知症があるというだけで人間としての扱いをしない
	認知症の人に配慮のない対応	認知症高齢者の不安を軽減するために、必要があれば本人を外して対応する細かい配慮がない
	認知症の対応を理解していない	医師や看護師は、認知症について理解が乏しく、本人のプライドを傷つける言動が多く、かわいそうな目にあうことが多い／看護師、介護士の認知症の方の対応に不勉強なところがある／認知症患者の扱いは不慣れらしく、無口で機械的な態度に見受けられる
	認知症の人に対する心ない言葉をかける	認知症の患者に対して「もう嫌だ」「何と言っても…」などと言われるとつらい

（諏訪さゆり，酒井郁子：認知症高齢者が適切な医療を受けるためのケアシステム．吉本照子ほか編著：地域高齢者のための看護システムマネジメント，p.108-109，医歯薬出版，2009より改変）

副作用対策を行います。

④医療ソーシャルワーカー（MSW）

今後の退院を想定して、医療ソーシャルワーカー（MSW）と連携し、介護保険制度の活用について、家族に説明します。そして、介護保険を申請し、自宅に戻っても家族が困らないような体制づくりを行います。

Oさんに対する多職種連携チームの連携図と各職種の役割を図3-2-3に示します。本人・家族、看護師、MSWがコアチームとなり、理学療法士、作業療法士や薬剤師とも連携して、現在の状況に対応したり、今後の退院に向けての支援を行います。多職種連携チームの中では、看護師がチームの連携、調整、検討内容の管理を行う役割となることが期待されます。

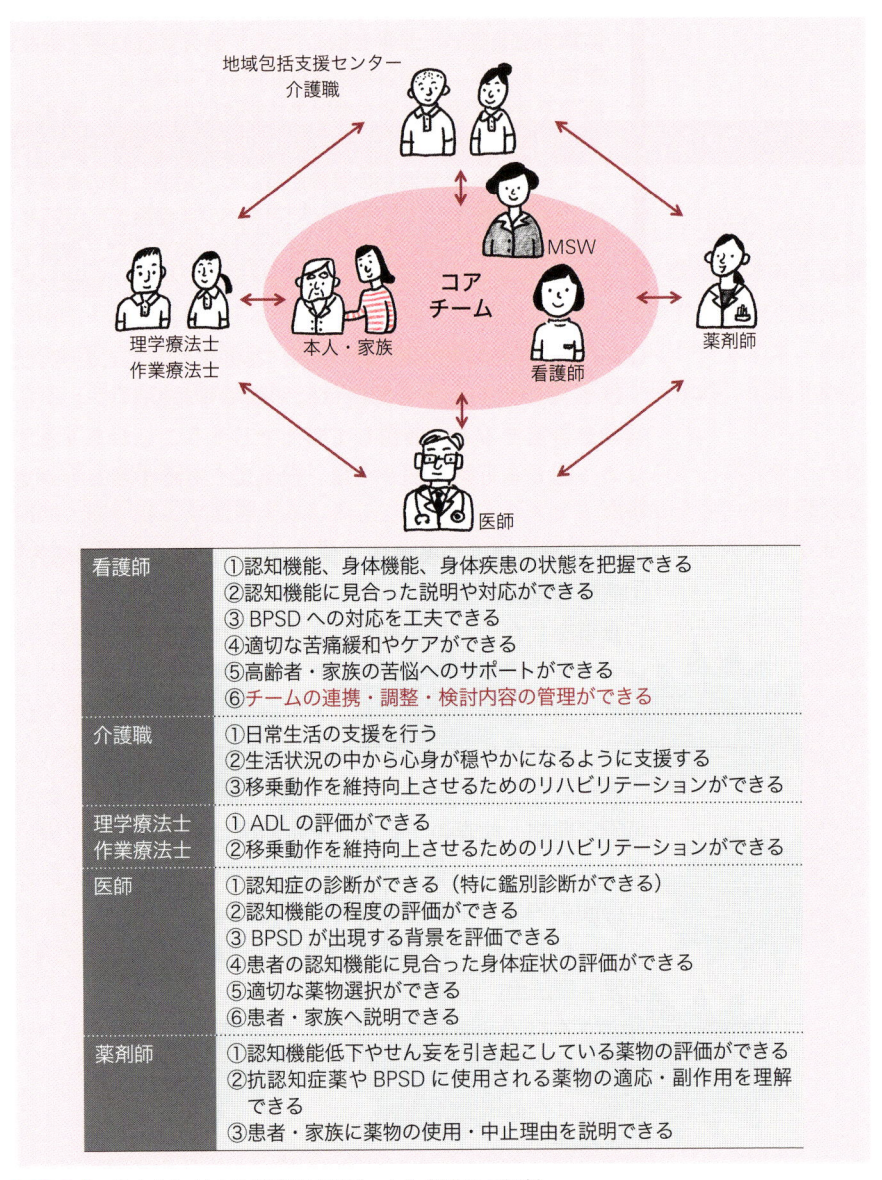

看護師	①認知機能、身体機能、身体疾患の状態を把握できる ②認知機能に見合った説明や対応ができる ③BPSDへの対応を工夫できる ④適切な苦痛緩和やケアができる ⑤高齢者・家族の苦悩へのサポートができる ⑥チームの連携・調整・検討内容の管理ができる
介護職	①日常生活の支援を行う ②生活状況の中から心身が穏やかになるように支援する ③移乗動作を維持向上させるためのリハビリテーションができる
理学療法士 作業療法士	①ADLの評価ができる ②移乗動作を維持向上させるためのリハビリテーションができる
医師	①認知症の診断ができる（特に鑑別診断ができる） ②認知機能の程度の評価ができる ③BPSDが出現する背景を評価できる ④患者の認知機能に見合った身体症状の評価ができる ⑤適切な薬物選択ができる ⑥患者・家族へ説明できる
薬剤師	①認知機能低下やせん妄を引き起こしている薬物の評価ができる ②抗認知症薬やBPSDに使用される薬物の適応・副作用を理解できる ③患者・家族に薬物の使用・中止理由を説明できる

図3-2-3　Oさんに対する多職種連携チームと各職種の役割

事例2：院外も含めた多職種連携チームによる支援

重度アルツハイマー型認知症のTさん、80歳、男性。長年、自営業をしていた。自宅で妻と娘と三人暮らしで、娘が介護していた。ゆっくり時間をかければ、短い言葉を話すなど、意思疎通は可能であった。脳梗塞を発症後、軽度の左麻痺と嚥下障害がみられたが、摂食機能療法による訓練や嚥下食を自宅で継続していた。ある日、誤嚥性肺炎を起こし、急性期病院に入院した。肺炎は治癒したが、入院中に体力や気力などが低下してしまった。退院後も、摂食機能療法の継続や嚥下食を実施していたが、次第に食事中の「つまり」や「むせ」が顕著になり、外来受診しようとした矢先に再度、誤嚥性肺炎を発症した。嚥下造影検査（VF）にて、今後の経口摂取は困難と診断された。

Tさんは中年期から高血圧であり、高血圧性腎症で腎機能が低下していて、薬物療法や食事療法が必要な状況であった。また、体重も低下しており、栄養状態の改善が必要であった。これらの状況を総合して、医師より、経管栄養法（胃瘻、中心静脈栄養）の選択肢があることが本人と家族に説明された。

家族からの情報では、Tさんは認知症になる以前、「食事ができなくなったり、呼吸ができなくなったら、苦痛なく死なせてほしい。特別な治療はしてほしくない」と言っていたという。担当医は看護師、ケアマネジャーとも相談し、胃瘻造設をしても、Tさんの体力の回復は望めないと判断した。しかし、妻と娘は少しでも長くTさんと一緒にいたいと言い、胃瘻造設を望んでいる。

Q1　Tさんの現在の治療に関する意思を、どのように確認しますか

Tさんは長年、自営業をしており、自分のことを自分で判断してきた方です。認知症になる以前、「食事ができなくなったり、呼吸ができなくなったら、苦痛なく死なせてほしい。特別な治療はしてほしくない」と言っていました。Tさんは重度認知症ですが、時間をかけて説明すれば、短い単語ではあっても返事をしてくれることから、胃瘻の造設に関して、イラストを用いてわかりやすく説明して、本人の意思を確認しましょう。

妻と娘は、Tさんと少しでも長く一緒にいることを望んでいますが、医師の見解では、胃瘻を造設したとしても、Tさんの体力が回復して、いずれ胃瘻を抜去できる可能性は非常に低いとのことです。そのため、本人が意図しない胃瘻造設を実施することは、生きる意欲を失わせ、家族との信頼関係を失わせてしまうことにもなりかねません。Tさんと家族がともに納得できるための話し合いの場をつくることが必要です。

Q2　家族には、どのように支援していきますか

重度認知症の高齢者のエンド・オブ・ライフにおいては、経管栄養を行っても、体力の低下などから回復が望める状態ではない場合、苦痛が増すばかりであること、最期に向けて徐々に食事がとれなくなることは自然の変化であり、脱水状態になることは本人にとっては苦痛が少ないということを、家族に説明します。主治医からの説明と家族との話し合いを繰り返すとともに、Tさんの意思を確認して、それでも「胃瘻は嫌だ」と本人が言うのであれば、その意思を尊重します。しかし、本人が胃瘻造設を望む場合は、胃瘻にした場合でも、摂食嚥下障害が改善すれば経口摂取は可能であることから、胃瘻造設後もでき

認知症高齢者ケアチームで実践するリフレクション

　認知症高齢者ケアチームのメンバーは、認知症のある高齢者がどのような意識状態で入院したのかを本人に確認するとともに、多様な行動の意味や、それを緩和するためのケア方法などを検討していきます。

　認知症高齢者ケアチームにおける認知症看護の実践においては、専門知識の活用だけではなく、コミュニケーション技法、認知症に関する倫理観、本人の視点を知ることなどが必要ですが、こうした実践を通した学びには「リフレクション」が不可欠です。チームメンバーが自分の体験を振り返り、気づきや学びを得ることで、専門家として成長していくことを支援するためには、メンバー各員がリフレクションのサイクルを歩めるような体験を支援していく必要

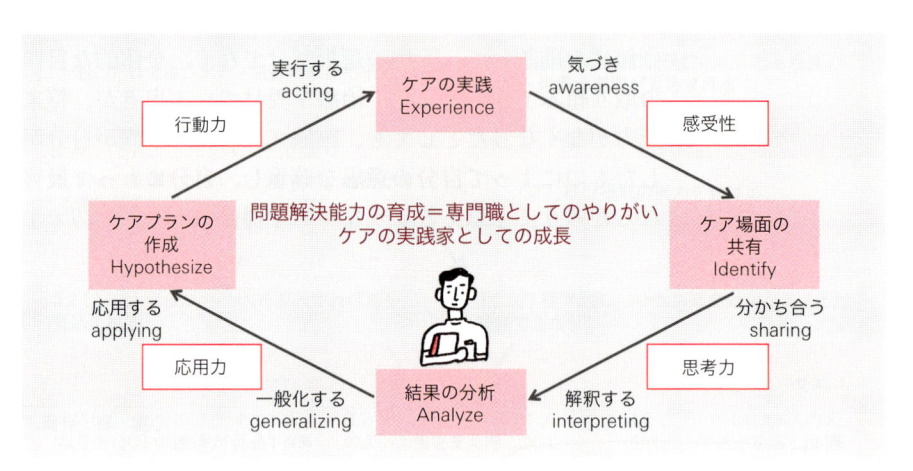

図 3-2-6　認知症看護実践における6つの促進とケアスタッフの体験

（南山大学人文学部心理人間学科 監修：ファシリテーター・トレーニング―自己実現を促す教育ファシリテーションへのアプローチ，第2版，ナカニシヤ出版，2010 より改変）

表 3-2-2　リフレクションを促すカンファレンス

入院カンファレンス	本人が認識している入院や治療目的を明らかにし、入院時の治療・看護方針を検討する
退院カンファレンス	本人・家族、医療チーム、在宅チームで退院後の目標を共有し、具体的な検討を行う
リハビリテーションカンファレンス	本人・家族とスタッフでリハビリテーションの目的や治療・看護の方針を共有し、具体的な方法も含めて検討する
栄養サポートカンファレンス	栄養管理チームを中心とした栄養状態のスクリーニング、アセスメント、栄養管理計画を立案して、栄養管理の効果を促進する
高齢者ケアカンファレンス	高齢者に起こりやすいせん妄、転倒、失禁などに関して、問題のある高齢者のアセスメントやケアプランを共有し、検討する
地域連携クリティカルパス会議	地域連携パスにかかわる情報の交換、予測されたプロセスと異なる経過や結果などを分析し、医療の質の向上を目指す
サービス担当者会議	居宅サービスなどの担当者による居宅サービス計画作成のために会議を開催し、専門的な立場から検討する
地域ケア会議	複雑な支援の必要な困難事例などに対して、支援のネットワークの構築や問題解決を図る

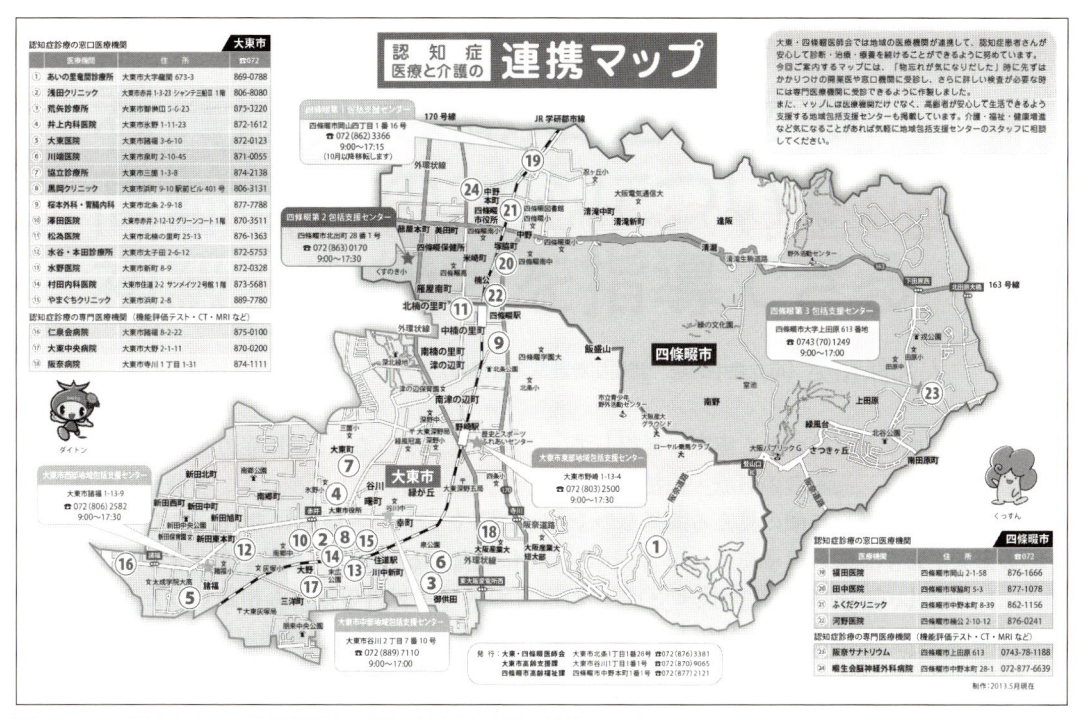

図 3-2-7　大阪府大東・四條畷医師会の認知症医療と介護の連携マップ

(http://www.daito-shijyonawate.osaka.med.or.jp/linkagemap/index.html)

があります。認知症のある高齢者に対するケアプランを作成し、実践し、そこでの気づきやケアの結果を共有することで、ケアの解釈をしたり、ケアの結果を一般化することが可能となります。そして、これらの共有したケアプランや実践、結果を応用することで、自分のケア実践を高めることにもつながります(図 3-2-6)。

また、病棟のカンファレンスや病院の事例検討会などでこのようなリフレクションを促すことで、認知症高齢者ケアチームにかかわった看護師全体の質の向上が促進されます。カンファレンスでは、本人・家族の意思の確認を行うとともに、ケアプランの共有、結果の評価の際にリフレクションを活用して、チームやスタッフの成長を促進します(表 3-2-2)。

地域の認知症連携マップの作成

認知症のある高齢者が急性期病院から退院する際の退院支援や継続看護のために、地域において認知症ケアを得意とする介護保険施設、老年精神専門医や、認知症の適切な診断・治療のできる医師、地域包括支援センター、介護支援専門員(ケアマネジャー)などとの連携調整ができる地域の連携マップを作成しておくと、ケアのネットワークの構築にもつながり、効果的です。大阪府の大東・四條畷医師会が地域の医療機関と連携して作成した認知症医療と介護の連携マップを図 3-2-7 に示します。

Step 3(上級)　2 地域包括ケアシステムにおける保健・医療・福祉の連携および多職種の連携ができる　161

せることができないため、転倒・転落事故やADLの低下などを起こしやすく、退院時期が延長してしまうことも多くみられます。

ところが、認知症のある高齢者に対してチーム医療を実施したところ、退院が9日間短縮した、という研究報告[1]があります。つまり、認知症であっても支援を十分に行えば、早期退院が可能になるということです。

認知症看護の上級者には、チーム医療に関する協力体制を確保するという役割があります。また、初級者や中級者が認知症の人のケアを行う時間を確保したり、認知症の人にもやさしい病棟・病院を創造することに関して、自ら宣言し、実施しなければなりません。

認知症看護初級者への指導のポイント

初級者が陥りやすい傾向

認知症看護の初級者は、次の2つのタイプに分けることができます。1つは、実直型のタイプです。このタイプの人は、認知症の人に一生懸命対応しようとしますが、認知症の中核症状(認知機能障害)である記憶の障害や、それに関連して起こる症状について十分理解できていません。認知症の人から何度も同じことを聞かれるのは、記憶の障害の中の短期記憶の障害があるからなのか、長期記憶の障害からくるものなのかが十分にわからないままに、対応しているのが現状です。

初級者には、リフレクション、つまり、認知症の人に対する様々な体験を振り返り、事例検討を行うことで、飛躍的に成長していきます[2]。振り返りの際には、プロセスレコードやケース分析などを行います。あの高齢患者はあのとき、なぜあのような行動をしたのか、自分とのかかわりの中で分析していくと、相互作用の中で原因の糸口がみつかります。

もう1つは、認知症の人が苦手というタイプです。認知症の人からケアを強く否定されたり、暴力を振るわれたりして、苦手意識を感じる人もいます。このタイプの人は、最初から認知症の人を否定的にみている可能性があります。けれども、そのような否定的な感情はすぐに本人に伝わり、その結果、認知症の人の様々なストレスから起こる行動・心理(BPSD)が悪化したり、看護援助を否定されたりすることにつながります。

指導のポイント

1. 認知症の人に関心をもってもらう

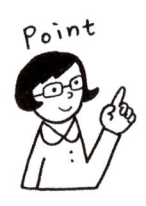

認知症看護の初級者には、まず、認知症の人に関心をもつように指導することが重要です。初級者は、一般病棟にいる認知症の入院患者を、「訳のわからない行動をする不可解な人」ととらえがちです。あるいは、しばらく辛抱すれば退院か転院になるだろうと、あきらめてしまっている人もいるかもしれません。

指導者がどのように認知症の人に対応するのかを初級者はしっかり見ていて、その対応をまねて行動していることも多いものです。上級者は自らがロールモデルになるように、日頃の実践を大切にするとともに、ケアの場面に初級者を同行させるような機会をつくるとよいでしょう。

2. 言語的・非言語的コミュニケーションの工夫に対する成功体験をもってもらう

コミュニケーション障害のある認知症の人に対しては、まず上級者が言語的・非言語的コミュニケーションを実践し、それを初級者にも経験してもらうことが必要です。看護師が伝えたことが認知症の本人に本当に伝わっているかを一緒に確認したり、本人が理解できている部分とそうでない部分があることなどを、ケアの場面で一緒に体験してもらうとよいでしょう。

初級者が認知症の人のコミュニケーションの特徴を理解するためには、経験を重ねていく必要があります。うまくコミュニケーションがとれれば、相手からきちんとした反応が返ってきます。認知症であっても、自分の意思や価値観をもっている一人の人であることを、初級者に理解してもらうことが大切です。

3.「看護師はあなたの味方だ」ということを表現する方法を体験してもらう

成人の患者は、白衣やナースユニフォームを見れば、それを着ている人の役割がすぐにわかります。しかし認知症があると、それがうまく理解できないだけではなく、「危害を与える人」と認識してしまっているかもしれません。

認知症の人に「看護師はあなたの味方」だということをわかってもらうためには、少しオーバーなくらいに笑顔や態度で表現する必要があることを、初級者が体験を通して学べるようにします。上級者がモデルとなって示したり、ロールプレイの演習などを企画したり、介護保険施設や通所サービスなどに見学に行く機会をつくるとよいでしょう。

認知症看護中級者への指導のポイント

中級者が陥りやすい傾向

認知症に関してある程度の知識がある看護師の中には、認知症の人の行動すべてを「認知症のせい」だと決めつける人がいます。本人の個々の認知能力に合わせた説明をせずに、点滴針を挿入しようとして抵抗されてしまったら、すぐに「認知症のせい」だとか、「認知症が悪化したから」だと考えてしまう人もいます。

指導のポイント

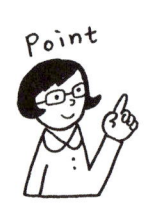

1. 認知症の人の行動をパーソン・センタード・ケアモデルを使って理解し、ケアの方法を検討するように指導する

　認知症の人は認知症の中核症状である記憶の障害や実行機能障害のため、看護師からみれば不可解な行動をする場合も多いです。例えば、「おしっこ、おしっこ」と訴えるので排泄介助しても、排尿する様子はまったくなく、そういうことがたびたび起こるので、看護師に「厄介な人」と思われていた患者がいました。これは、その人が認知症のために言語的コミュニケーションができないので、周囲に接してくれる人がおらず、孤独を感じていて、ケアスタッフがかかわる場面が排泄介助だけなので、「おしっこ」と頻回に訴えるようになった、ということでした。

　このように、看護師にとって不可解な行動でも、認知症の人の行動の裏にはきちんとした理由があるのです。この行動の理由について、中級者が正しく理解できるように、上級者は指導していきましょう。

2. 認知症の人の治療に関するケアの工夫を促す

　点滴やカテーテルを挿入している認知症の人に対して、中級者は、一人ひとりの認知機能の状況に合わせた治療に関するケアを工夫できるようにアプローチしていく必要があります。看護師は、自分では相手に治療についての説明をしたつもりでも、実際には本人に伝わっていないことも多くあります。わかりやすい言葉やイラストなどを活用してコミュニケーションをとり、時間をおいてから、本人がどの程度理解できているかを確認するように、上級者は指導していきましょう。

3. 意図的なコミュニケーションの方法を実践するように指導する

　認知症の人は、コミュニケーション障害に陥っています。わかりやすい方法で説明したり、リアリティオリエンテーションや非言語的コミュニケーションを活用して感情の交流を行うと、精神的に落ち着くことができ、効果的です。中級者がこれらのことを理解し、実践できるように、上級者は指導していきましょう。

引用文献

1) 亀井智子ほか：認知症および認知機能低下者を含む高齢入院患者群への老年専門職チームによる介入の在宅日数短縮等への有効性；システマティックレビューとメタアナリシス，老年看護学，20（2）：23-35，2016．
2) 藤井さおり，田村由美：わが国におけるリフレクション研究の動向，看護研究，41（3）：183-196，2008．

column

認知症の人との
しなやかなコミュニケーション

梅原里実（高崎健康福祉大学看護実践開発センター　認知症看護認定看護師）

　「認知症の人は、今起こった出来事をどんなふうに感じ、考えておられるのだろうか？」――看護師はそのときの心情を想像しながら、身体状態やその人らしさの情報を様々な角度からアセスメントして、認知症の人と向き合っていると思います。アセスメントが的を射た場合は、お互い安堵の表情や笑顔があふれます。しかし、実際は悩ましさを感じることもあります。

　自然が豊かで、長閑な海辺の温泉地にあるH病院は、院内教育に熱心に取り組んでいる中規模の一般急性期病院です。入院患者の平均年齢が70歳を超えた頃より、院内教育ラダー研修の中で認知症看護の研修を必ず計画してきました。特に、新人看護師研修は、基礎編と応用編の2コマを例年実施しています。認知症看護研修の登竜門として、この2コマは新人のときに必ず押さえておきたい研修として欠かせません。

　認知症看護の難しさは意思疎通の困難さにあるともいわれていますが、病態を理解し、対応の仕方を知ることは、看護の基本です。中でも応用編の「認知症の人とのコミュニケーション」では、「勉強になった」だけではなく、「これならやれそう」「使える」と感じてもらえる内容となるように、身近な出来事を例にあげて、二～三人が一組となりロールプレイングを行っています。

　例えば、「帰りたい」と、すがるように訴える認知症の人に、「この方は、どこに帰りたいのでしょうか？ その言葉のもつ意味を考えてみましょう」とか、尿路感染症ではないのに、排尿を終えたばかりでも「トイレ、トイレ」と繰り返す認知症の人に、「この患者さんはなぜ、その言葉を繰り返すのでしょうか？ 訴えがあるときの環境に目を向けてみましょう」などです。

　新人看護師はそんな看護の問いに思考をめぐらしながら、自分なりの考えをもとに、シミュレーションを展開します。その後、患者役の人から、「手を握ってくれたから、安心した」「帰りたい理由を聞いてくれたから、うれしかった」などと意見や感想が出ます。研修を終えた後は皆、笑顔になり、眼差しがやさしくなります。研修後のアンケートでは、「研修を終えて、自分がやさしくなった感じがしました」というコメントがありました。

　またこの研修は、認知症患者とのコミュニケーションは、そんな柔らかさの中でしか成り立たないことを知る時間でもある、と思っています。

Step3（上級）

4 パーソン・センタード・ケアを認知症看護に導入するための研修を企画・実施する

認知症看護初級者に対する教育プログラム

認知症のある高齢者に関する研修プログラム

　認知症看護初級者に、認知症のある高齢者に関する看護の知識を習得してもらうためのプログラムは、認知症のあるご本人を理解することに視点を置いた講義ができる老人看護専門看護師や認知症看護認定看護師などに講師を依頼するとよいでしょう。

　講義の内容は、①認知症の人に対する政策の概要（新オレンジプラン）、②認知症の人の認知障害の特徴と潜在的ニーズ、③認知症のある高齢者に関する看護の課題とケア方法、を含めるようにします。

認知症のイメージトレーニング

　初級者に行う認知症のある高齢者に関する教育プログラムでは、認知症に関して興味や関心をもってもらうことが大切です。そのためには、まず、看護師自身が認知症本人を体験してみるイメージトレーニングを行うとよいでしょう。具体例を図3-4-1に示したので、参考にしてください。

認知症の人の体験世界を探る研修

　認知症のある高齢者の気持ちを理解するためには、認知症の人の体験世界を探る研修（図3-4-2）を実施すると効果的です。自分が認知症のある高齢者になってみることで、今まで気がつかなかったことがみえてきて、認知症の人への理解がより深まります。

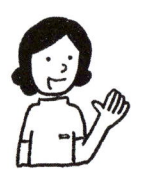

●目的
認知症のある高齢者の気持ちを経験し、パーソン・センタード・ケアを考えるきっかけとする。

●手順
　自分がある高齢者看護に関する研修会に参加していて、「さあ、講師の話を聞こうか」と着席して待っている、と想像してください。やっと講師が登場し、参加者は拍手をしています。挨拶の後、講師は学級崩壊による児童問題について話し始めます。「あれっ？おかしいな」と思って周囲を見渡すと、他の参加者はうなずきながらメモをとっています。会場を間違えたはずはないので、不安が強くなってきます。「どうなっているの？」と思いつつ、隣の人に「これは高齢者看護の研修ですよね」とたずねると、「何を言っているのだ」という表情で、迷惑げに「児童問題の研修ですよ」と言われました。信じられずに、後ろに座っている人に同じことをたずねると、諭すように「児童問題でしょ」と言われました。

　とまどい・不安は増幅し、「そんなばかな」という相手への不信感も生まれます。どこかで「あの人は何もわからなくなっているから」という声がします。席を立って主催者に確認しに行こうとしたところ、誰かが「徘徊」と言っているのが聞こえました。すると、職員らしい人がやってきて、穏やかではあるけれども、有無を言わせぬ口調で、「お席に戻りましょうね」と言われてしまいました。そういうわけにはいかないので、「確認に行きたいのです」と言って、扉から出ようとすると、職員がもう一人やってきて、二人がかりで席に連れ戻されてしまいました。

　不当な扱いを受けているという怒りがわき上がってきて、何がどうなっているのかわからないけれども、帰ろうと思い、再び席を立とうとすると、押さえつけられて、自分では外せないベルトをかけられました。まるで囚人のような扱いに、一人の社会人としてのプライドが傷つけられます。「帰りたい」と叫びましたが、相手にしてもらえません。誰も信じられなくなり、「もしかしたら、自分がおかしいのではないか」という不安・自信のなさが生じてきましたが、「そんなことはない」と打ち消しました。

　長時間そのような状態に置かれ、イライラとした継続的なストレス状態になりました。笑顔で「ご気分はどうですか？」などと声をかけられるだけでむかついて、思わず相手を殴りつけてしまいます。誰かが「暴力」「他害」と言っています。職員に「落ち着くお薬を飲みましょう」と言われましたが、変なのは周囲の人であって、自分はどこも悪くないのに、薬など飲む気がしません。

　常に監視されているような気がして、「誰かに見張られています」「研修会に来たら、閉じ込められたのです」と訴えました。誰かが「妄想」と言っています。隙を見て逃げ出そうとすると、「もう遅いから、帰るのは明日にしましょうね」と言われてしまいました。すべてが納得できません。

（中島健一, 中村考一：ケアワーカーを育てる「生活支援」実践法
—生活プランの考え方, p.98-99, 中央法規出版, 2005 より改変）

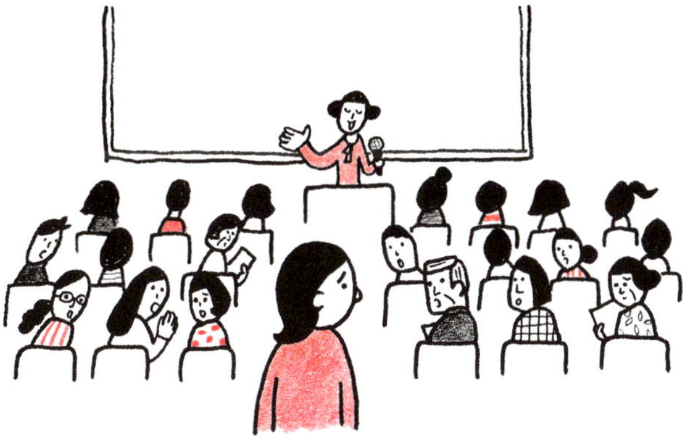

★話し合ってみましょう
Q1　このような状態で、あなたはどのように思うでしょうか？
Q2　あなたの苦痛が増すのは、どのようなことでしょうか？
Q3　あなたの苦痛は、どうしたらいくらかでも和らぐでしょうか？

図 3-4-1　認知症のイメージトレーニング例

●用意するもの：ワークシート（コピーしておく）、筆記用具
●ワークの方法：一人ですることも、集団ですることもできます。集団の場合、広い会場でもよいですが、静かな会場のほうが効果的です。
＊「気づき」を深めるために、様々な人と共にワークをやってみることをおすすめします。

A．一人でする方法
　①「外見の様子」を読んで下さい。
　②感じたことをワークシートの課題1に書きこんで下さい。
　③「認知症の世界への扉」文を読んで下さい。
　④目を閉じて、「あなたが、今、この状態だったら……」我が身の状態だったらどうか想像してみて下さい。
　⑤シート課題2について具体的に書きこみましょう。
　⑥シート課題3について具体的に書きこみましょう。
　⑦課題の1～3を通して気づいたことや感想を課題4に書きとめておきましょう。

B．集団でやる方法　＊進行役（ファシリテーター）が必要です
　①進行役の人が、「外見の様子」「認知症の世界への扉」文を順番に読み上げます。
　②参加者にワークシートへの記入を促します。
　③課題3まで終わったところで、全員で（人数が多い場合はグループごとに）、課題1～3についての他のメンバーの気づきを報告しあいます。
　　＊自分の感じ方のくせや他の人の多様な感じ方があることを知る機会として活かして下さい。
　④最後に課題4を記入しましょう。

■ワーク導入文
①「外見の様子」
場面：
・今は朝、通勤客であわただしい駅の改札。
・70代くらいの男性がさきほどから改札口で立ち往生している。
・改札を通ろうとすると後ろに続く人からため息や「何してんだー！」というイライラした怒り声があびせられている。

その人の外見の様子：
・髪は乱れ、ワイシャツの前のボタンがはずれ、ズボンの前とオシリの部分がぐっしょりとぬれている。
・表情は固くこわばり、わけのわからない言葉を口走りながら自動改札の手前で急に後ろに向きをかえたり、ズボンをいじったりをくりかえしている。

②「認知症の世界への扉」
今、あなたがこの人だったら：
・今、あなたの頭の中は、とても、とてももやもやしています。一生懸命思い出そうとしていますが、何も浮かんできません。
「ここはどこなんだっけ！！」
「こんなとこで何しようとしているんだ……」
「ここはどうしたら通れる？！」
「わからないゾ、一体……」
「何か、体中が気持ち悪い」
「あー、うるさい」

図3-4-2　認知症の人の体験世界を探るワーク：「あなたが今、認知症になったら…」

［ワークシート］認知症の人の体験世界を探る──あなたが今、認知症になったら

課題1.「外見の様子」を読んで：あなたの目の前にこの人が立っているとしたら、あなたはどう感じますか？

あなたの気づき	他のメンバーの気づき

課題2.「あなたが今、この状態だったら」：あなたはどんな感じがしますか？
感じとれたことをできるだけ具体的に書いてみましょう

あなたの気づき	他のメンバーの気づき

課題3.「あなたが今、この状態だったら」：あなたは何がほしいですか？
あるいは周りの人にどうしてほしいですか？

あなたの気づき	他のメンバーの気づき

課題4. ワークをしてみたあとで、全体的な気づきや感想をまとめておこう

あなたの気づき

(永田久美子：ワーク「あなたが今、痴呆になったら」．日比野正己ほか：図解 痴呆バリア・フリー百科，p.70-72，TBSブリタニカ，2002 より改変)

認知症看護中級者に対する教育プログラム

困難事例への対応に関する研修

　初級者対象の教育プログラムと同様に、「看護師の行為に対する認知症のある高齢者の気持ちを体験する」研修を行うとともに、急性期病棟では治療中心のケアの文化があるため、安易に身体拘束が行われている現状について理解することを目的とした教育プログラムを考案します。

　さらに、認知症のある高齢者へ点滴を行う際の援助方法や、身体拘束をしないで医療処置を実施する方法などについて、グループワークで事例検討を行うとよいでしょう。グループでケア方法を検討することで、他の受講者と意見を共有できます。実際に病棟で困難事例(表3-4-1)としてあげられるような典型的な事例を取り上げて、パーソン・センタード・ケアの視点からケアプランを検討していきます(図3-4-3)。具体的な内容を図3-4-4に示したので、参考にしてください。

表3-4-1　典型的な困難事例とサンプル

点滴を抜去してしまう高齢患者	88歳、男性、中等度認知症、要介護2。デイケアを週2回利用しながら、在宅で生活していた。短期記憶の障害はあったが、家族の支援もあり、デイケアに行く日以外は、畑に出て農作業をしていた。8月のある日、作業中に脱水となり、入院した。入院2日目、夜中に起き出して点滴を抜去してしまい、大声で「ここはどこだ」「家に帰る」と叫んだ。家に帰ろうとするが、身体がうまく動かない様子で、ベッドに腰かけて叫び続けていた
転倒を繰り返す高齢患者	82歳、女性、レビー小体型認知症。肺炎のため急性期病院に入院した。歩行障害があるが、自立心はあり、病院内も自分で歩行していた。一過性脳虚血発作(TIA)を起こしたことがあるため、脳梗塞予防のためにワルファリンカリウム(ワーファリン®)を内服していた。自宅でも転倒していたようで、膝など下肢に転んだ痕の出血斑があったが、本人は「転んでいないし、転ばないから大丈夫」と言う。動作は緩慢で、小刻み歩行をしているため、トイレに行くときはナースコールを押して看護師を呼ぶように伝えたが、自分一人で何度もトイレにふらふらと行こうとするので、看護師があわてて付き添っていた
「家に帰る」と何度も繰り返す高齢患者	84歳、女性、中等度認知症、要介護3。脳梗塞のため右麻痺があるが、デイケアに週3回通いながら、自宅で療養していた。高血圧から心不全となり、下肢の浮腫がみられるようになった。ある日、デイケアから自宅に帰ると、「ハア、ハア」と呼吸困難が強くみられたため、家族が救急車を呼び、病院に搬送された。慢性心不全と診断され、そのまま入院となった。夕方になると「家に帰る」と言い始め、興奮状態になり、大声で叫んでいる
突然大声で叫び、看護師を叩こうとする高齢患者	80歳、男性、軽度認知症、要介護2、慢性腎不全。在宅で食事療法や薬物療法を行いながら生活していたが、腎機能が悪化し、人工透析導入のため入院した。認知症は軽度の短期記憶の障害はあるが、週3回デイケアに通い、家族に支援されながら穏やかに生活していた。入院時は人工透析の治療に関しても理解しており、穏やかな様子であった。入院3日目の夜1時の巡視の際に、ベッドに立ち上がっているのを看護師が発見した。「立つと危ないですから、降りて休みましょうね」と言うと、「何をするんだ！」と大声を出したので、看護師はあわてて「ダメですよ。降りてください」と言って、ベッドから降ろそうと身体に触れると、突然どなり始め、看護師を叩こうとした

第1回目　認知症高齢者を理解するための講義とDVDの視聴を通したグループワーク
目標：急性期病院における認知症高齢者と家族に起こりやすい課題と対応を明らかにする。
　　　（3時間15分）
①導入：急性期医療における認知症高齢者と家族のための看護実践（60分：講義）
　・認知症高齢者の増加と認知症対策の動向
　・認知症の理解とケアの重要な視点
②視聴覚教材（DVD）の視聴：「急性期ケア」30分（15分×2回）
③グループワーク（60分：休憩10分含む）
　次の課題についてグループ討議
　・あなたの職場では、どのような問題や障害があると考えられますか
　・それらを解決するために、急性期の認知症看護としてどのようなことが必要でしょうか？
　・それに対して、わたしたちに何ができるでしょうか。
④グループ発表（20分）
⑤まとめ：事例の枠組みを紹介し、所属の病棟で次回検討事例の提出の説明（10分）
⑥個別ワーク：今回の研修を踏まえた病棟での目標や具体的な方法の検討（15分）

第2回目　認知症高齢者の事例のグループワーク
目標：事例を通して認知症高齢者に対する適切なコミュニケーションやケア方法について検討する。（3時間15分）
①導入：急性期医療における認知症高齢者の身体拘束に関して（60分）
　　講義：認知症のパーソン・センタード・ケアと急性期病院における看護の実践
　　　　　認知症高齢者ケアにおける課題と倫理
②事例検討（90分：休憩10分含む）
　各自が持ち寄った事例を用いてグループでケアプランを検討する。
　・認知症高齢者とのコミュニケーションや本人の背景や特性を考慮したケアプランを検討する。
　　例：入院の必要性を判断できず、病院に入院していることがわからない事例
　　　　点滴治療やバルーンカテーテル挿入中に動いたり、抜去してしまう事例
　　　　危険を判断できず転倒を繰り返す事例
　　　　廃用症候群の予防に関する工夫や多職種との連携を考える事例
③グループ発表（20分）
④まとめ（10分）
⑤個別ワーク：中間評価および今回の研修を踏まえた病棟での目標や具体的な方法の再検討
　　　　　（15分）

第3回目　個人が病棟で実践した内容を発表し、病棟間での成果を共有する
　　　　　（17:30〜19:00：病棟師長も出席）
課題レポート提出：急性期における認知症看護の実践目標とその成果

［必読図書］
・鈴木みずえ：パーソン・センタードな視点から進める　急性期病院で治療を受ける認知症高齢者のケア，日本看護協会出版会，2013
［必須鑑賞DVD］
・クローズアップ現代（30分）
　No.3039　2011年5月16日放送　　私を叱らないで〜脳科学で認知症ケアが変わる
　No.3464　2014年2月5日放送　　見つめて　触れて　語りかけて〜認知症ケア"ユマニチュード"
・プロフェッショナル仕事の流儀（50分）
　No.102　2008年11月18日放送　介護はファンタジー〜認知症介護　大谷るみ子
［参考図書］
・水野 裕：実践パーソン・センタード・ケア—認知症をもつ人たちの支援のために，ワールドプランニング，2011
・奥村典子，藤本直規：認知症ケアこれならできる50のヒント，クリエイツかもがわ，2013

図3-4-3　急性期医療における認知症高齢者（認知障害のある高齢者）と家族のための看護実践のための教育プログラム（対象者：中級レベルの看護師）

●目的
認知症のある高齢者へのケア場面をロールプレイングで振り返ることによって、看護現場の課題について考える。

●用意するもの
車イス・イス各1脚（後方に設置）、記録用紙、バインダー

●登場人物
認知症本人（脱水で2日前に自宅で倒れて救急搬送後、入院。車イス使用、点滴挿入中）、主任看護師、新人看護師（夏目さん）、進行役

●手順
❶準備：事前に参加者に上記配役のキャスティングを依頼する。
❷自己紹介：配役された人は、それぞれ自分の役柄の自己紹介をする。
・認知症本人（佐藤さん）：進行役が本人に代わって紹介する。
・主任看護師：経験20年目。いつも段取りよく仕事をすることを重視している。
・夏目看護師：看護師になって2年目。まだいろいろな場面でとまどうことが多い。
（イスに座っている佐藤さんの両サイドに、夏目看護師と主任看護師が立っている）
❸ロールプレイ開始
　ベッドで臥床中の佐藤さんの両側に、看護師2人が立っている。
主任看護師：（バインダーの記録を見ながら、佐藤さんの頭越しに夏目看護師に話しかける）あ、佐藤さんだけど、またオムツ外して、失禁してシーツを交換したんですってね。（佐藤さんに向かって、笑顔でやさしく、しかし強い口調で）佐藤さん、昨日は1日に5回もオムツを外したそうですね。オムツは外さないでくださいね。
佐藤さん：はい、わかりました。
夏目看護師：あのー、佐藤さんは排尿しようとして、オムツを外したんだと思います。ちょっと朝からいろいろあって、排泄誘導が間に合わなくて…。すみません。今、排尿時間をチェックしています。排尿時にオムツを触るので、トイレでの排尿を試みようとしています。
主任看護師：ニンチがあるんだから、そんなことしてもむだでしょ。病衣ももっと長いものに代えて、股の下で病衣を縛るとオムツを外すことはないわよ。
夏目看護師：えっ、縛るんですか。でも、オムツを下着と間違えて外して、排尿しているようです。排泄誘導しますので、もう少しさせてください。
主任看護師：佐藤さんは「はい」って答えるけど、指示がまったく入らないって、申し送りで聞きましたよ。特に今日は、オペ患が5名もいて対応できないのよ。こうすればオムツは外せないわ。それに、あなたがいつもついていることはできないでしょう。言われたようにしてください。
夏目看護師：でも、今日は入院2日目で、かなり落ち着かれた様子なので…。
主任看護師：ニンチの人は落ち着いても危ないから、病衣を縛っておいたほうが安全なの。あなたも、午後からオペの患者さんも帰ってくるから、佐藤さんに対応できなくなるわよ。
夏目看護師：そうでした。すいません。今度から気をつけます。
❹意見交換、講評
　今のロールプレイを見て、どう思ったか、どんなことに気づいたか、隣の席の人と2分間、話してもらいます。その後、参加者の中から3人くらいに発言してもらいます。
　次に、認知症本人役、看護師役の人に、どんな体験だったかを聞いてみます。最後に、司会役が認知症の人の本人の視点で説明を行います。
[例]
佐藤さん役の人：「自分の排泄のことを話されていて悲しい。自分のことなのに無視された気持ちがする」
看護師役の人：「無視する」「人扱いしない」「後回しにする」「わかろうとしない」
司会：このようなことは、実際にはケア場面で、しばしば起こっているのではないでしょうか。今のロールプレイの看護師の人たちにも、悪意があったわけではなく、仕事だと思ってやっていたように思います。こうしたことは小さなことと思われるかもしれませんが、もし、このようなことが来る日も来る日も、365日続いたとしたら、佐藤さんにとって、どうでしょうか？
　また、スタッフ間の関係も、気になりませんでしたか？主任看護師に叱責されて、夏目看護師はビクビクして、とりあえず病衣で抑制しようとし、佐藤さんを尊重する余裕などありませんでした。認知症をもつ佐藤さんに対して、パーソン・センタードなケアを提供しようとするならば、実はスタッフ間の関係にも目を向ける必要があるのです。

図3-4-4　認知症のある高齢者へのケア場面をロールプレイングで振り返る研修例

■記憶のシステム

刺激	→	感覚登録器	→	短期貯蔵庫 (リハーサル)	⇄	長期貯蔵庫
		パターン認知	転送	命名・符号化	転送	分類・体系化

■認知症の人

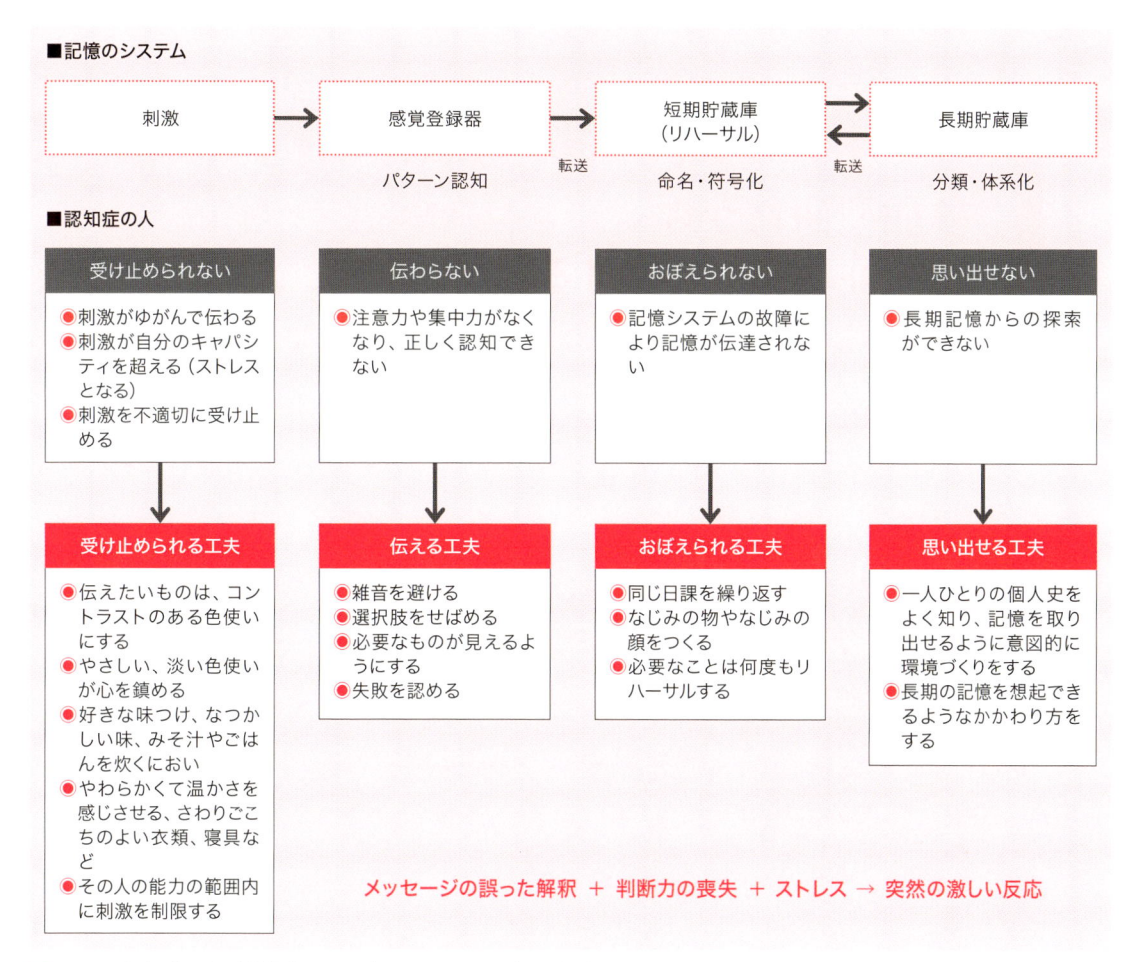

受け止められない	伝わらない	おぼえられない	思い出せない
●刺激がゆがんで伝わる ●刺激が自分のキャパシティを超える(ストレスとなる) ●刺激を不適切に受け止める	●注意力や集中力がなくなり、正しく認知できない	●記憶システムの故障により記憶が伝達されない	●長期記憶からの探索ができない

受け止められる工夫	伝える工夫	おぼえられる工夫	思い出せる工夫
●伝えたいものは、コントラストのある色使いにする ●やさしい、淡い色使いが心を鎮める ●好きな味つけ、なつかしい味、みそ汁やごはんを炊くにおい ●やわらかくて温かさを感じさせる、さわりごこちのよい衣類、寝具など ●その人の能力の範囲内に刺激を制限する	●雑音を避ける ●選択肢をせばめる ●必要なものが見えるようにする ●失敗を認める	●同じ日課を繰り返す ●なじみの物やなじみの顔をつくる ●必要なことは何度もリハーサルする	●一人ひとりの個人史をよく知り、記憶を取り出せるように意図的に環境づくりをする ●長期の記憶を想起できるようなかかわり方をする

メッセージの誤った解釈 ＋ 判断力の喪失 ＋ ストレス → 突然の激しい反応

図 3-4-5 認知症の人が突然激しい反応を示すメカニズムと対応の工夫

(永田久美子：老化や症状の進行による衰え．日比野正己ほか：図解 痴呆バリア・フリー百科, p.163, TBS ブリタニカ, 2002 より改変)

せん妄が起きている認知症のある高齢者への対応に関する研修

　認知症のある高齢者がせん妄状態になると、さらに興奮状態となり、言葉をかけても落ち着くことができず、大声を出したり、暴力がみられたりするなど、対応が困難になります。研修で取り上げる困難事例の中に、せん妄が出現しているケースを含めるとよいでしょう。

突然激しい反応を示す認知症のある高齢者への対応に関する研修

　認知症のある高齢者が突然、ケアの拒否など、激しい反応を示すことがあります。これは、記憶のシステムがうまく働かなくなったことにより、「受け止められない」「伝わらない」「おぼえられない」「思い出せない」状況に陥ることにより生じると考えられます(図 3-4-5)。

　参加者が各自、自分が体験した事例を出し合い、図 3-4-5 を参考にして、その事例の中のどこに課題があるのかを分析し、病棟でどのように工夫していけば症状が改善するのか話し合って、発表してもらいましょう。

column

参加型研修から認知症看護につなげる取り組み

大石映美（浜松赤十字病院　認知症看護認定看護師）

　認知症のある人の思いに寄り添うことは、認知症看護において重要だと考えます。

　看護師にとって、認知症のある人に対する印象は、「わからない人」「別の世界の人」など、自分とは違うと感じていることがあげられます。そのことで、認知症のある人と看護師との間に思いのずれが生じ、看護につなげることができず、さらにそれが大きくなっているのが現状です。その思いのずれを少しでも縮めることや、認知症のある人の思いに寄り添えることを目的として、当院では参加型の研修を一部取り入れて実施しています。

　研修の中では、認知症と間違われやすい高齢者の特徴を理解することを目的として、筆者が認定看護師の研修中に学んだ高齢者擬似体験を取り入れています。高齢者疑似体験グッズを使用して、病院の中を移動するほか、日常生活動作(トイレ動作や買い物、食事など)や治療動作(インスリン注射、パウチ交換)の体験を行うことで、日常生活の支障が、認知機能低下によるものだけでなく、実は高齢による視覚障害や聴覚障害が原因になることも再認識してもらいます。

　そのほか、研修参加者自身に認知症のある人の思いを重ねてもらうための事例を提示し、その時々の思いや考えを意見交換して、その後に発表してもらいます。その意見と実際にあった事例とを重ねて追加説明することで、認知症のある人の思いに少しでも近づくことができます。

　認知症のある人の思いに近づくことで、その人の思いを理解しようとかかわりをもつようになります。それによって思いのずれが少なくなり、寄り添うきっかけともなります。

　知識を得る講義だけにとらわれず、参加型研修を取り入れることで、実際に体験や実感したことを参加者間で意見交換して共有することができます。また、研修会の雰囲気も和みます。認知症のある人や自分自身も含めた様々な人の思いや考えを抵抗なく受容することで、認知症看護につなぐことができるため、有意義な研修になっていると考えます。

column

「自己の学び」で終わらず、他者に伝えられる人を育てる

赤井信太郎（長浜赤十字病院　認知症看護認定看護師）

　当院では、2009年から看護部教育委員会の企画で「認知症看護院内認定ナース」研修を行っています。ビギナー、ミドルⅠ、ミドルⅡというステップアップ方式（図）で、各段階で修了試験と修了証を発行し、次のステップに進むかどうかを受講した人自身が決める方法です。3段階すべてを修了した人は「認知症看護院内認定ナース（以下、院内認定）」として認定されます。

　この研修を通して、臨床現場が困っていることではなく、「認知症高齢者が困っていることは何か？」に視点をおき、うまく表現できない苦痛をみつけて手当てを行える看護師を育成し、認知症ケアの質を向上させることを目的にしています。

事例

　院内認定を受けたTさんは、人工透析室で、人工透析終了時間まで待てないで自己抜針してしまう患者のケア方法について、スタッフから相談を受けました。

　Tさんは、「この患者が何に困って行動を起こしているのか」ということに視点をおき、カンファレンスを行いました。その中で、この患者は透析終了30分前にいつも落ち着かなくなること、その時間には他の患者が次々と透析を終了していることがわかりました。

　スタッフは、「この患者の行動は、自分の終了時間を気にしていたのではないか」と気がつき、「透析終了30分前に、この患者にねぎらいの言葉がけや終了時間のオリエンテーションを再度行ってから、他の患者の処置に入る」と看護計画を修正しました。対策後は、この患者は透析終了時まで安心したように処置を受け、自己抜針のトラブルはなくなりました。

　この事例を通して、他の認知症患者に対しても同じような視点でカンファレンスが行われ、2事例が解決しました。

自己の学びで終わらず、他者に伝えられるようにしていく

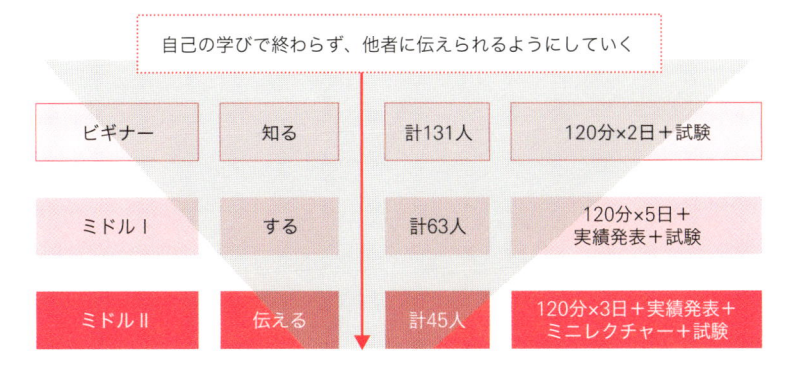

ビギナー	知る	計131人	120分×2日＋試験
ミドルⅠ	する	計63人	120分×5日＋実績発表＋試験
ミドルⅡ	伝える	計45人	120分×3日＋実績発表＋ミニレクチャー＋試験

図　認知症看護院内認定ナース研修のステップアップ方式（2011〜2016年度現在）（長浜赤十字病院）

Step3 [上級]

5 認知症のある高齢者にパーソン・センタード・ケアを目指した看護実践を導入する

パーソン・センタード・ケアとは

　看護理論家のアブデラは、「患者中心の看護」(patient-centered approaches to nursing)という言葉を使い、医学とは異なる独自の看護問題を解決するための看護理論として、「患者中心」ということを提唱しています。パーソン・センタード・ケアは、特に認知症のある人と看護師などケア提供者といったケアされる人とする人の関係の壁を乗り越えた人と人との関係性を重視したケアであり、「患者中心の看護」やいわゆる「個別ケア」とは異なります。パーソン・センタード・ケアの特徴を表3-5-1に示します。

パーソン・センタード・ケアの4つの主な要素

　パーソン・センタード・ケアを提唱したキットウッドの死後、ブルッカーはパーソン・センタード・ケアの理論や実践を分析し、さらに発展させて、パーソン・センタード・ケアを、「V（価値）」「I（個人の独自性を尊重する）」「P（その人の視点に立つ）」「S（相互に支え合う社会的環境を提供する）」の4つの主な要素が同等に揃うこと、と定義しました[1]（表3-5-2）。パーソン・センタード・ケアはこれらの4要素のどれかが他よりも優先されるわけではなく、それぞれの実践において同じ程度に含まれていることが理想的です。
　看護実践におけるいわゆる「個別ケア」は、「I（個人の独自性を尊重）」のアプローチに近いものです。以下の例で考えてみましょう。

表3-5-1　パーソン・センタード・ケアの特徴

❶認知症の人 – 看護師の壁を超えた人間関係が基盤となる
❷認知症の人がそのときどのように感じているかを重視する（看護者から見て、その人らしいとか楽しそうという評価ではなく、本人の意思が重要）
❸ケアの提供者であるケアスタッフに対しても、認知症の人と同様に、パーソン・センタード・ケアが行われることが大切である。パーソン・センタード・ケアを受けていない人は、パーソン・センタード・ケアを実践できない

表 3-5-2 パーソン・センタード・ケアの 4 つの主な要素

V (valuing people；価値)	● 年齢や認知能力にかかわらず、すべての人々の存在自体に絶対的な価値があることを認めること ● 認知症をもつ人たちと、そのケアにたずさわる人たちに対して、年齢や認知障害の有無に関係なく、あらゆる権利を擁護するもの [例]認知症だから点滴チューブを抜いてしまう可能性があると考えて、認知症のある高齢者にミトンを装着するという行為は、個人の価値が認められていないことになる
I (individualized care；独自性)	● 個人の独自性を尊重してアプローチすること ● すべての人には、それぞれ独自の生活歴や性格、心身の健康、社会・経済的資源があり、そのすべてが認知症によって引き起こされる一人ひとりの行動や状態に影響を及ぼしているということを理解して、看護を実践する [例]急性期病院に入院直後の認知症のある高齢者の混乱や行動の変化を、単に認知症の悪化ととらえずに、これらの要因から生じた行動として理解し、その人個人の独自性を尊重したアプローチを行う
P (personal perspective；その人の視点)	● 認知症をもつ人の視点から世界を見ること ● 一人ひとりが経験している世界は、その人にとっては当然なものであり、認知症の人は、その人の視点から世界を見て行動している、と理解する。そして、共感をもってその人の視点を理解しようとする姿勢そのものに、その人がよりよい状態になる力を引き出す可能性がある、と認識する [例]認知症のある高齢者が点滴を引き抜こうとする行動に対して、その人がどのように考えてその行動をしているのかを考えることで、本人の意思を尊重するだけではなく、ケアの方向性も検討できる
S (social environment；社会的環境)	● 心理的ニーズを満たし、相互に支え合う社会的環境を提供すること ● 私たちは皆、人と人とのかかわりやつながりに基づいて生きていることを認識する。認知症のある高齢者も社会の一員であり、自分たちの役割を果たそうと必死に努力している一人の人であることを理解し、お互いを認め合う

パーソン・センタード・ケア＝V＋I＋P＋S

> 高齢の患者 W 氏は、定年になるまで長い間、高校教師をしていた。最近もの忘れがひどくなり、家族は認知症を疑っていた。ある日、W 氏は心臓の持病のため、急性期病院に入院した。
> 入院後、W 氏は、夜間にトイレに行くのに間に合わず、失敗してしまうことがしばしばあった。

　W 氏に対しては、本人の自尊心に対応したていねいな言葉遣いなどの配慮が必要になります。また、排泄の援助では、トイレ誘導のタイミングを検討します。これはパーソン・センタード・ケアの 4 要素の中の「I（個人の独自性を尊重する）」ですが、排泄援助は人間の尊厳にかかわるケアでもあることから、W 氏の人としての「価値(V)」を認め、W 氏が教師であったという背景をもとに W 氏の「視点(P)」に立って、どうすれば W 氏が心地よく排泄できるかを考慮して誘導や声かけなどを工夫し、「人間関係を築く(S)」ことを重視します。これがパーソン・センタード・ケアなのです。

表 3-5-3　急性期病院の認知障害高齢者に対する看護実践自己評価尺度

質問事項	全くしていない	ほとんどしていない	あまりしていない	時々している	たいていしている	常にしている
I　本人の視点を重視したケア（P）						
1.「何もできない」とあきらめず、本人の視点で「何かができる」と感じられるように支援することを心がけている	1	2	3	4	5	6
2. 治療の経過を考慮しながら、もてる力や自分でしたいという意欲をケアプランに反映している	1	2	3	4	5	6
3. 穏やかな態度や楽しそうな表情の瞬間を大切にし、ケアに取り入れるようにしている	1	2	3	4	5	6
4. 認知障害に関連する行動には、まずは本人の視点でその行動の理由を説明しようとする	1	2	3	4	5	6
5. 入院や治療に関して本人がどう思っているのかを聴いている	1	2	3	4	5	6
II　認知機能と本人に合わせた独自性のあるケア（I）						
1. 1日1回は家族や他の人と楽しく交流する機会をつくるよう働きかけている	1	2	3	4	5	6
2. 検査や治療のときは頻回に訪室して、観察や会話などから、苦痛を軽減するように対応をしている	1	2	3	4	5	6
3. 認知障害に関連した症状には安易に薬剤に頼らずに、まずはケアによる緩和を試みている	1	2	3	4	5	6
4. なじみのものを家族に持ってきてもらうように働きかけをしている	1	2	3	4	5	6
5. 病室やトイレなどは文字や図を用いて、わかりやすいように工夫している	1	2	3	4	5	6
6. できるだけなじみの看護師が継続的にかかわり、会話の時間をとるようにしている	1	2	3	4	5	6
III　起こりうる問題を予測した社会心理的アプローチを含めたケア（S）						
1. 治療上やむを得ない身体拘束、抑制、内服薬の投与に関して、本当に必要なのか、チームで検討している	1	2	3	4	5	6
2. 動きたいという意思と転倒のリスクなど、常に本人にとって何が優先されるのか、検討している	1	2	3	4	5	6
3. 廃用症候群予防のために早期離床やリハビリテーションを促している	1	2	3	4	5	6
4. 会話、表情、行動などから認知障害の変化をアセスメントしている	1	2	3	4	5	6
5. 日時や季節、場所などをさりげなく伝え、見当識障害を補うような言葉がけをしている	1	2	3	4	5	6
IV　本人の意思や価値を尊重したケア（V）						
1. 認知障害の有無にかかわらず、いつでも平等なケアや治療を受けられるように心がけている	1	2	3	4	5	6
2. 本人の独自のニーズや不安を受け止めようとしている	1	2	3	4	5	6
3. アイコンタクトやタッチなど非言語的なコミュニケーションをしている	1	2	3	4	5	6

（鈴木みずえほか：急性期病院の認知障害高齢者に対するパーソン・センタード・ケアをめざした看護実践自己評価尺度の開発，老年看護学，20（2）：36-46，2016 より改変）

表 3-5-4 急性期病院における認知症の人へのパーソン・センタード・ケアの4つの要素に関連した振り返りの視点

V（価値）	人と接する際の行動やマナーにおいて、その人に対して敬意を払い、価値を認め、尊敬の念を抱いていることをきちんと表現しているか？
I（独自性）	私はその人を独自の個人として扱っているか？
P（その人の視点）	援助しようとしている人の視点に立って、自分の行動を真剣に振り返っているか？自分の行動は、その人にどのように理解されているか？
S（社会的環境）	私の行動やかかわりは、その人が社会的な自信の回復や、孤独でないと感じるために役立っているか？

急性期病院の認知障害高齢者に対する看護実践自己評価尺度

　認知症看護の上級者は、初級・中級者に認知症看護に関する指導を行うとともに、院内の現在の看護実践の質を評価し、今後どのように改善していくべきかを検討する必要があります。

　「急性期病院の認知障害高齢者に対する看護実践自己評価尺度」[*1]（表3-5-3）は、筆者らが、わが国の急性期病院の現状に合わせて認知障害高齢者に対するパーソン・センタード・ケアを実践することを目指して開発した、看護師が自らの看護実践を評価するための評価指標です[2]。パーソン・センタード・ケアのVIPSの4要素を踏まえて、本尺度は、第Ⅰ因子「本人の視点を重視したケア」、第Ⅱ因子「認知機能と本人に合わせた独自性のあるケア」、第Ⅲ因子「起こりうる問題を予測した社会心理的アプローチを含めたケア」、第Ⅳ因子「本人の意思や価値を尊重したケア」から構成されています。本尺度は、認知症のある高齢者だけではなく、せん妄など認知障害のある高齢者も対象にしています。

　本尺度により、急性期病院における現在の認知障害高齢者に対する看護実践の実態を評価することが可能です。看護師が自己評価を通して実践を振り返ることで、認知障害高齢者のケアを困難にさせている行動の緩和や、認知障害への対応能力などのケア実践の質の向上につながります。また、認知障害高齢者のためのケアシステムや認知症看護の研修システムの構築、研修の効果判定にも有効と思われます。

*1 同尺度を使用して研究を行う場合は、代表の鈴木みずえまで連絡いただきたい。

急性期医療におけるパーソン・センタード・ケアの活用

　近年イギリスでは、ブルッカーらによって、医療従事者および認知症の人と家族の相互作用やコミュニケーションを導くための体系化されたガイドラインに、パーソン・センタード・ケアが使用されています。医療スタッフが認知症の人と家族に対するパーソン・センタード・ケアを実践した際に、その実践が適切なものであったかどうかを自己評価するための振り返りの視点を表3-5-4に示します。

表 3-5-5 病院の理念や看護部の目標および病棟全体の目標にパーソン・センタード・ケアを導入した例

病院の目標	すべての人々の尊厳を重視し、地域の皆様から信頼される質の高い医療を提供する
看護部の目標	すべての人々の人間性を尊重し、患者、家族も含めて地域の皆様の個々のニーズに合わせた質の高い看護を提供する
病棟全体の目標	治療においても高齢患者の意思や視点を重視した療養生活を整え、ケアを提供する
看護師個々人の自己目標	認知症のある高齢者本人の視点を大切にした看護を実践する

看護部や病棟全体の目標へのパーソン・センタード・ケアの導入

　認知症看護の上級者は、病棟の管理者である看護師長や看護部全体の管理者である看護部長クラスの方も多いと思います。これらの立場にある人が、病院の理念や看護部の目標、病棟全体の目標として、パーソン・センタード・ケアの導入について検討することで、組織全体にパーソン・センタード・ケアを浸透させることになります。

　パーソン・センタード・ケアは、認知症の人だけでなく、スタッフに対しても同じように尊重していくという考え方をしています。スタッフ個人も患者と同様に、パーソン・センタードなサポートを受けられることが必要であることが強調されています。なぜならば、パーソン・センタード・ケアをスタッフが個人で実施すると、バーンアウトする可能性があるからです。また、自分がパーソン・センタード・ケアを受けていなければ、そのようなケアを他人に実施することはできないからです。よって、パーソン・センタード・ケアを組織に導入する際には、ケアスタッフをサポートするための研修や、ケアスタッフの専門性や個人の自己実現に向けてケアを検討する機会を設けるなど、施設全体のシステムや体制などの整備についても一緒に考えていく必要があります。

　病院の理念や看護部の目標および病棟全体の目標にパーソン・センタード・ケアを導入した例を表 3-5-5 に示します。組織全体の目標を達成するために、その個人目標としてパーソン・センタード・ケアを示すことで、看護師個人の実践に対しても病棟からサポートが提供され、個人の抱えるストレスは少なくなります。

引用文献

1) ドーン・ブルッカー：VIPS ですすめるパーソン・センタード・ケア，クリエイツかもがわ，2010．
2) 鈴木みずえ：急性期医療における看護実践に活かすためのパーソン・センタード・ケアの理念と実践，看護，64（10）：60-63，2012．

DVD『認知症高齢者の看護:パーソン・センタード・ケアの視点』

　DVD『認知症高齢者の看護:パーソン・センタード・ケアの視点』(発行:医学映像教育センター、監修:鈴木みずえ)では、通常の看護場面とパーソン・センタード・ケアの視点をもった看護場面を比較しながら、自分自身のケアを振り返ることができます。認知症看護の中級者で、認知症の知識はあっても、実践でそれをどう活用したらよいかがわからない人に最適です。内容は以下のようになっています。

Vol.1:コミュニケーションは取れていますか

　処置や検査を拒絶する――なぜ認知症の人はこのような行動をとるのでしょうか。認知症の人の視点に立ったケアを行うことで、防ぐことができるものもあります。Vol.1では、肺炎で入院した認知症のある高齢者の事例を通して、パーソン・センタード・ケアの視点に基づいた認知症のある高齢者とのコミュニケーションについて学び、いかに適切なケアへとつなげていくかを考えていきます。肺炎で入院した認知症のある高齢者の事例を通して学びます。

Vol.2:看護の工夫をしていますか?

　治療していることを忘れてチューブを外してしまう――このようなことが急性期病院での看護を困難にさせています。しかし、認知症のある高齢者の視点に立って考え、看護を工夫することで、本人の苦痛を緩和し、このような困難な状況を予防することができるものもあります。Vol.2では、大腿骨骨折で観血的整復固定術を受けた認知症のある高齢者の事例を通して、パーソン・センタード・ケアの視点に基づいた看護の工夫について学び、いかに適切なケアへとつなげていくかを考えていきます。また、せん妄と認知症についても解説します。

Vol.3:意思決定の援助をしていますか?

　医療の場では、自分自身が望む医療が受けられる、もしくは拒否する、つまり自分の意思で自分が望む医療を選択する「意思決定」が大切です。しかし、認知症になると自分の意思を言語的にうまく表現できにくくなります。看護師には、認知症のある高齢者がどのような医療を受けたいと思っているのかを理解して、本人が望む医療を選択する「意思決定」ができるように支援することが望まれます。Vol.3では、認知症のある高齢者に起こりやすい課題として、胃瘻造設の意思決定支援について、パーソン・センタード・ケアの視点に基づいて解説します。

　詳細は医学映像教育センターのホームページ(http://www.igakueizou.co.jp/)をご覧ください。

(鈴木みずえ)

column

急性期病院における認知症高齢者とのより良いコミュニケーションに関する研修

髙原　昭（北播磨総合医療センター　認知症看護認定看護師）

　認知症高齢者とはどのような人なのでしょうか？ 高齢者という言葉は、65歳以上や75歳以上など、年齢でわかりやすく分けることができます。しかし、本人が自分を高齢者と思っているかどうかは様々で、曖昧ともいえます。認知症という言葉も、認知症の専門医が使う認知症という言葉と、家族が認知症ではないかと思って使う場合は意味合いが異なり、これも曖昧といえます。間違わないでほしいのですが、「認知症高齢者」という言葉すべてが曖昧だというわけではありません。平均寿命は年々上がり、高齢者のイメージは変わってきています。認知症は原因疾患の診断が進み、抗認知症薬を使った治療が行われています。つまり、時代背景や診る人によって、「認知症高齢者」という言葉のイメージは違っているということです。皆さんは、認知症高齢者という言葉をどのように使っているでしょうか？

　認知症高齢者とのコミュニケーションでは、「曖昧なことを、安易に明確なことのように考えない」ということが大切です。例えば、「〇〇さんのように返事がない人は難聴である」と判断していたところ、返事がないのは失語の症状だった、ということがありました。これは、返事を確認する段階で、看護師が音と言葉とを区別していなかったために起こった間違いだといえます。「〇〇さんのように」と、安易に他の高齢者と同じように考えてしまい、曖昧な情報を思い込みによって判断したことで、間違った判断になったのです。人をわかろうとするときには、ほかの人と分けることから始めますが、このとき、安易に分けようとするよりも、確実なことのみを確認したほうがその人に近づけます。

　しかし、曖昧なことが多いままではよくありません。曖昧な情報を明確にするためには、知識が必要です。認知症の人の場合は、疾患の特徴からコミュニケーションに工夫が必要だといわれています[1]。

　認定看護師である筆者が看護職員に行う認知症に関する知識の啓発では、新人看護師には老人看護の研修の場で認知症の基礎知識を伝え、他の看護師には、希望者に専門コースで1回90分の研修を年に3回行い、認知症の原因疾患の理解や診断の現状、症状の看かたや対応などを伝えています。中でも、急性期病院では認知症の症状と類似するせん妄を起こす高齢者が多いため、せん妄の知識・対応は喫緊の課題です。

　急性期病院では、急いで判断しなければならないことが多く、曖昧なことを明確にしようとする傾向が強くあります。判断を急ぐことが多いからこそ、明確なものを正確に看る意識が必要で、「それでいいのだ」という意識がもてるように伝えています。

引用文献
1) 久米真代：認知症の原因疾患別コミュニケーション，臨床老年看護，20（6）：41，2013．

Step3【上級】

6 急性期病院の看護実践に活用したい診療報酬に関して理解できる（認知症ケア加算など）

認知症ケア加算について

平成28（2016）年の診療報酬改定で、身体疾患のために入院した認知症のある患者に対する病棟における対応力とケアの質の向上を図るため、病棟での取り組みや多職種連携チームによる介入に関して、「認知症ケア加算」[1]が算定できるようになりました（**表3-6-1**）。「認知症ケア加算1」は（イ）14日まで150点、（ロ）15日以降30点、「認知症ケア加算2」は（イ）14日まで30点、（ロ）15日以降10点となります。[*1]

*1 （イ）の期間と（ロ）の期間の日数は、入院日を起算日とした日数。例えば、認知症ケア加算1を届け出ている病棟において、入院7日目に関与し始め、20日目に退院した場合は、150点を8日間、30点を6日間算定する[2]。

*2 p.56参照

算定可能病棟

認知症ケア加算の算定が可能な病棟を**表3-6-2**に示します。

対象となるのは「認知症高齢者の日常生活自立度判定基準」[*2]におけるランクⅢ以上に該当する患者で、認知症の診断の有無は関係ありません[2]。認知症の診断がなくても、要件を満たしていれば算定できます。

表3-6-1 身体疾患を有する認知症患者のケアに関する評価

身体疾患のために入院した認知症患者に対する病棟における対応力とケアの質の向上を図るため、病棟での取り組みや多職種チームによる介入を評価する

［認知症ケア加算1］ （イ）14日まで150点 （ロ）15日以降30点
(1) 病棟において、チームと連携して、認知症症状の悪化を予防し、身体疾患の治療を円滑に受けられるよう環境調整やコミュニケーションの方法等について看護計画を作成し、計画に基づいて実施し、その評価を定期的に行う
(2) 看護計画作成の段階から、退院後に必要な支援について、患者家族を含めて検討する
(3) チーム（経験と知識のある医師、経験と研修を修了した看護師、退院調整の経験のある社会福祉士か精神保健福祉士）は、以下の内容を実施する
　① 週1回程度カンファレンスを実施し、各病棟を巡回して病棟における認知症ケアの実施状況を把握するとともに、患者家族及び病棟職員に対し助言等を行う
　② 職員を対象として、認知症患者のケアに関する研修を定期的に開催する

［認知症ケア加算2］ （イ）14日まで30点 （ロ）15日以降10点
病棟において認知症症状の悪化を予防し、身体疾患の治療を円滑に受けられるよう環境調整やコミュニケーションの方法等について看護計画を作成し、計画に基づいて実施し、その評価を定期的に行う

表 3-6-2 認知症ケア加算の算定が可能な病棟

以下の診療報酬を算定している医療機関
- 一般病棟、療養病棟、結核病棟、特定機能病院（精神病棟を除く）、専門病院、障害者施設等入院基本料
- 救命救急入院料
- 特定集中治療室管理料
- ハイケアユニット、脳卒中ケアユニット、特殊疾患入院医療管理料
- 回復期リハビリテーション病棟、地域包括ケア病棟、特殊疾患病棟、特定一般病棟入院料

認知症の評価

医師または看護職員が「認知症高齢者の日常生活自立度判定基準」のランクを判定します[2]。

看護師が判定する場合は、認知症のある高齢者の生活をよく知っている者が行う必要があります。入院による混乱やせん妄により、認知症と類似した症状が出ている場合もあるので、定期的な評価を行うとよいでしょう。

身体的拘束による減算

上記の条件に当てはまっていても、対象患者に身体的拘束を行った日は、その時間の長さによらず、所定点数より減算され、100分の60に相当する点数となります。

身体的拘束は、抑制帯など、患者の身体または衣服に触れる何らかの用具を使用して、一時的に当該患者の身体を拘束し、その運動を抑制する行動の制限であり、車イスやイス、ベッドに体幹や四肢をひもなどで縛るなどの行為はすべて該当します。ただし、移動時などに、安全の確保のために短時間固定ベルトなどを使用していて、職員が介助などのため常に当該患者の側に付き添っている場合に限り、適用しなくてよい、とされています。

施設基準

認知症ケア加算を算定するための施設基準を表3-6-3に示します。認知症ケア加算では、認知症患者の診療について十分な経験を有する専任の常勤医師、認知症看護の経験のある常勤看護師（経験5年以上、600時間以上の研修を終了）、認知症高齢者の退院指導の経験のある社会福祉士や精神保健福祉士から構成されたチームの設置が必要とされています。看護、医学、福祉が統合したケアの実践の効果が実証されたという意味で、大変意義があるといえるでしょう。

1．認知症ケア加算1[2]

認知症ケア加算1の施設基準にある認知症ケアチームの専任看護師は、精神科リエゾンチームの専任看護師との兼務でも可能です。

表 3-6-3　認知症ケア加算を算定するための施設基準要件

認知症ケア加算1	(1) 保険医療機関内に、①～③により構成される認知症ケアに係るチームが設置されている 　①認知症患者の診療について十分な経験と知識のある専任の常勤医師 　②認知症患者の看護に従事した経験を有し適切な研修を修了した専任の常勤看護師 　③認知症患者の退院調整の経験のある専任の常勤社会福祉士又は常勤精神保健福祉士 (2) (1)のチームは、身体的拘束の実施基準を含めた認知症ケアに関する手順書を作成し、保険医療機関内に配布し活用する
認知症ケア加算2	(1) 認知症患者が入院する病棟には、認知症患者のアセスメントや看護方法等について研修を受けた看護師を複数配置する (2) 身体的拘束の実施基準を含めた認知症ケアに関する手順書を作成し、保険医療機関内に配布し活用する

　「認知症患者の診療について十分な経験を有する専任の常勤医師」のうち、「認知症治療に係る適切な研修を修了した医師」に求められる「認知症治療に係る適切な研修」とは、現時点では、都道府県および指定都市で実施する「認知症地域医療支援事業」に基づいた「認知症サポート医養成研修」です。

　「認知症患者の看護に従事した経験を5年以上有する専任の常勤看護師」という条件については、主に老人看護専門看護師、認知症看護認定看護師の資格を有して、5年以上の経験のある者が最も望ましいでしょう。これらの人に求められる「認知症治療に係る適切な研修」とは、現時点では、以下のいずれかの研修を指します。
　①日本看護協会認定看護師教育課程「認知症看護」の研修
　②日本看護協会が認定している看護系大学院の「老年看護」および「精神看護」の専門看護師教育課程
　③日本精神科看護協会が認定している「精神科認定看護師」(認定証が発行されている者に限る)

2．認知症ケア加算2[2)]

　「認知症患者のアセスメントや看護方法等に係る適切な研修を受けた看護師」に求められる「適切な研修」とは、現時点では、以下のいずれかの研修を指します。
　①都道府県および指定都市「平成28年度看護職員認知症対応力向上研修」
　②日本看護協会「平成25年度一般病院における認知症患者看護のマネジメント」「平成27年度急性期病院で治療を受ける認知症高齢者の看護」「平成28年度インターネット配信研修〔リアルタイム〕認知症高齢者の看護実践に必要な知識」
　③日本老年看護学会「認知症看護対応力向上研修」
　④日本精神科看護協会「認知症の理解とケア」
　⑤日本慢性期医療協会「看護師のための認知症ケア講座」
　⑥全日本病院協会「病院看護師のための認知症対応力向上研修会」
　⑦独立行政法人地域医療機能推進機構(JCHO)本部研修センター「認知症看護研修」

⑧社会福祉法人恩賜財団済生会「認知症支援ナース育成研修」

なお、東京都が行っている「東京都看護師認知症対応力向上研修Ⅰ」または平成24～27年度開催の「東京都看護師認知症対応力向上研修」は、認知症ケア加算2にある所定の研修の内容としては不十分であり、所定の研修とは認められませんが、「東京都看護師認知症対応力向上研修Ⅰ」または平成24～27年度開催の「東京都看護師認知症対応力向上研修」と併せて「東京都看護師認知症対応力向上研修Ⅱ」を修了した場合は、必要な研修内容を満たすものとなるため、認知症ケア加算2にある所定の研修とみなすことができる、となっています。

認知症ケア加算における看護計画のポイント

算定にあたっては、病棟において、チームと連携して、認知症の症状の悪化

表3-6-4 認知症ケア加算を算定するための看護計画のポイント

ポイント	例
認知症のある高齢者の気持ちを受け止め、訴えているその人と向き合うために、言語的・非言語的コミュニケーションの活用方法を記載する	●短期記憶の障害のある認知症のある高齢者に対しては、入院時だけではなく、担当のたびに看護師からの挨拶、自己紹介、アイコンタクトなどを必ず行う ●話をするときは、きちんと時間をとって、認知症のある高齢者にわかりやすい言葉や短文で説明する ●話した内容が理解できたか確認したり、紙に文字に書いて渡す。不安な気持ちを表出してもらうために、肩や背中などにタッチしながら、共感の気持ちを伝える ●看護師の表情や姿勢、態度なども看護記録に記載していくことで、コミュニケーションが統一できる
見当識を高めるためのケア方法を統一する。特に入院したことを忘れてしまう人、実行機能能力の低下から今後の経過が予測できない人への入院や治療の説明の際などは、統一した内容で行う	●「足の付け根の部分が痛みませんか？その部分を治療するために、今、病院に入院しています。明日、手術をします。手術すると、前のように歩けるようになります」などと説明する
認知症のある高齢者の入院前の日常生活の様子や生活機能をアセスメントし、可能な限り維持できるようにする	●短期記憶の障害があるため、看護師に言われたことはすぐ忘れるが、手帳に書いておいてもらえば、手帳を見て思い出すことができる人もいる
入院による環境の変化やケア不足によって引き起こされる行動や心理症状を軽減するための具体的な方法を記載する	●入院生活において、安静時間と活動の時間の過ごし方を具体的に計画する ●病室でもできるテレビ鑑賞や、手芸などの趣味を実施したり、可能であれば集団ケアとして、音楽、回想法、レクリエーションなどのアクティビティケアやリハビリテーションを取り入れる
計画した内容は必ずチームで実施し、評価する。状況が悪化した場合は、計画、実践のどの部分が不適切であったか、身体状況が悪化した場合は方法は適切だったか、などを検討する	

を予防しつつ、身体疾患の治療を円滑に受けられるように、環境調整やコミュニケーションの方法などについて看護計画を作成し、計画に基づいて実施し、その評価を定期的に行うことが重要です。身体疾患の治療に関する看護計画だけではなく、認知症あるいは認知機能の低下に関連した看護計画の作成が不可欠です。

認知症ケア加算の算定には、チームで取り組み、統一したケアを実践できることが必要です。看護計画のポイントを表3-6-4に示します。個々の認知症のある高齢者へのケアについては、他の項目を参考にしてください。

病棟看護師には、看護計画の段階から、退院にあたって必要な支援について定期的に検討するだけでなく、多職種連携チームにおいてリーダーシップをとる役割が期待されています。また、認知症看護の上級者には、院内医療スタッフを対象にした認知症のある患者のケアに関する研修を定期的に行うことも期待されています。

認知症ケア加算のエビデンス

認知症ケア加算の算定には、日本老年看護学会による老年看護政策検討委員会の働きが大きな役割を果たしました。「認知症および認知機能低下者を含む高齢入院患者群への老年専門職チームによる介入の在院日数短縮等への有効性；システマティックレビューとメタアナリシス」[3]という論文では、老年専門職チーム(老年科医や老年専門看護師等の複数職種で構成する多職種チーム)による入院中の介入が、通常のケアと比較して、認知症および認知機能の低下者を含む入院高齢患者群の平均在院日数を約9日間、有意に減少させた、と報告しています。

この結果をもとに試算すると、老年専門職チームによる介入により患者の50％に認知症ケア加算を算定し、平均在院日数が9日減った場合、わが国の認知症患者の1日入院医療費を平均13,511円とすると、年間692億円の医療費削減につながる可能性が示唆されました。

認知症高齢者の看護実践に活用したい診療・介護報酬

退院後訪問指導料

認知症のある高齢者は、認知症のない人と比較して、病院の平均在院日数は長く、在宅復帰率も低いのが現状です。これらの状況を踏まえて、平成28年度の診療報酬改定では、地域包括ケアシステム推進のための取り組み強化として、「退院後訪問指導料」が新設されました。

対象者は「認知症高齢者の日常生活自立度判定基準」ランクⅢ以上の高齢者です。退院後訪問指導料は580点(1日につき)で、退院1か月以内に5回、訪問看護ステーションの看護師が同行し、指導を行った場合に、「訪問看護同行加算」として20点が算定できます。

重度認知症加算

　重度認知症高齢者が精神科入院基本料および特定機能病院入院基本料（精神病棟）を算定する病棟に入院している場合、入院初期加算として「入院した日から起算して3か月以内は100点加算」だったのが、平成28年度の診療報酬改定では「入院した日から起算して1か月以内は300点加算」と改定されました。

認知症患者へのリハビリテーションに対する加算

　介護報酬では、介護老人保健施設において、認知症の進行予防としてリハビリテーションを行った場合に算定できる「認知症短期集中リハビリテーション実施加算」が平成26年度に設置され、平成27年度にⅠとⅡに分かれました。

　診療報酬でも、認知症治療病棟または認知症疾患センターに入院している患者を対象とした「認知症患者リハビリテーション料」が平成26年度に設置されました。入院した日から1か月以内に限り、週3回を限度とし、1回20分程度、理学療法士、作業療法士または言語聴覚士が1対1で実施すると、240点を算定できます。

引用文献
1) 厚生労働省：平成28年度診療報酬改定について.
   http://www.mhlw.go.jp/stf/seisakunitsuite/bunya/0000106421.html
2) 厚生労働省保険局医療課：疑義解釈資料の送付について（その1）.
   http://www.mhlw.go.jp/file.jsp?id=344633&name=file/06-Seisak
3) 亀井智子ほか：認知症および認知機能低下者を含む高齢入院患者群への老年専門職チームによる介入の在院日数短縮等への有効性；システマティックレビューとメタアナリシス，老年看護学，20（2）：23–35，2016.

認知症ケア加算および医療施設における認知症に関するホームページ
1)「認知症の医療と生活の質を高める緊急プロジェクト」報告書
   http://www.mhlw.go.jp/houdou/2008/07/dl/h0710-1a.pdf
2)「認知症の人の行動・心理症状や身体合併症対応など循環型の医療介護等の提供のあり方に関する調査研究事業」（老人保健健康増進等事業）の実施について
   http://www.fujitsu.com/jp/group/fri/report/elderly-health/2015junkangata.html
   ・調査研究報告書
   ・医療・介護の有機的な連携のために認知症の専門医療に期待される役割に関する手引き
   ・一般医療機関における認知症対応のための院内体制整備の手引き
3) NHK NEWS WEB 本当に認知症？ 医療現場で何が
   http://www3.nhk.or.jp/news/ninchisho2/
4) イーローゴネット e-65.net 認知症を知り、認知症とともに生きる
   http://www.e-65.net
5) 認知症ねっと　https://info.ninchisho.net

column

当院での認知症ケア加算取得の取り組みについて

吉村浩美（聖隷三方原病院　総看護部長）

　認知症施策推進総合戦略を踏まえ、平成28年度診療報酬改定では認知症ケア加算が新設されました。対象は、認知症と診断されていなくても、「認知症高齢者の日常生活自立度判定基準」で医師や看護師がランクⅢ以上と判断した者が該当します。身体的拘束を実施すると点数が減じる（p.186参照）ので、適切に判断しましょう。

　認知症ケア加算1は、認知症ケアチームと連携し、認知症症状を考慮した看護計画を作成し、実施後定期的に評価を行い、当初から退院後に必要な支援について患者家族を含めて検討します。認知症ケアチームは週1回程度カンファレンスおよび病棟を巡回し、認知症ケアに関する研修を定期的に実施します。施設基準では、認知症患者の診療に十分な経験をもつ専任の常勤医師、認知症看護に5年以上従事し600時間以上の研修を修了した専任の常勤看護師、専任の常勤社会福祉士または精神保健福祉士からなる認知症ケアチームの設置が必要です。

　この要件で看護師に求められる600時間以上の研修とは、日本看護協会認定看護師教育課程「認知症看護」、看護系大学院の「老年看護」および「精神看護」の専門看護師教育課程、日本精神科看護協会が認定する精神科認定看護師が該当しますが、専任という高いハードルがあります。

　認知症ケアチームを設置できない場合は、認知症ケア加算2を検討しましょう。こちらはチームでなく、9時間以上の研修を受けた看護師を複数名（平成28年度は1名でよい）配置することで算定につながります。相当する研修は、都道府県「平成28年度看護職員認知症対応力向上研修」、日本看護協会「平成25年度一般病院における認知症患者看護のマネジメント」、「平成27年度急性期病院で治療を受ける認知症高齢者の看護」、「平成28年度認知症高齢者の看護実践に必要な知識」、日本老年看護学会「認知症看護対応力向上研修」、日本精神科看護協会「認知症の理解とケア」などが該当します。

　加算1・2ともに、身体的拘束の実施基準を含めた認知症ケアに関する手順書の作成と病棟で活用している必要があります。

　当院では認知症・せん妄サポートチームがすでに活動を始めていて、認知障害やせん妄等で難渋した場合はコンサルテーションを受けていました。そのため、認知症ケア加算に応じて認知症ケアチーム（老人看護専門看護師を専任）を組織図上も明示し、加算1を算定しています。手順書には認知症患者の基礎知識やケアおよびせん妄のケア、身体拘束（抑制）ガイドラインと手順、薬物の適正使用や認知症ケアチームについての記載があり、病棟で活用しています。

　まずは、認知症ケア加算2を目指して手順書を作成し、各病棟で「認知症高齢者の日常生活自立度判定基準」を用いて看護師等が判断し、認知症症状を考慮した看護計画を作成し実施するとともに、定期的にその評価を行っていくとよいでしょう。

Step3 【上級】

7 認知症のある高齢者への看護実践に関する倫理について考えることができる

急性期病院における認知症患者に関する倫理的課題

　急性期病院における治療のスピード化や入院期間の短縮化による看護への影響は、認知症の患者が本来求めているケアとは真っ向から対立しているように思います。身体疾患の治療を受ける認知症のある高齢者に関しては、以下の3点が大きな倫理的課題であると考えます。

❶急性期病院では認知症に関する専門知識をもつ看護師が少なく、自ら訴えることができない認知症のある高齢者は適切な治療が受けられていない。例えば、自ら痛みを訴えないため、様々なストレスで起こる行動・心理を増悪させていたり、体調不良を言語的に訴えることができないため肺炎や尿路感染症などが潜在的に悪化する、などの合併症を起こしやすい。

❷「医療事故を予防しなければならない」という安全管理の意識を重視するため、治療を目的とした行動制限や身体抑制が当然のように行われている。

❸治療が優先されているため、個人の生活そのものを重視したケアは継続しにくい。そのため、身体疾患は回復しても認知症そのものは悪化したり、廃用症候群のため心身の機能が悪化し、退院時に自宅に帰宅できない人も多い。

　急性期病院での治療優先主義の医療は、認知症のある高齢者その人の意思を否定してまでも治療を続け、人としての尊厳を侵害してまでも安全を保障しようとしています。これが本当に正しいことなのか、医療の現状について再考しなければなりません。急性期病院においても考えなければならないのは、「自律・自己決定の尊重」という自律尊重原則、「患者の目標に照らし、善をもたらせる」という善行原則、「患者に対する危害の回避」という無危害原則、「すべての人を公平に扱え」という正義原則の倫理4原則です[1]。

倫理4原則から急性期病院におけるケアについて考える

1. 自律尊重原則に反する場面―治療方針は家族のみが判断する

　急性期病院では、詳しい治療方針は家族にのみ説明されることも多いようですが、認知症であっても、本人のわかる範囲で説明することが必要です。「どうせ意思決定はできないから」と決めつけてはいけません。

一時的に混乱することはあっても、認知症の軽度・中等度の高齢者は、安心した雰囲気の中でわかりやすく説明されれば理解できることも多いのです。入院していることや治療をしていることを本人が認識していることは、治療を進めるうえで大切です。治療に対する説明は、家族だけではなく、本人も含めて説明するようにします。さらに、家族からわかりやすく本人に伝え、話し合ってもらう機会をつくることも必要です。

　認知症が重度にまで進行し、本人の意思が確かめられない場合は、元気だった頃の本人の意思や価値観なども考慮しながら、家族に判断していただくこともあると思いますが、その場合でも、本人の価値観や生き方の視点から考えてもらう必要があります。一般の成人患者に治療の選択をしてもらう状況とは異なり、認知症患者の場合は、治療に伴う苦痛や行動の制限による身体機能の低下、その後の予後も含めて、治療のメリットとデメリットを家族に説明します。積極的な治療をしないと家族が判断した場合は、家族も精神的な葛藤を抱えていることもあるので、必要に応じて家族のサポートを行います。

2. 善行原則に反する場面─本人のニーズの放置と様々なストレスで起こる行動・心理の悪化

　認知症のある高齢者が入院した場合、本人が何をしてほしいと思っているかを理解できず、「認知症だから何も考えていない、感じていない」という認識をしている医療職が多いのが現状です。特に看護師は、患者のニーズというと、食事、排泄、入浴のことしか頭に浮かびません。

　急性期病院では治療のみに関心が集中しているため、看護師が認知症のある高齢者が潜在的にもっているニーズに気づかず、十分に対応していないことにより、様々な問題を引き起こしています。本人のニーズが放置された結果、様々なストレスで起こる行動・心理が発症しやすくなるのです。

3. 無危害原則に反する場面─身体拘束や睡眠薬の処方

　介護保険制度においては高齢者の尊厳が重視され、介護保険施設では身体拘束が禁止されています。しかしながら、急性期病院では転倒事故を恐れるあまり、認知症のある高齢者の行動範囲を制限したり、身体拘束が当然にように行われています。医療の現場では、生命の危機にかかわるという名目での身体拘束でもありますが、一度始めると中止することができなくなり、その必要性がなくても継続されていることが少なくありません。また、身体拘束が解除されたときに、廃用症候群が進行していて転倒事故につながったり、転倒のリスクをさらに増強させているケースもあります。

　夜間に点滴を抜去したり、歩き回る高齢者に対して、睡眠薬などの処方を担当医に依頼することも、薬を使った身体拘束になります。さらに、睡眠薬の副作用のため、歩行バランスが障害され、転倒のリスクが高まります。医療者は、認知症のある高齢者が点滴抜去したり歩き回ったりする原因や理由を考えずに、安易に行動を抑制することばかり考えます。点滴などの苦痛を伴う治療はできるだけ行わず、経口投与できる薬物があれば変更してもらうように主治医に相談することが必要です。

転倒予防と身体拘束

1. 看護師のジレンマ

　急性期の医療現場では、認知症の人の自由に動きたいという意思を尊重すれば、転倒のリスクは高くなります（図3-7-1）。それをどのように考えればよいでしょうか？　安全管理という意識があまりにも優先していないでしょうか？　自分自身が高齢者になったとき、転倒のリスクが高いからといって、身体拘束を自ら望む人がいるでしょうか？

　介護保険施設では身体拘束は禁止されており（表3-7-1）、経管栄養チューブを装着した認知症のある高齢者に対しても、ケアスタッフは様々な工夫をして、身体拘束をしないように努めています。

　急性期病院で行う身体拘束は、実は安全を保障するという病院側の都合で行われるものが多いのです。医師から指示が出ているから身体拘束をするのではなく、個々のケースについて「自律尊重原則」「善行原則」「無危害原則」「正義原則」という倫理4原則から医療チーム全体で検討する必要があります。

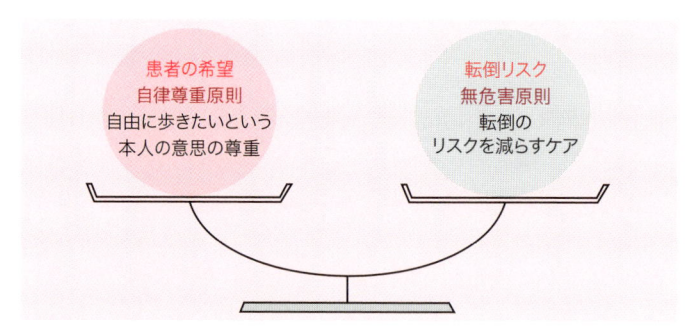

図3-7-1　看護師が抱く倫理的ジレンマ

表3-7-1　介護保険指定基準の身体拘束禁止規定

❶徘徊しないように、車いすやいす、ベッドに体幹や四肢をひも等で縛る
❷転落しないように、ベッドに体幹や四肢をひも等で縛る
❸自分で降りられないように、ベッドを柵（サイドレール）で囲む
❹点滴・経管栄養等のチューブを抜かないように、四肢をひも等で縛る
❺点滴・経管栄養等のチューブを抜かないように、又は皮膚をかきむしらないように、手指の機能を制限するミトン型の手袋等をつける
❻車いすやいすからずり落ちたり、立ち上がったりしないように、Y字型抑制帯や腰ベルト、車いすテーブルをつける
❼立ち上がる能力のある人の立ち上がりを妨げるようないすを使用する
❽脱衣やおむつはずしを制限するために、介護衣（つなぎ服）を着せる
❾他人への迷惑行為を防ぐために、ベッドなどに体幹や四肢をひも等で縛る
❿行動を落ち着かせるために、向精神薬を過剰に服用させる
⓫自分の意思で開けることのできない居室等に隔離する

（厚生労働省：身体拘束ゼロへの手引き―高齢者ケアにかかわるすべての人に，2001）

表 3-7-2　身体拘束による様々な影響

心理的影響	●自由を奪われたことへの怒りや興奮、絶望感、生きる意欲の喪失
人間関係への影響	●看護師や医療職に対する不信感、看護ケアや治療に対する拒否
身体的影響	●筋力や骨密度の低下、起立性低血圧などの廃用症候群、自律機能の喪失、ADLの低下
認知機能	●認知機能の悪化、叫んだり大声を上げるなど、様々なストレスで起こる行動・心理の出現、感情の鈍麻や低下、無気力感
起こり得る危険性	●ミトンや拘束帯を外そうとして興奮して動き回ることによるケガの可能性 ●身体拘束を解除したときの転倒・転落リスクの可能性 ●ADLの低下から、寝たきりに移行しやすい

2. 身体拘束を行う場合の留意点

　急性期病院では、チューブ・ドレーン等を自己抜去する恐れがあったり、転倒・転落等の恐れがあるなどの理由から、身体拘束が実施されることがあります。身体拘束は、切迫性、非代替性、一時性という3つの要件を満たし、患者の生命または身体を保護するために、緊急時、やむを得ない場合に限り、患者や家族に同意を得て、短時間のみとします。また、その経過を正確に記録するなど、慎重に手続きを行うことが必要です。

3. 身体拘束による影響

　どのような理由があろうとも、身体拘束は人としての尊厳を否定する行為です。身体拘束することによって生じる影響を表3-7-2に示します。抑制や拘束をしてまでもその治療を行う必然性・正当性があるか、検討する必要があります。

　患者個々のニーズに対応することが看護の原点でもあります。行動を制限するのではなく、認知症の人の心理的なニーズをきめ細やかに分析し、できるだけ身体拘束はしない方向でケア内容を検討していきましょう。

認知症の人が最期まで自分の意思で治療を決定できるための支援

アドバンス・ケア・プランニング

　認知症の人が最期まで人としての尊厳を保って生きていくために、エンド・オブ・ライフケアは重要です。エンド・オブ・ライフケアは、最期のときだけのケアではありません。認知症があると自分の意思を表現できない人もいますが、言葉に出せないだけで、自分の強い意思をもっているのです。看護師は、診断と告知、認知症の進行、治療の選択、看取りの時期などのそれぞれの場面で、認知症本人の意思を確認し、意思決定を支援する必要があります。

　近年、アドバンス・ケア・プランニング（Advance Care Planning；ACP）という言葉も使われています。これは、患者の価値を確認し、個々の治療の選択だ

表 3-7-3 認知症の人に必要なアドバンス・ケア・プランニング

認知症の診断・告知	●認知症の診断による混乱と苦悩の時期。認知症であることを受け入れることができない時期が続き、周囲からのサポートが必要になる ●がんの告知と同様に慎重に対応し、本人が不安に対応できるようにする
認知症の進行	●同じ話を何度もしたり、記憶の障害から、物を取られたと勘違いするなどの認知症の症状が起こると、本人は不安と恐怖を感じる
治療の選択	●病気を自覚し、抗認知症薬による治療の必要性を納得したうえで治療を行うことで、病状が安定する場合がある
エンド・オブ・ライフケア	●最期に誰とどのように過ごしたいのか、最期の治療（人工的水分・栄養補給法など）の選択や最期を過ごす場所などを、言語的コミュニケーションができる時期に本人と家族に話し合ってもらい、準備を進める ●非言語的コミュニケーションしかできない場合は、本人が元気であった頃の意思や希望を家族に確認しながら、家族とともに最期の準備を行う

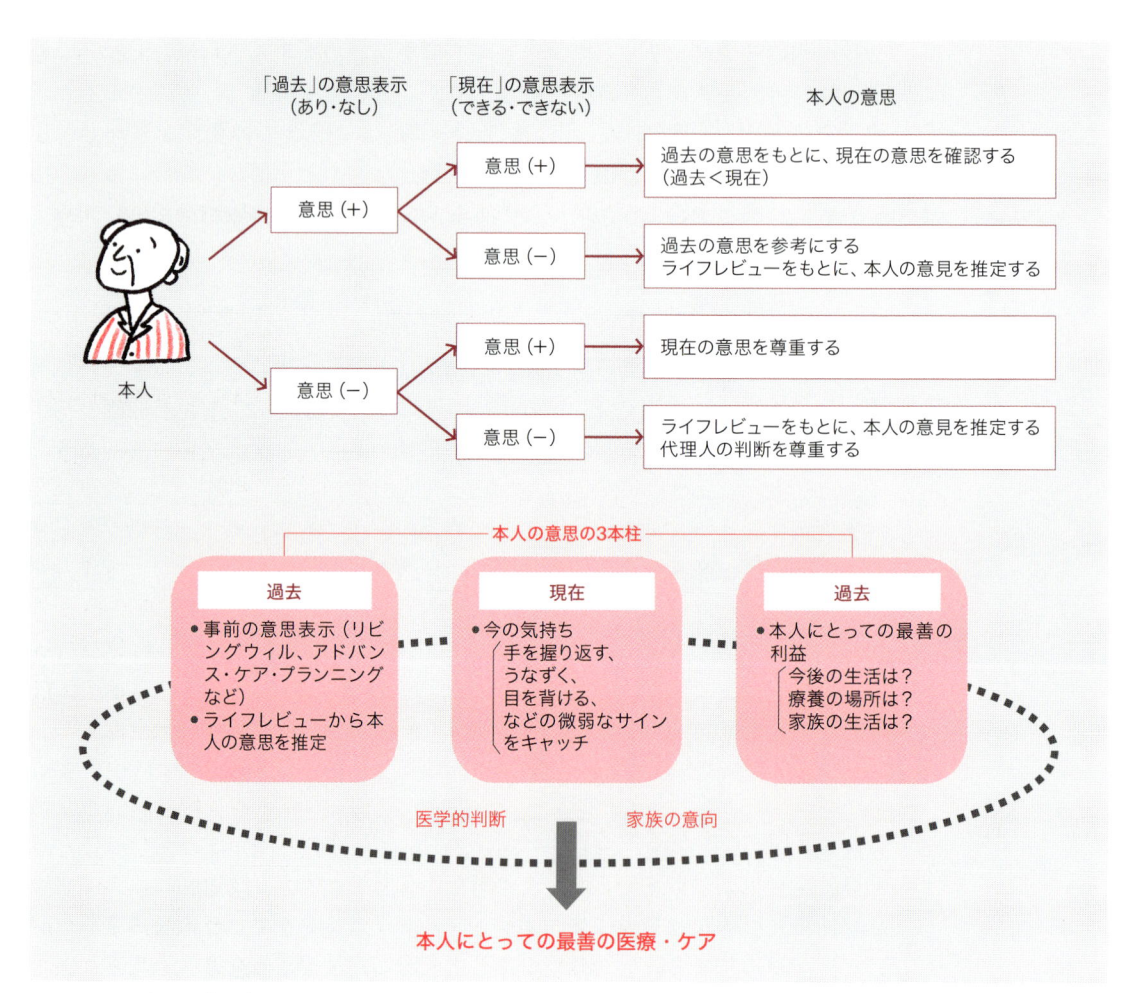

図 3-7-2 過去・現在の意思表示と「本人の意思」

（横江由理子ほか：国立長寿医療センターにおけるエンド・オブ・ライフケアチームの実践．長江弘子編：看護実践にいかすエンド・オブ・ライフケア，p.65-66，日本看護協会出版会，2014 より作成）

表 3-7-4 急性期病院における認知症のある高齢者に対する看護パラダイムの転換

ポイント	パラダイムの転換	
	従来型の看護実践〈否定的〉	これからの認知症看護〈肯定的〉
認知機能が低下した状態や認知症の人に対する認識	●人間性軽視（もの扱い） ●問題の原因は本人（のみ）	●人間性の重視、個人の尊厳 ●問題の原因は周囲の環境（空間、もの、人）にもある
認知症の人へのケアの理念	●看護師・医療職中心の治療優先の論理 ●急性期病院における看護と治療	●本人の視点、ケアへの参加 ●地域包括ケアシステムを基盤とした継続看護と治療
認知症の人へのケアに関する認識	●医療モデル/生活モデル ●環境軽視 ●人権軽視	●パーソン・センタード・ケア ●環境を非常に重視 ●人権重視の方法論
ケアの効率性	●最少の人数で最大数を処理 ●看護師にとっての手際よさ、スピーディー	●より質の高いケアの提供 ●起こり得るせん妄や転倒などの健康障害を予防・予測することが、質の高い効率性の高い実践となる
ケアのあり方	●軽視 ●個人の看護師の責任 ●上下関係 ●組織内チーム	●非常に重視 ●チームによるケア ●対等 ●病院、さらに地域の中でのチーム形成
看護体制	●分断 ●一貫性乏しい ●管理者は現場の実情を知らない ●スタッフは経営/管理の実情を知らない ●組織内で情報が伝わりにくい ●現場に決定権がない	●緊密 ●一貫性強い（理念が核） ●経営/管理は現場の実情をよく知っている ●スタッフは経営/管理の実情をよく知っている ●日々の情報交換など生きた組織 ●現場に決定権

けでなく、全体的な目標を明確にするケアの取り組み全体のことをいいます。治療を受けている人が、将来自分に意思決定能力がなくなっても、自分が語ったことや書き残したものから自分の意思が尊重され、医療スタッフや家族が自分にとって最善の医療を選択することができるような支援を行います。

認知症の人に必要なアドバンス・ケア・プランニングを表3-7-3に示します。認知症は進行を遅らせることはできても回復は難しいことや、社会の偏見などもあり、認知症の告知は難しいものがあります。家族が認知症に対して受容できる態勢ができてから本人に告知するような形にすると、認知症の本人は家族から良好なサポートを受けることができるようになります。看護師は、認知症の進行に伴った治療やケアの選択について、本人・家族の意思をそれぞれ確認しながら、最善の医療を行うための準備を進めます。

認知症の人にとって最善な医療・ケアを提供するために

認知症の人は認知症という病気のために自分の意思を表現できなくなるだ

ではありません。自分が苦痛を訴えても、認知症の症状として片づけられてしまうなど、何をしても周囲から反応が得られない体験をします。このような状況を「学習された無力感」といいます。あなたの病棟の認知症のある高齢者は、そのような状況になっていないでしょうか？

　治療の選択に関して、特に胃瘻などの場合は家族にその選択を任されがちで、家族も判断に負担を感じることも多いと思います。本人の反応を待ちながら、ゆっくり確認する必要があります。本人の反応は、言語的な方法で表出されたものだけではなく、表情や行動など非言語的な方法で表出されたものも大切にしていきます。

　過去・現在の意思表示と「本人の意思」を確認する方法を図3-7-2に示します。過去に本人がどのような思いであったかを家族が聞いていた場合は、それを家族を含めた医療チームで検討していきます。

　急性期病院において、認知症であっても本人の意思や希望に沿った医療・ケアを提供するためには、従来の急性期病院の看護パラダイムからの転換が必要です(表3-7-4)。それは看護師個々の努力だけでなく、看護管理体制、病院体制も含めて全体で取り組む必要があるでしょう。

引用文献
1) 箕岡真子，稲葉一人：わかりやすい倫理―日常ケアに潜む倫理的ジレンマを解決するために，ワールドプランニング，2011．

参考文献
1) 諏訪さゆり：認知症ケアにおける倫理，日本認知症ケア学会誌，10 (4)：454-461，2012．
2) 長江弘子編：看護実践にいかすエンド・オブ・ライフケア，p.64-72，日本看護協会出版会，2014．

Step3（上級）
事例で考えてみよう−1

　Uさんは85歳の女性で、10年前に脳梗塞を発症し、血管性認知症と診断されました。介護老人保健施設に入所していましたが、慢性硬膜下血腫のため、急性期病院に入院し、手術を行いました。

　術後3日目、Uさんは昼間に寝ていることが多く、リハビリテーションなどに誘っても拒否します。夜間に起きているため、睡眠導入剤リスミー®（リルマザホン塩酸塩水和物）が処方されていますが、入眠しても2〜3時間で起きてしまいます。活動性が低いため、廃用症候群が進み、トイレ介助時もボーッとしていることが多くみられます。

　家族は入院時にお見舞いに来ましたが、遠方に住んでいるため、施設での最近のUさんの様子はわからないということです。

↓

Q1…Uさんの情報を誰から得るとよいでしょうか？
Q2…Uさんは現在、どのような状況だと考えられますか？

答えと解説

Q1
ケアマネジャーや介護老人保健施設の看護師から情報を得るとよいでしょう。例えば、テレビでドラマを観ることが好きな方だったら、ドラマ放映の時間に看護師がテレビのチャンネルを合わせると、起きてテレビを観るようになるかもしれません。看護師も一緒にテレビを観るようにすれば、ドラマの話をすることができます。そして、日中に覚醒している時間が長くなれば、夜間に睡眠をとるようになるので、せん妄状況が回復する可能性があります。

Q2
Uさんは低活動せん妄の疑いがあります。せん妄の直接因子としては、術後のベンゾジアゼピン系睡眠薬の内服があげられます。また、準備因子として認知症、誘発・促進因子として睡眠障害があげられます。過活動せん妄とは違い、低活動せん妄は見過ごされやすく、予後も悪いため、できるだけ早期に発見し、ベンゾジアゼピン系睡眠薬の内服を中止して、悪化しないように対処する必要があります。

Step3（上級）
事例で考えてみよう-2

　Xさんは80歳の男性です。長年自営業をしていましたが、息子に店を譲った後、町内の自治会長を引き受け、地域の世話役として活動していました。75歳のときに脳出血を起こしていて、その後、軽度の血管性認知症と高血圧の既往があります。妻が自宅で介護していましたが、自宅で何度も転倒するなどしたため妻の介護負担が大きく、今後について悩んでいました。

　Xさんは2週間前に心不全を起こし、入院となりました。小刻み歩行やふらつきがあるため、トイレに行くときなどには介助が必要です。担当は入職4年目の女性看護師で、歩くときはナースコールを押すように何度も説明したのですが、押さずに一人で勝手に歩いてしまい、転倒することを繰り返していました。

　妻は自宅で介護を続けたいという希望がありますが、そのために何をしたらよいかわからない様子です。介護保険については名前は知っているけれども、何もしていないそうです。

↓

Q1…Xさんはなぜ、ナースコールを押さずに、一人で歩いてしまうのでしょうか？
　　　転倒を予防するためには、どのような方法が効果的でしょうか？
Q2…妻に対して、どのように支援していけばよいでしょうか？

答えと解説

Q1
Xさんは短期記憶の障害があり、ナースコールを押すことを忘れてしまうと考えられます。また、長年自営業をしており、引退後は地域の世話役として活動していたという情報から、自立心が高い人だと考えられます。Xさんの性格を考えると、「トイレまでの歩行くらい一人でできる」と思っているのではないでしょうか。また、排泄の介助を若い女性の看護師に頼むのは、Xさんにとって、非常に恥かしいことなのかもしれません。
転倒予防の対策としては、家族から自宅でのXさんの夜間の排泄パターンを聞くとともに、センサーマットを使用して、Xさんが1日の中でトイレによく行く時間を確認します。それがわかれば、その時間に看護師から「一緒に行きませんか」と声かけをして、誘導してみます。頻回に誘うと嫌がられることもあるので、声かけのタイミングは考えながら行います。

Q2
妻に介護保険制度について説明するとともに、在宅介護を継続するための課題や、現在のXさんに必要なサービス、利用できるサービスなどについて話をします。課題を解決しながら、家族の負担を軽減して、在宅介護の継続の可能性について検討していきます。

Step3（上級）

理解度確認クイズ

Q1　認知症の人の家族がたどる心理的ステップについて、次の状態は第1～第4のどのステップか、記載しなさい
　①認知症についての理解が不十分なため、どうしたらよいかわからず混乱し、些細なことに腹を立てる。
　②怒ったりイライラするのは自分の損になるためと思い始め、割り切るようにする。

以下の文章の［　］に当てはまる言葉を書きなさい。

Q2　団塊の世代が75歳以上となる2050年を目途に、重度な要介護状態となっても住み慣れた地域で自分らしい暮らしを人生の最期まで続けることができるよう、住まい・医療・介護・予防・生活支援が一体となって提供される［　　］の構築が重要である。

Q3　急性期病院から患者が退院した後も、患者一人ひとりに合った支援を地域で継続していけるように、院内だけでなく、地域の各施設・機関の多職種が集まって行う会合を［　　］という。

Q4　認知症のある高齢者の看護実践の現場などで経験した場面を振り返ることによって、その人の行動の原因を考えたり、看護師が自分自身のケアや行動を見つめ直すことを［　　］という。

Q5　パーソン・センタード・ケアは、認知症の人と看護師などケア提供者といった、ケアされる人と受ける人の壁を乗り越えた人と人との関係性を重視したケアであり、［　①　］、独自性、［　②　］、社会的環境の4つの要素が同等に揃うことである。

Q6　認知症ケア加算は、認知症と診断されなくても、要件を満たせば算定できる。医師または看護師が、［　　］を用いて認知機能障害について判定する。

Q7　急性期病院においても考えなければならないのは、「自律・自己決定の尊重」という自律尊重原則、「患者の目標に照らし、善をもたらせる」という善行原則、「患者に対する危害の回避」という［　①　］原則、「すべての人を公平に扱え」という［　②　］原則、の4原則である。

答えと解説

Q1 ①第2ステップ　②第3ステップ

認知症の人の家族がたどる心理的ステップは、以下の4つの段階を経て介護の受容に至るといわれている。［第1ステップ］とまどい、否定、［第2ステップ］混乱、怒り、拒絶、［第3ステップ］あきらめ、または割り切り、［第4ステップ］受容。　　　　［到達目標①］

Q2 地域包括ケアシステム

今後、認知症のある高齢者の増加が見込まれていることから、認知症の人の地域での生活を支えるために、地域包括ケアシステムの構築が重要である。　　　　［到達目標②］

Q3 退院前カンファレンス／退院支援カンファレンス

退院前カンファレンス／退院支援カンファレンスは、地域包括支援センターと連携して行うこともある。多職種のメンバーはp.153参照。　　　　［到達目標②］

Q4 リフレクション

リフレクションは、看護の実践、知識、理論を統合させて専門性を高めることにつながる。　　　　［到達目標③］

Q5 ①価値　②その人の視点　　　　［到達目標⑤］

Q6 認知症高齢者の日常生活自立度判定基準　　　　［到達目標⑥］

Q7 ①無危害　②正義　　　　［到達目標⑦］

索引

欧文

BPSD ･･･････ 10, 20, 43, 68, 142, 154
FAST ････････････････････ 29, 30
GBSスケール ･･････････････ 92, 96
MCI ･････････････････････ 8, 22
MMSE ････････････････････ 7, 31

あ行

アイコンタクト ･･････ 67, 105, 129
アクティビティケア ･････ 3, 87, 119
アセスメント ･････････ 10, 54, 91
　　自立機能の― ･･････････････ 91
　　身体症状の― ･･････････････ 123
　　認知機能の― ･････････････ 60
アドバンス・ケア・プランニング ･･159, 195
アリセプト®(ドネペジル塩酸塩)
　････････････････ 31, 76, 155
アルツハイマー型認知症 ･････ 9, 11, 29,
　64, 67, 72
アルツハイマー型認知症治療薬 ･･･････ 31
意思決定 ･･････････････････ 195
痛み ･･･････････････････ 125
イメージトレーニング ･････････ 168
胃瘻 ･････････････････ 157, 198
院内デイケア ･･････････ 89, 101, 119
うつ病性偽性認知症 ･･･････････ 27
嚥下障害 ･･･････････････ 33, 46
エンド・オブ・ライフ ･･･････････ 159
エンド・オブ・ライフケア ･･･････ 195
音楽療法 ････････････････ 89

か行

介護保険施設 ････････ 18, 154, 193
介護保険制度 ･････････ 18, 54, 147, 200
介護予防 ･････････････････ 154
回想法 ･･･････････････ 89
改定長谷川式簡易知能評価スケール(HDS-R)
　･･･････････････ 7, 31, 59, 60
過活動せん妄 ･･･････････ 20, 22
学習された無力感 ･･････････････ 198
家族 ････････････････ 144, 157, 192
　―への支援 ･･････････････ 147
加齢による高齢者の身体徴候の新しい概念
　･････････････････････ 13
環境の整備 ･････････････ 75, 119
記憶の障害 ･･･6, 26, 35, 66, 72, 86, 116
帰宅願望 ････････････････ 85
急性期病院 ･･･････ 13, 18, 44, 54, 70,
　103, 152, 163, 172, 184, 192
　―における認知症のある高齢者の状況 ･･ 18
　―の認知障害高齢者に対する看護実践
　　自己評価尺度 ･･･････････ 180, 181
恐怖 ････････････････ 22, 67
拒否(治療やケアに対する) ･････ 87, 175
起立性低血圧 ･･････････ 46, 76, 142
グループホーム ･･････････････ 3
グループワーク ･･････････････ 172
軽度認知障害 ･････････････ 8, 22
血管性認知症 ････ 32, 65, 139, 199, 200
幻覚 ･･････････････ 43, 75, 142
言語障害 ････････････････ 10
幻視 ･････････････････ 75
研修 ･･････････ 168, 176, 177, 184
見当識障害 ･････ 22, 37, 64, 66, 72, 86
構音障害 ･････････････ 33, 65
高次脳機能障害 ････････････ 9
抗精神病薬 ･･････････････ 45
向精神薬 ･･････････････ 128, 142
行動制限 ･･･････････ 15, 20, 22, 192
高齢者ケアの意思決定プロセスに関する
　ガイドライン ･･････････････ 158

高齢者集団ケア・・・・・・・・・89, 119
個人の価値を高める行為・・・・・・・・81
個人の価値を低める行為・・・・・・・・81
コミュニケーション・・・・・・40, 71, 102, 165, 167, 184
コミュニケーション障害・・・・・10, 40, 71, 117, 142, 165
困難事例・・・・・・・・・・・・・・172
混乱・・・・・・・・・18, 22, 44, 64, 72

さ行

サルコペニア・・・・・・・・・・・・・13
視空間認知障害・・・・・・・・・116, 138
失語・・・・・・・・・・・・・・・40, 87
失行・・・・・・・・・・・・・・・・・39
実行機能障害・・・・・・・・・・・38, 64
失認・・・・・・・・・・・・・・・・・39
集団アプローチ・・・・・・・・・・・・3
重度認知症加算・・・・・・・・・・・190
障害高齢者の日常生活自立度・・・・54, 56
常同行動・・・・・・・・・・・・77, 137
情報の収集・・・・・・・・・・・・・54
食事をしたことを忘れる・・・・・51, 155
自律尊重原則・・・・・・・・・・・・192
事例検討・・・・・・・・・・・164, 172
新オレンジプラン・・・・・・・10, 11, 22
神経変性疾患・・・・・・・・・・・・・26
身体(的)拘束・・・・・・・16, 20, 67, 72, 132, 142, 172, 186, 193
　―による影響・・・・・・・・・・・195
睡眠薬・・・・・・・・・・・・・193, 199
ストレス・・・・・・・・・・・・・・・18
生活支援・・・・・・・・・・・・・・154
正義原則・・・・・・・・・・・・・・192
正常圧水頭症・・・・・・・・・・・28, 72
摂食嚥下障害・・・・・・・・・・126, 157
善行原則・・・・・・・・・・・・・・193
センサーマット・・・・・・・・・121, 200
前頭側頭型認知症・・・・・・・・・76, 137
せん妄・・・・・7, 15, 20, 22, 28, 72, 100, 109, 133, 175, 199

た行

退院後訪問指導料・・・・・・・・・・189
退院支援カンファレンス・・・・・152, 202
退院前カンファレンス・・・・・・152, 202
タクティールケア・・・・・・・・106, 114
多職種連携・・・・・・・・・・・・・152
多職種連携チーム・・・・・・・・・・155
脱水・・・・・・・・・・・・・・・・126
タッチ・・・・・67, 72, 105, 114, 131, 138
短期記憶・・・・・・・・・・・・・35, 72
地域包括ケアシステム・・・13, 152, 162, 202
地域包括支援センター・・・・・・・・152
痴呆から認知症へ呼称変更・・・・・・・4
注意力障害・・・・・・・・・・・75, 116
昼夜リズム障害・・・・・・・・・・・33
長期記憶・・・・・・・・・・・35, 72, 88
低活動せん妄・・・・・・・・20, 22, 199
点滴・・・・・・71, 129, 133, 140, 166, 193
　―の自己抜去・・・・・・・・・67, 132
点滴管理・・・・・・・・・・・・・・129
転倒・・・13, 75, 116, 122, 138, 139, 193
　―のリスクアセスメント・・・・・・118
転倒予防・・・・・・・・・14, 119, 194, 200
トイレ誘導・・・・・・・・39, 128, 179, 200
糖尿病・・・・・・・・・・・・・・・11

な行

ナースコール・・・・・・・35, 86, 139, 200
日本語版ケア依存度スケール・・・・91, 93
日本認知症ワーキンググループ・・・・・4
日本版アビー痛みスケール・・・・125, 126
入院による混乱・・・・・・・・・・18, 22
尿失禁・・・・・・・・・・・・・・・127
尿道カテーテル管理・・・・・・・・・132
認知機能検査・・・・・・・・・・・7, 61
認知機能障害・・・・・・・・・35, 86, 116
認知症・・・・・・・・・・・・6, 22, 109
　―のある高齢者の記憶の特徴・・・・・37
　―のある高齢者の心理的特性・・・・・37

204

―の基礎知識 ・・・・・・・・・・・・・・・ 26
　　―の診断 ・・・・・・・・・・・・・・・・・・・ 7
　　―の中核症状 ・・・・ 35, 43, 86, 116, 154
　　―の定義 ・・・・・・・・・・・・・・・・・・・ 6
　　―の人の家族がたどる心理的ステップ
　　　 ・・・・・・・・・・・・・・・・・・・・・144, 202
　　―の人の様々なストレスから起こる行動・
　　　心理（BPSD）・・・・ 10, 20, 43, 68, 71
　　―の人のニーズ ・・ 44, 79, 117, 140, 193
　　―の有病者数 ・・・・・・・・・・・・・・・ 11
認知症アセスメントシート ・・・・・・・・・134
認知症看護初級者への指導 ・・・・・・・164
認知症看護中級者への指導 ・・・・・・・165
認知症患者リハビリテーション料 ・・・・・・190
認知症ケア加算 ・・・・・・・ 13, 54, 185, 191
認知症ケアの歴史 ・・・・・・・・・・・・・・・・ 2
認知症高齢者ケアチーム ・・・・・・・・・・160
認知症高齢者の日常生活自立度
　　 ・・・・・・・・・・・・・・ 54, 56, 185, 202
認知症施策推進総合戦略（新オレンジプラン）
　　 ・・・・・・・・・・・・・・・・・・・・・・ 10, 11
認知症短期集中リハビリテーション実施加算
　　 ・・・・・・・・・・・・・・・・・・・・・・・・・190
認知症連携マップ ・・・・・・・・・・・・・・・161
脳循環代謝改善薬 ・・・・・・・・・・・・・・ 33

は行

徘徊 ・・・・・・・・・・・・・・ 22, 50, 84, 117
排泄障害 ・・・・・・・・・・・・・・・・・・・・・127
排泄に関する行為 ・・・・・・・・・・・・・・ 38
バイタルサイン ・・・・・・・・・・・・・・・・・124
廃用症候群 ・・・・・・・・・・・・・・・154, 193
パーキンソン症状 ・・・・・・・・・・・・・・・ 75
パーソン・センタード・ケア
　　 ・・・・・・・・・・・・・・ 48, 79, 172, 178
　　―で認知症の人を理解するための
　　　5つのポイント ・・・・・・・・・・・・・ 49
　　―の4つの主な要素 ・・・・・・・・・・・178
パーソン・センタード・ケアモデル
　　 ・・・・・・・・・・・・・・・・・・ 49, 71, 166

パーソンフッド ・・・・・・・・・・・・・・・・・ 80
発熱 ・・・・・・・・・・・・・・・・・・・・・・・・125
非言語的コミュニケーション ・・・・・ 10, 42,
　　69, 72, 105, 114, 165
不安 ・・・・・ 22, 40, 64, 67, 84, 117, 138
フィジカルアセスメント ・・・・・・・・ 10, 123
ブリストル便性状スケール ・・・・・・129, 130
フレイル ・・・・・・・・・・・・・・・・・・ 14, 22
便失禁 ・・・・・・・・・・・・・・・・・・・・・・127
便秘 ・・・・・・・・・・・・・・・・・・・・・・・128
歩行障害 ・・・・・・・・ 33, 46, 65, 75, 142

ま行

慢性硬膜下血腫 ・・・・・・・・・・・・・・・ 28
ミニメンタルステート検査 ・・・・・・・・・・ 7
無危害原則 ・・・・・・・・・・・・・・・・・・193
妄想 ・・・・・・・・・・・・・・・・・・・・・・・ 43
もの盗られ妄想 ・・・・・・・・・・・・・ 22, 85
もの忘れ ・・・・・・・・・・・・・・・・・・ 6, 27

や行

薬物の多剤併用 ・・・・・・・・・・・・・・・ 46
ユニットケア ・・・・・・・・・・・・・・・・・・・ 3
要介護 ・・・・・・・・・・・・・・・・・・・・・ 14
要介護度 ・・・・・・・・・・・・・・・・・・・・ 54
抑肝散 ・・・・・・・・・・・・・・・・・・・・・ 46

ら行

リアリティオリエンテーション
　　 ・・・・・・・・・・・・・・・106, 114, 166
リハビリテーション ・・・・・・・・・・ 14, 120
リフレクション ・・・・・・・・・160, 164, 202
倫理 ・・・・・・・・・・・・・・・・・・・・・・・192
倫理4原則 ・・・・・・・・・・・・・・・・・・・192
レビー小体型認知症 ・・・・・・ 74, 128, 142
レム睡眠行動障害 ・・・・・・・・・・・・・ 76
ロコモティブ・シンドローム ・・・・・・・・ 13

看護実践能力習熟段階に沿った
急性期病院でのステップアップ認知症看護

2016年7月1日 第1版第1刷発行　　　　　　　　　　　　　〈検印省略〉

著　者	鈴木 みずえ
編　集 アドバイス	吉村 浩美・加藤 滋代
発　行	株式会社 日本看護協会出版会 〒150-0001 東京都渋谷区神宮前5-8-2 日本看護協会ビル4階 〈注文・問合せ／書店窓口〉Tel／0436-23-3271　Fax／0436-23-3272 〈編集〉Tel／03-5319-7171 http://www.jnapc.co.jp
デザイン	松村美由起
イラスト	鈴木真実（表紙カバー・本文）・伊東としお（本文メディカルイラスト）
印　刷	株式会社フクイン

本書の一部または全部を許可なく複写・複製することは著作権・出版権の侵害になりますのでご注意ください。
©2016 Printed in Japan　　　　　　　　　　　　　　　　ISBN978-4-8180-1983-6